U0210497

献礼百年校庆 & "薪传"书系
Celebrating the Centennial Anniversary
of Nanchang University

构建"常识"

传播史视野下西方卫生观念在近代中国的流变

陈佳丽 ◎ 著

复旦大学出版社

序

佳丽博士近日将她即将出版的书稿发给我,要我为其作序。对此请求,我是既高兴又颇感压力。高兴的是,该书是基于她博士论文修订成稿的。作为她的博士论文指导老师,见其大作出版,当然为她由衷地感到高兴。感到有压力的是,这一作品的出版恰在全球共战新冠肺炎疫情的时期。此次疫情中,我们看到了数字媒介发挥了无与伦比的作用,但同时也带来不少争议。当时选定博士论文题目时,这一状况是我们无法预见的。因此,这要求我们将这一研究放在新的语境之下重新审视,就颇具知识考古的意味。

在近代中国,随着西学东渐和西器东渐,中国社会的知识结构和思想观念面临重大变化,以理性和启蒙为核心的现代性随着西方船坚炮利而进入中国。仅就本书所涉及的现代知识而言,传统的六艺之学逐步被现代西方的知识分科式的全新结构取代,原先强调的中医观念与西医形成直接对峙,而其背后涉及的是传统中国与现代西方在宇宙观、价值观、身体观以及思维方式等方面全方位、根本性的内在张力。简而言之,是两种文明的碰面与冲撞。这就形成了福柯在知识考古意义上的"认识论断裂"。进一步而言,相对于少数精英对自由、民主等理念的阐释和分享,卫生观念和卫生知识因为关涉社会各个阶层和群体的实践,引发注意的范围更大,也更直接和明显,因此一直备受关注,成为近代中国社会转型的一个焦点。

由此可知,本书的问题意识在于探讨这种"认识论断裂"在卫生医学领域是如何发生的。在此背景下,本书立足于传播媒介实践,从传播史的视野出发来处理这一新知是如何在中国落地生根、为人接受的,就有话语实践的意义。福柯在知识考古学中突出话语实践的意义,这种话语实践不是对某种内容的语言学和思想性分析,而是要突出其外在性条件以及由此导致的话语规则。这对于理解本书具有启发意义。读者可以看到,作者并非执着于对西方卫生观念本身进行系统、深入的分析,更非在中西之间作比较,而是注重这一话语实践的外在条件——媒介的阐释和分析,涉及诸多层面和种类,它们依照出现的先后在历史中徐徐展开。

较早进入国人视野的是早期传教士的译著,随着西医实践的展开,诸多新机构(如医院、学会、书馆等)成为重要的媒介,而与之随同进入中国的新式报刊构成话语实践的关键环节。相关课程的设置、期刊的登载以及工具书的出版,为国人带来更为系统的现代卫生知识地图。作者执着于这些媒介的具体实践,为读者呈现了作为话语实践的过程,以此寻觅这种实践的话语规则和动态演化。

在此意义上,我希望读者关注的是,这一研究在知识考古上的启发意义。近代中国由媒介实践带来的"认识论断裂"如何在我们的时代进一步上演?在新冠肺炎疫情期间,我们感受到数字媒介无处不在,它们塑造着我们的行动、身体和感知,这是否会带来一个新的知识形态?我们又如何重新理解我们自身以及我们的时代?这些都是让人产生兴趣的话题。

　　当然,本书还有不足,如整体论述还是过于宏大、简略,诸多部分有待细致的分析。期待她以后能够围绕这一主题继续深挖细作,在此方面有更大的突破。

　　佳丽博士原本在南昌大学从事行政工作,博士毕业后,毅然放弃了颇有前途的行政职务,可见她对学术的兴趣和追求。借此机会,祝愿她在学术之路上永葆初心,不断积累,勇于探索。

　　是为序。

唐海江

2021 年 6 月于东湖之滨

目录

第一章

媒介与卫生知识的历史

就知者来说,任何已知的事物都是有系统的、经过证实的、可以应用的、显而易见的。而任何外来的知识都是矛盾、未经证实、不能应用、奇异和不可思议。①

——波兰科学家佛来克(Ludwik Fleck)

第一节 媒介与卫生知识

知识是时间延续的问题,它在不同的时空中传播。同时,知识拥有不同的面貌,新旧知识之间往往存在着矛盾。熟悉并认同新知识的过程涉及传播的问题。

一、理解卫生与知识传播

传统中国对卫生的理解,稍作概括可解释为养生、医病的意思。

---

① [英]彼得·柏克:《知识社会史:从古腾堡到狄德罗》,贾士蘅译,台湾麦田出版社 2013 年版,第 25 页。

我国最古老的医典《素问》部分内容包含解剖学、生理学和卫生学。在其他古籍中,卫生与养生、摄生同义,尤指营养或保持生命活力的技术①。例如,南荣趎就在乡野对话中谈到了卫生之经,即保持活力的准则:

> 里人有病,里人问之,病者能言其病,然其病病者犹未病也。若趎之闻大道,譬犹饮药以加病也,趎愿闻卫生之经而已矣。②

同样的意思也出现在其他经史文献中。例如:

> 秦皇汉武求长生之药,卒无所得,可以监矣!而唐之宪、穆复为方士所误。李抱真、鹗弁不足多责;韩退之大儒亦以丹自伐,何也?惟裴潾谏宪宗曰:"药剂所以御疾,非常进之饵。"张皋谏穆宗曰:"神虑澹则血气和;嗜欲胜则疾疢作。药以攻疾,无疾不用药。真卫生之良方也。"③

诸多古籍还提到"卫生之要"是医病的关键。例如:

> 顺昌种谷道人云:"大风先倒无根树,伤寒偏死下虚人。"王恬智叟云:"犯色伤寒犹易治,伤寒犯色最难医。"王

---

① 〔英〕李约瑟:《中国科学技术史》(第六卷第六分册),刘巍译,科学出版社、上海古籍出版社 2013 年版,第 68 页。
② 曹础基注说:《庄子》,河南大学出版社 2008 年版,第 320 页。
③ 〔宋〕邢凯:《坦斋通编》,载于吴文治编:《韩愈资料汇编》,中华书局 1983 年版,第696 页。

丹元素云:"治风先治脾,治痰先治气。"皆卫生之要也。①

发展至明代,人们对养生和医病的理解更为透彻。回顾明代全国的出版概况可以发现,明代中期印刷业的膨胀促进了医学卫生实用知识的传播,并提供了一套关于阴阳五行、经络的总体构想,供人们理解人体结构和疾病感受。传统卫生知识的传播由书籍展开,由于书籍流通和口耳相传的局限,知识集中在士大夫、医师和有识字基础的人群中。

鸦片战争以降,社会文化遭遇了前所未有的冲击,传播媒介成为影响西学知识传播的重要因素,西方知识体系的传入、落地、被接受均需要依靠传播媒介②。这一阶段出现了医院、报馆、学会、出版机构等,促进了西方卫生知识在中国的传播。媒介环境逐渐复杂,重构了传统知识体系原有的文化预设。19世纪末,国人对西方卫生认知逐渐上升到关系民族种族的高度,改变了各阶层与社会机制之间的关系③。

社会变革使西方卫生知识上升至关乎社会文明、国家兴盛、种族存亡的层面,进而完成了由外来知识到常识准则的演变。从卫生史现有研究成果来看待西方卫生观念在近代中国的演变,大多关注卫生的政治性,或卫生是非对错的讨论。在晚清知识分子的文稿中,赞叹西方卫生的内容比比皆是。王韬曾描述西方的城市卫生,街道宽敞,路面整洁,"街衢宽广有至六七丈者,两旁砌以平石……每日清晨,有水车洒扫沙尘,纤垢不留,杂污务尽"④。李圭眼中西方人的生

---

① 〔宋〕庄卓:《鸡肋编》,萧鲁阳点校,中华书局1983年版,第21页。
② 熊月之:《西学东渐与晚清社会》(修订版),中国人民大学出版社2011年版,第319—321页。
③ 李仁渊:《晚清的新式传播媒体与知识分子:以报刊出版为中心的讨论》,台湾稻乡出版社2005年版,第3页。
④ 王韬:《漫游随录·扶桑游记》,湖南人民出版社1982年版,第103页。

活习惯是讲究卫生的，“西人日必浴，衣一二里必浣，食饮必洁，不随在涕洟咳唾，其居无纤尘，其身无点垢”①。对西方卫生观念的赞同之后便是对国人现有生活习惯的诟病和抨击，士人认为国人行为不符合西方国家所定义的卫生标准，并将其上升到政治高度，希望通过公开表达唤起社会共鸣。关于卫生的呼吁频繁地见诸媒介，许多报纸、期刊、教科书上刊载了与西方卫生知识相关的内容，如《申报》《大公报》《东方杂志》《中国丛报》等报刊中都有文章涉及卫生、防疫等知识，内容与传统观念中的卫生内涵相去甚远。

至民国初期，商务印书馆出版的《辞源》定义卫生学为“研究人类生理之机能，以谋增进身体健康之法者。以生理学、医学为经，物理学、化学、细菌学为纬，深察趋利避害之方”②。相比之下，民国时期对于卫生的定义，除了包含传统的养生、医病要素，还增加了西方物理学、化学、细菌学等学科知识。

施拉姆（Wilbur Schramm）曾认为，人们的知识主要来源可能是大众媒介，由于媒介，人们对世界的看法从根本上改变了③。可见，知识传播需借助于一定的物质形态才能进入传播的过程，去记录、存储、传播、再现知识的内容④。

“个人和集体的生活卫生和生产卫生的总称，为增进人体健康，预防疾病，改善和创造合乎生理、心理需求的生产环境、生活条件所采取的个人的和社会的措施。”⑤这是今日人们耳熟能详的有关卫生

① 〔清〕李圭：《环游地球新录》，湖南人民出版社 1980 年版，第 115 页。
② 商务印书馆编辑部编：《辞源》（第一册），商务印书馆 1915 年版，第 158—159 页。
③ ［美］威尔伯·施拉姆、威廉·波特：《传播学概论》（第二版），何道宽译，中国人民大学出版社 2010 年版，第 243—244 页。
④ 倪延年：《知识传播学》，南京师范大学出版社 1999 年版，第 87—93 页。
⑤ 参见百度百科，https://baike.baidu.com/item/%E5%8D%AB%E7%94%9F/3556257?fr = Aladdin，最后浏览日期：2021 年 2 月 15 日。

的定义,与中国古老典籍中养生之义的卫生大不相同。某一时期被
社会视为理所当然的事实,到了另一个历史时期,也许并不会被认
可。媒介的传递功能是历史的连续与积累,其中夹杂的传递技术及
制度配置会相应地与信仰的改变相关联,进而导致社会秩序的确立
或改变①。身处不同社会环境或历史阶段的人们处于不同的媒介环
境,进而会对世界产生不同的看法,不同文化背景下的知识传播研究
也因此被赋予不同的趣味。

二、史学视野与卫生研究

对于近代中国的知识转型,学界起初借助现代化的解释框架加
以认识,划分为现代与传统、进步与落后的范畴②,相应地,关于如何
看待近代卫生的研究内容也相应地被现代性话语支配③。

随着欧美医疗史研究重心的转移,西方学者将医学专业研究
与社会史研究相结合,将视线从国之大事转向社会生活。第二次
世界大战结束后,西方部分历史学家开始涉足医学卫生专业领域,
研究内容集中在疾病防疫防治和卫生清洁观念方面,以朗格、布罗
代尔、勒华拉杜里等人的研究为代表。相关学者开始摒弃现代化
的叙述模式,转变研究角度,从社会发展的历程来看待"卫生"研
究④。在这个趋势下,卫生研究内容逐步涉及社会、文化、知识等

---

① 〔法〕雷吉斯·德布雷:《普通媒介学教程》,陈卫星、王杨译,清华大学出版社 2014 年
版,第 287—292 页。

② 桑兵等:《近代中国的知识与制度转型》,经济科学出版社 2013 年版,第 7 页。

③ Bridie J. Andrews, "*Tuberculosis and the Assimilation of Germ Theory in China,
1859 - 1937*," *Journal of the History of Medicine and Allied Sciences*, 1952(1), pp.
114 - 157.

④ 李化成:《医学社会史的名实与研究取向》,《历史研究》2014 年第 6 期,第 27—32 页。

方面。

　　梁其姿是国内的先行者,她以"麻风病"为切入点,从帝制时代该疾病的典型记录入手,追踪了麻风病与中国社会、政治领域的关系①。她的另一本著作《面对疾病——传统中国社会的医疗观念与组织》侧重考察医学知识的建构与传播、医疗制度与资源的发展、疾病观念的变化与社会的关系,发掘医疗史与近世中国社会文化息息相关的历史②。

　　罗芙芸(Ruth Rogaski)从卫生与疾病的角度探讨了卫生与现代性的关系,以"卫生"概念作为线索,将"卫生"置于天津通商口岸环境中,通过描述天津孤立的军事、政治事件与卫生变迁的交集,如水的供应、身体关注、排泄物处理等方面,阐述了"卫生"及其现代性如何被外国人、政治精英、国家力量利用③。杜丽红跳出传统视角讨论知识与权力对北京饮用水卫生的影响,从日常生活的视角理解文化和政治的变迁,关注卫生观念与城市供水的关系,以及围绕饮水卫生的政治争论④。她所著的《制度与日常生活:近代北京的公共卫生》从近代北京日常生活中的卫生行为观念出发,描述了卫生制度在权力组织与规则制定层面的演变,阐释了制度如何影响人们的日常生活,探讨了 20 世纪初北京公共卫生制度演变及社会化过程的基本脉络与问题⑤。

---

① 梁其姿:《麻风:一种疾病的医疗社会史》,商务印书馆 2013 年版,第 1 页。
② 参见梁其姿:《面对疾病——传统中国社会的医疗观念与组织》,中国人民大学出版社 2012 年版。
③ 参见[美]罗芙芸:《卫生的现代性:中国通商口岸卫生与疾病的含义》,向磊译,江苏人民出版社 2007 年版。
④ 杜丽红:《知识、权力与日常生活——近代北京饮水卫生制度与观念嬗变》,《华中师范大学学报》(人文社会科学版)2010 年第 4 期,第 58—67 页。
⑤ 参见杜丽红:《制度与日常生活:近代北京的公共卫生》,中国社会科学出版社 2015 年版。

对于罗芙芸、杜丽红在文中提到的供水等内容,李约瑟(Joseph Terence Montgomery Needham)认为中国传统知识体系中也包含相关内容,他从养生、保健、预防内容中展开阐述,如《易经》中提到"井泥不食",就是强调纯净饮用水的重要性①。综合以上研究可见,卫生知识转型的社会背景是中西观念交汇,只有回归当时的社会环境与政治文化背景,才能展现传统卫生知识转型和西方卫生知识输入的完整脉络。

余新忠从历史角度出发,将卫生看作中国近代化的重要组成部分,清晰地勾勒出卫生防疫机制及其演变轨迹,讲述了近代卫生概念的登场、清代卫生观念的演变、清代的卫生规制及其近代演进、清代城市水环境问题探析、清代的粪秽处置及其近代变迁、清代的清洁观念与行为及其近代演变、晚清检疫制度的建立及权力关系、晚清的卫生防疫与近代身体的形成等内容②。《历史情境与现实关怀——我与中国近世卫生史研究》中也提及现代意义上的卫生史研究与医学史研究是相伴出现的。因此需要结合具体情境考察并理解不同时空的卫生观念和行为,既不能简单地将中国当时卫生状况的不良和卫生建设方面的不足视为中国社会落后的原因,也不需要人为地拔高历史上某些卫生行为的意义③。

许多台湾学者就卫生与政治的关系展开论述。雷祥麟认为,在中西方卫生概念交汇时,当西方卫生知识逐渐取代传统卫生知识的

---

① [英]李约瑟:《中国科学技术史》(第六卷第六分册),刘巍译,科学出版社、上海古籍出版社 2013 年版,第 74—81 页。
② 参见余新忠:《清代卫生防疫机制及其近代演变》,北京师范大学出版社 2016 年版。
③ 余新忠:《历史情境与现实关怀——我与中国近世卫生史研究》,《安徽史学》2011 年第 4 期,第 9—12、20 页。

主导地位时,应去追寻两种不同生命价值的争论和冲突①。同时,他在《习惯成四维——新生活运动与肺结核防治中的伦理、家庭与身体》一文中从卫生问题入手,探讨了卫生、身体与政治之间的联系,以新生活运动为切入点,阐述了卫生、道德与政治动员之间的关系,解释了 19 世纪 30 年代肺结核防治运动和新生活运动将个人"卫生习惯"作为关注点的原因。范燕秋从后藤新平的《国家卫生原理》入手,追溯其政治理念,阐述了新医学在台湾展开的原因和过程,其中特别提及了当地的防疫措施和卫生活动②。李尚仁通过传教士德贞关于中国人生活习惯和卫生的论述,阐述了道德经济、政治经济与卫生保健之间的关联③。

可见,从卫生的角度看待中国近代化转型,其研究路径经历了单纯现代化叙事到着重描述接受知识的转变过程。这部分的研究成果主要集中在晚清尤其是民国时期对卫生状态的探讨,内容从卫生概念到公共卫生事业的概况均有涉及。

近年来,卫生相关研究有了新的路径,即全球、空间转向及健康传播话语研究。2010 年至今,欧美史学界有关全球史的研究日益增多,其中,麦克尼尔(William Hardy McNeil)作为全球史领域的奠基人有相当一部分著作,如《西方的兴起:人类共同体史》《世界史:从史前到 21 世纪全球文明的互动》《瘟疫与人》《人类之网:鸟瞰世界历史》等。

蒋竹山提出了医疗史的全球转向应挖掘过往医疗史研究未曾关

---

① 雷祥麟:《卫生为何不是保卫生命?》,《台湾社会研究季刊》2004 年第 54 期,第 17—59 页。

② 李尚仁主编:《帝国与现代医学》,中华书局 2012 年版,第 19—50 页。

③ 李尚仁:《健康的道德经济——德贞论中国人的生活习惯和卫生》,《中研院历史语言研究所集刊》2005 年第 3 期,第 467—509 页。

注的课题,如强调跨越社会、文化、地理的边界及看重时间上知识与实践传播的重要性等①。他同时提出,在清末民初中国所处的困境中,"卫生"在中国社会从病态的传统提升为现代文明的需要。梁其姿肯定了目前欧美医疗史方面最具创意的研究范围之一是医学知识在具体地方的积累过程和全球跨文化的建构过程②。从具体历史个案出发,强调社会文化史的视角能够把西方医学知识复杂的内容与建构过程形象地再现。

有研究从卫生的角度揭示了国家政治的变化。福柯(Michel Foucault)从国家规范化权力视角看待医疗行为的转变,国内一些研究以卫生为切入点,探讨空间政治、国家权力的变化。《"兰安生模式"与民国初年北京生死控制空间的转换》从 20 世纪 30 年代北京的社区卫生建设出发,探究了空间的现代性问题。杨念群通过对城市空间的管理和认知在中国社会发生的变化,以及卫生建设是如何使这种变化成为可能的探讨,看到了"卫生"的权力和现代性。他还提出"卫生示范区"是从群体角度解决健康和疾病问题,使日常生活中的生与死变成医疗专门化程序的一部分③。杨念群的另一部著作《再造"病人"——中西医冲突下的空间政治(1832—1985)》通过叙述西医传教士、助产士和社会改革者的活动,探讨了晚清以来中国人如何被当作"病夫"来加以观察、改造的历史,再现了中国社会变迁④。虽

① 蒋竹山:《"全球转向":全球视野下的医疗史研究初探》,《人文杂志》2013 年第 10 期,第 91 页。

② 梁其姿:《面对疾病——传统中国社会的医疗观念与组织》,中国人民大学出版社 2012 年版,第 1—3 页。

③ 杨念群:《"兰安生模式"与民国初年北京生死控制空间的转换》,《社会学研究》1999 年第 4 期,第 99—110 页。

④ 杨念群:《再造"病人"——中西医冲突下的空间政治(1832—1985)》(第 2 版),中国人民大学出版社 2013 年版,第 1—15 页。

然全书未明显写出"卫生"二字,却在防疫、社会动员与国家、卫生与"地方感"等内容中,以身体、卫生为出发点,讨论身体、空间、制度的关系,进而理解现代政治。此外,杨念群注意到,以往的研究不仅局限于关注传播的渠道和过程,并且对传播内涵进行了纯净化处理,而事实上,西方卫生知识或其他西方知识的传播,皆是当地社会文化碰撞后达到平衡的结果。

关于卫生研究的另一个转变是研究者开始有意识地将卫生研究与健康传播联系在一起。随着国际上健康传播研究的兴起,20世纪90年代起,健康传播开始整合传播学者、社会学家、健康教育学者、公共健康学者以及医学专家等,健康传播研究也逐步发展成跨学科、跨领域的研究。中国的健康传播起步较晚,国内健康传播概念的确立,以及健康传播学的提出,使健康传播与卫生研究有了交集。

于赓哲对我国中古时期的城市卫生状况进行了论述,他从古代对疾病成因的理解出发,阐述了中国古代维护群体健康的手段,并提出医家和宗教思想家常将医疗和健康看作个人事务,维护健康的措施从未上升为公共事务,直到近代西学东渐才有所改观[1]。包洪岩《基于知识图谱的健康传播学可视化研究》一文认为,公共健康学是健康传播最重要的立足点。健康传播最早是由美国公共健康领域的专家提出来的,相关论文也发表在公共健康学和医学期刊上[2]。韩纲从健康传播研究在中国大陆发展的历史为视角,通过对健康传播专业期刊的回顾和分析,总结了大陆健康传播研究的特点,即以医学卫

---

[1] 于赓哲:《中国中古时期城市卫生状况考论》,《武汉大学学报》(人文科学版)2015年第5期,第65页。

[2] 包洪岩、殷晓莉、兰小筠:《基于知识图谱的健康传播学可视化研究》,《新闻与传播研究》2013年第12期,第107—118页。

生专业人员为主要研究者,研究论文主要刊登在医学卫生专业期刊上,并揭示了传播学者的缺席是 1991—2002 年来大陆健康传播研究的重要特征①。王迪认为,健康传播是传播学领域日益与其他学科交叉、融合、不断拓展的结果,将成为我国未来传播学、社会学、医学卫生、公共政策科学等学科所共同关注的领域②。在探讨健康传播定义的研究中,张自力提出了健康传播研究的九个方向,健康传播史则是其中之一。他认为,虽然我国健康传播研究历史并不长,但健康传播行为却有着深厚的历史渊源③。张自力的著作《健康传播与社会——百年中国疫病防治话语的变迁》涉及大量关于卫生的话语和研究,对我国历史上的健康传播行为加以划分和归类,并认为这些社会领域的健康卫生信息也是健康传播的内容主体④。

从研究内容上看,大部分学者将健康传播与医患沟通、突发公共卫生事件、跨文化健康传播、全媒体与健康传播、健康不平等与健康传播等多个方面相结合,与卫生知识相关的健康传播研究占有一定比例。

媒介与卫生相关研究成果同样值得关注。现有的研究中,报纸、书籍、广告等媒介多作为史料。如《清代卫生防疫机制及其近代演变》引用了大量《时报》《申报》《江苏》《集成报》《大公报》《清议报》《上海新报》《东方杂志》等报刊内容作为资料;《近代科学社团与中国的公共卫生事业》引用了大量科学类、医学类专业性报纸作为参考,如

---

① 韩纲:《传播学者的缺席:中国大陆健康研究十二年——一种历史的视角》,《新闻与传播研究》2004 年第 1 期,第 64 页。
② 王迪:《健康传播研究回顾与前瞻》,《国外社会科学》2006 年第 5 期,第 49 页。
③ 张自力:《健康传播研究什么:论健康传播的九个方向》,《新闻与传播研究》2005 年第 3 期,第 2 页。
④ 张自力:《健康传播与社会——百年中国疫病防治话语的变迁》,北京大学医学出版社 2008 年版,第 1—6 页。

《医事春秋》《光华医学报》《中国卫生杂志》《中西医学报》《医潮》等；艾尔曼（Benjamin A. Elman）在描述 1880 年之前的新教徒、教育和现代科学时，也将焦点放在《遐迩贯珍》《中外新报》《六合丛谈》《中西闻见录》《格致汇编》等近代报刊上。

可见，报刊是研究者透视卫生知识的重要窗口。目前，史学研究集中在对史料的收集、研究、解释等方面，对于知识如何在社会层面进行大众传播进而影响民众行为却甚少涉略①。这方面研究目前仅有少数学者涉及。

詹鄞鑫通过对甲骨卜辞中关于人体和疾病的解释，展现了上古时期人们的医学卫生观念②。李永谦通过叙述各个时期的媒介对医药知识的记录，如甲骨文、石鼓文、钟鼎文、篆书、隶书、楷书、行书等媒介，总结了这些媒介在不同时期和不同环境中对医药知识的传播发挥的作用。同时，纸的广泛应用促进了医药知识的传播，自晋至唐宋，大量医药著作相继涌现，医药学家更是层出不穷。这些现象与媒介关系十分紧密③。

皮国立从近代报刊广告、杂志图像中寻找题材。他围绕《申报》中"痧药水"的案例，将报纸作为知识传播的媒介，说明了媒介对近代药品知识传播和构建过程④。张仲民从晚清阅读史和书籍史角度入手，认为卫生技术的良莠是评断国家主权及现代化的重要指标⑤。同

---

① 胡逢祥：《加强对历史知识社会传播方式及其作用的考察》，《学术界》2014 年第 6 期，第 242 页。

② 参见詹鄞鑫：《华夏考》，中华书局 2007 年版。

③ 李永谦：《文字书法对中医药传播的相关作用》，《中华医史杂志》2003 年第 7 期，第 167—169 页。

④ 皮国立：《中西医学话语与近代商业——以〈申报〉上的"痧药水"为例》，《学术月刊》2013 年第 1 期，第 149—164 页。

⑤ 参见张仲民：《出版与文化政治：晚清的"卫生"书籍研究》，上海书店出版社 2009 年版。

时,张仲民通过考察晚清商人如何利用"卫生"做生意,如何利用广告媒介建构卫生与商品、卫生商品与政治的关系,探讨了卫生商品及其文化的迅速传播与普及①。刘娟以《大公报医学周刊》为研究样本,通过副刊内容总结了民国现代卫生观念的传播特点,认为"卫生"观念在近代中国的传播与普及客观上促进了医学事业的发展与国民生活习惯的养成,同时也重写了人们身体层面的社会结构与权力布控②。同样,杨祥银也以医疗卫生广告分析为角度,展开对近代上海卫生史的考察,认为广告能以图片和文字的双重信息呈现深层次的文化意义,并形成卫生研究的新角度③。

媒介对于近代社会转型的作用在马金生的著作《发现医病纠纷:民国医讼凸显的社会文化史》中更加明显,他以新闻媒体为视窗,探究了新闻媒体对医病形象的建构和影响。马金生指出,晚清以来的卫生改革一直为媒体所关注,媒体自晚清以来日益发展壮大,它们抨击时弊的影响力反映了国人传统的生命观念和法治观念向近代转型的历史轨迹④。

这些研究旨在说明卫生与日常生活、国家民族、中国现代性的关系,以媒介为参照,从媒介环境出发,去考察卫生现代化,从媒介的栏目设置、流通、文章等方面论述了卫生对政治和国家的诉求。

---

① 张仲民:《"卫生"的商业建构——以晚清卫生商品的广告为中心》,《历史教学问题》2013 年第 5 期,第 53—58 页。
② 刘娟:《从〈大公报·医学周刊〉看民国时期现代卫生观念的传播》,《新闻与传播研究》2014 年第 5 期,第 98—128 页。
③ 杨祥银:《近代上海医疗卫生史的另类考察——以医疗卫生广告为中心的分析(1927—1937)》,载于余新忠主编:《清以来的疾病、医疗和卫生:以社会文化史为视角的探索》,生活·读书·新知三联书店 2009 年版,第 338 页。
④ 参见马金生:《发现医病纠纷:民国医讼凸显的社会文化史》,社会科学文献出版社2016 年版。

第二节 传统卫生观念的内涵

上古和中古时期所有的科学知识,不论是欧洲地区、阿拉伯地区、印度地区或中国本身,都有其独有的特征和发展轨迹,它们都建立在各自历史发展的基础之上。

一、中国传统卫生观念

古代中国的卫生常与养生、摄生一起,使用在与身体健康相关的语境中,成为预防疾病或保持生命活力的代名词[①]。古代早期的卫生与预防医学密切相关。在上古和中古时期,医书和个人诗文集中出现了很多与卫生相关的用法,都集中在保护生命、保持营养、清洁等方面。这时期的卫生保健并非关注作为整体的社会存在和个体存在,而是专注人的身心疾患[②],与保健养生相关联。

《庄子》中出现了关于"卫生"二字最早的记录,虽提及"卫生",但多作动宾之解,包含如个人卫生、饮食饮水卫生、环境卫生、养生等含义。

(一)个人、环境卫生

从夏商周时期开始,古人非常重视卫生保健方面的行为和习惯,

---

① 李约瑟在《中国科学技术史》(第六卷第六分册)中认为,卫生与预防医学的关系非常密切。余新忠在《清代卫生防疫机制及其近代演变》中提出,卫生的内涵包括对生命的养护和医疗,此后大量研究成果多沿用这一说法。

② [美]肯尼思·F. 基普尔主编:《剑桥世界人类疾病史》,张大庆主译,上海科技教育出版社 2007 年版,第 17 页。

当时的卜卦中记载了丰富的医药卫生知识，积累了关于人体卫生等方面的经验。从殷代卜辞可以看出，当时人们已经有洗手、洗脸、洗头、洗脚的卫生习惯。《说文解字》对"盥""沐""浴""洗"这些字进行了解释。比如，盥，作澡手之意；沐，解释为洒面；浴，意为洒身①。环境卫生主要体现在房屋建筑对环境的要求上，即主张选择朝阳、气候适宜、接近水源的地方，并强调排水、防晒、清扫、除虫等措施对卫生保健大有裨益。《周礼》中记载了作为"烟熏消毒者"和"害虫消灭者"的卫生官员，如"庶氏，掌除毒蛊，以攻说禬之，嘉草攻之"②，是被派去对付有毒生物的官员，"翦氏，掌除虫物，凡庶蛊之事"③，是被派去对付各种害虫的官员④。

春秋战国是中国古代医学非常重要的时期，这一时期的哲学思想开始向医学卫生渗透，出现了一系列职业医生和医学专著，极大地丰富了卫生保健与疾病预防方面的知识。春秋时期的个人卫生依旧表现在盥漱、沐浴方面，较夏商周时期的要求更为细致。具体表现为保持口腔卫生，"鸡初鸣，咸盥漱"，要求人们饮食后要漱口；将沐浴视为一种礼节，"卿馆于大夫，大夫馆于士，士馆于工商。管人为客三日具沐，五日具浴，飧不致，宾不拜，沐浴而食之"，以表达尊敬之意；沐浴既是治疗疾病的方式，又是清洁方式，能够促进人们的血液循环；等等。

秦汉时期开始出现改善环境卫生的措施，如建造、铺设下水道，排除污水，以确保人们饮用水的洁净。南北朝时期对环境卫生的关

---

① 李经纬、林昭庚主编：《中国医学通史》（古代卷），人民卫生出版社 2000 年版，第 41 页。

② 〔清〕孙诒让：《十三经注疏校记》，雪克辑校，中华书局 1983 年版，第 202 页。

③ 尚秉和：《周易尚氏学》，张善文点校，中华书局 2016 年版，第 5 页。

④ 〔英〕李约瑟：《中国科学技术史》（第六卷第六分册），刘巍译，科学出版社、上海古籍出版社 2013 年版，第 64 页。

注从对房屋环境的选择发展至对生活环境的清洁,人们重视清扫街道,认为环境的卫生对预防疾病有重要意义。《南齐书》记载:"罚令盗贼充任清洁工,长扫街路,过些时日,乃令旧偷自代。"[1]宋朝开始建立与医疗卫生相关的慈善机构,包括安济坊、居养院、福田院、漏泽园、慈幼局、病囚院等,对预防疫病起到了一定的作用。

(二)饮食、饮水卫生

殷周时期,饮食卫生较原始社会有较大改善,成为人们日常生活中的重要事项。《序卦传》有云:"物稚不可不养也,故受之以需。需者,饮食之道也。"[2]其中,"需"指饮食之道,借饮食比喻养气保身,借助外界的力量滋养元气与增加能量。也有对饮食规律的记载,认为饮食不仅要卫生,而且需符合季节时令的变化。《周易》《礼记》等书对早期人们的饮食与健康均有摘录,如"噬腊肉遇毒,小吝,无咎","井泥不食"等说法。可见,人们已经意识到饮食卫生对健康的重要意义了。

东汉时期的医学家张仲景在论述疾病的篇目中列举了一系列人们不该吃的东西,如发出难闻气味的食物、自然死亡的动物、有毒的野生食物等[3]。同是东汉哲学家、医学家的王充提出人们应忌酒,《语增篇》以纣王沉溺于饮酒为例,告知酗酒重者:"长夜之饮,糟丘酒池,不舍昼夜,是必病。病则不甘饮食,困毒而死。"[4]东晋医药家葛洪阐述了不当饮食的危险:"凡所以得霍乱者,多起饮食,或饮食生冷杂

---

① 李经纬、林昭庚主编:《中国医学通史》(古代卷),人民卫生出版社 2000 年版,第173 页。

② 〔唐〕李鼎祚:《周易集解》,王丰先点校,中华书局 2016 年版,第 21 页。

③ 〔汉〕张仲景:《金匮要略》,于志贤点校,中医古籍出版社 1998 年版,第 89—96 页。

④ 〔清〕孙星衍:《尚书今古文注疏》,陈抗、盛冬铃点校,中华书局 1986 年版,第 9 页。

物,以肥腻酒鲊而当风履湿,薄衣露坐,或夜卧失覆之所致。"①"病从口入"这一谚语也于此时开始流传,晋代思想家傅玄以此谚语阐述了饮食不慎可能导致疾病发生的道理。

《诸病源候论》记载了隋朝人对饮食卫生的认识,强调饮食不洁,食用被虫蝇污染的食物可能使人患上疾病,并提出了饮食中毒的概念:"凡人往往因饮食忽然困闷,少时致甚,乃至死者,名为饮食中毒。"②唐代医学家孙思邈所著的《存神炼气铭》与《保生铭》主要从饮食、休息、睡眠等方面论述如何保养身体,以及神与气对人体的重要作用。北宋科学家沈括撰述《梦溪忘怀录》时,记载了当时人们在井水里放置过滤的装备预防虫鼠掉入井内或庸人污染井水的方法:"井上设楹,常扃锁之,恐虫、鼠坠其间,或为庸人、孺子所亵。"③这些都说明饮食、饮水卫生对于人体健康的重要意义。隋朝对饮食卫生的关注体现为由医界人士的学说上升到朝廷颁发律令。唐朝颁布卫生法令,对不利于饮食卫生的行为,根据情节严重程度,予以不同处罚,重者致死。如"脯肉有毒,曾经病人,有馀者速焚之,违者杖九十;若故与人食并出卖,令人病者徒一年,以故致死者绞;即人自食致死者,从过失杀人法"④。

(三)养生、摄生

"卫生"蕴含的养生、摄生之义还出现在后世诸多关于养生的诗

① 转引自[英]李约瑟:《中国科学技术史》(第六卷第六分册),刘巍译,科学出版社、上海古籍出版社 2013 年版,第 77 页。
② 转引自李经纬、林昭庚主编:《中国医学通史》(古代卷),人民卫生出版社 2000 年版,第237 页。
③ 胡道静、吴佐忻:《〈梦溪忘怀录〉钩沉》,《浙江大学学报》(人文社科版)1981 年第 1 期,第 45 页。
④ 刘俊文:《唐律疏议笺解》,中华书局 1996 年版,第 9 页。

文之中。如陶渊明《影答形一首》,叹"存生不可言,卫生每苦拙。诚愿游昆华,邈然兹道绝"[1];谢灵运作"卫生自有经,息阴谢所牵"[2];萧统归纳道:"与物委蛇而同其波,是卫生之经也"[3];司马彪曰:"卫生,谓卫护其生,全性命也"[4]。这些诗文皆将中国传统卫生观念理解为养生哲学,即"一则求生活上之安全,一则求生命上之延长"[5]。

孔子注重养生之道,《论语》中多有体现。《乡党篇》中"食不言寝不语","齐必变食,居必迁坐"等都暗含注重卫生保健可提高抗病能力的意思。老庄是先秦养生思想的集中代表,他注重养生之道,提出道为万物之本的养生哲理,并认为养生目的是延年益寿、强健体魄,提出养生要顺应阴阳变化等理念[6]。《周易》从两方面概括了养生和预防的主要内容,其一指天地自然与人体素质是养生的外部环境和根本基础,两者缺一不可,《无妄卦·象辞》"刚自外来而为主于内,动而健,大亨以正,天之命也"与《复卦》"刚反动而以顺行,是以出入无疾",说的就是这个意思。其二,指道德修养是养生的重要内容之一,有"君子以振民育德""君子以居贤德养俗"等说法[7]。

周代之后至唐代初期的养生观念,哲学家和医学家的看法一致,大致是需意识到疾病萌发时的机能异常并对身体及精神原因有所认识[8]。《黄帝内经素问》中写道:"是故圣人不治已病,治未病,不治已乱,治未乱,此之谓也。夫病已成而后药之,乱已成而后治之,譬犹渴

① 〔东晋〕陶渊明:《陶渊明集》,逯钦立校注,中华书局1979年版,第1页。
② 〔南朝宋〕谢灵运:《谢康乐诗注》,黄节注,中华书局2008年版,第19页。
③ 〔清〕康有为:《孔子改制考》,中华书局2012年版,第24页。
④ 〔东晋〕陶渊明:《陶渊明集笺注》,袁行霈撰,中华书局2003年版,第6页。
⑤ 胡安定:《中国卫生哲学理论的质疑》,《东南医刊》1932年第1期,第2—3页。
⑥ 李良松、郭洪涛编:《中国传统文化与医学》,厦门大学出版社1990年版,第3页。
⑦ 同上书,第55—56页。
⑧ 〔英〕李约瑟:《中国科学技术史》(第六卷第六分册),刘巍译,科学出版社、上海古籍出版社2013年版,第62页。

而穿井,斗而铸锥,不亦晚乎!"①大意是要在疾病发生之前进行医治,在疾病形成后用药,则为时晚矣。《抱朴子内篇》中写道:"是以圣人销未起之患,治未病之疾,医之于无事之前,不追之于既逝之后"②,指的是在疾病出现之前,就对其进行治疗。除了预防疾病,《周礼》中还列举了医生和"烟熏消毒者""害虫消灭者"相关的卫生官员。《山海经》刊载了90余种植物、动物和矿物促进健康和预防疾病。

宋朝开始,养生学尤被重视,儒家人士认为医道成为一种普遍现象,不少文人精通养生与医学之道。其间涌现出许多主张摄生的医家,并刊刻了大量关于养生的医书。在医书里,卫生的含义等同于全面促进健康,对于生命关注的知识倾向于出现在技术性著作中,如《卫生宝鉴》类的预防医学手册等。

二、西方古典卫生观念

西方卫生观念的发展经历了从古代以养生、清洁为主到近代以科学理论为基础的过程,与经济、政治、文化观念的转变同步。中古时期,西方卫生观念针对患病的个人及其周遭的环境。伴随着重商主义和科学及民族国家的概念的兴起,西方卫生观念逐步从对个人养生、维护健康的关注转变为对卫生的公共性的关注。随着基督教的改革,身体洁净、体格强壮、生活方式合理成为社会的主流价值观。19世纪中期以后,卫生指代系统的健康知识,成为群体的、社会性的公众事务③。卫生知识逐渐偏向公共卫生方面,成为国家的基本责

① 〔清〕马骕:《绎史》,王利器整理,中华书局2002年版,第22页。
② 〔南朝梁〕陶弘景:《养性延命录校注》,王家葵校注,中华书局2014年版,第4页。
③ 郭秀铃:《卫生论述与柏林现代都市计画》,《新史学》2013年第24卷第2期,第131—167页。

任,卫生观念也从中古时期强调有害物排除的清洁与卫生逐渐转向预防疫情与维持健康状态。

（一）个人、环境卫生知识

希腊医学是罗马及欧洲医学的起源和基础。西方古典医学关于卫生的看法与中国传统医学观念极为相近,包含一系列广泛的保健观念,如运动、饮食和休息,将重点放环境与个人的关系上。恩培多克勒(Empedocles)提出物体皆由火、空气、水、土四种元素组成,它们以不同比例混合,可以形成各种性质的物体①。希波克拉底将四元素理论发展为四体液病理学说,认为生命决定于四种体液,即血液、黏液、黄胆汁和黑胆汁。四种液体达到平衡表明身体处于健康状况;反之,则多病。同时,希波克拉底还将治疗体系的重点放在病人个体,认为疾病不是由单一因素引发的,而是由不良的空气、水、土壤等因素合力对人体造成影响,破坏人体平衡,进而形成疾病。此外,他还列出了有益于健康的饮食和生活方式②。

古罗马医学在继承希腊医学的基础上发展了军医机构,为了防止流行病,古罗马帝国设有与医务事业相关的政府官员,尤其注意饮水卫生,利用奴隶修建输水管、下水道、浴场等。

可见,古代欧洲的卫生措施常针对患病个人及其生活环境,而非疾病本身,这点与古代中国阴阳协调的概念相似。然而,西方卫生观念的发展逐渐由偏重个人体验发展至国家行政干预,对抗瘟疫的紧

---

① 邓铁涛、程之范主编:《中国医学通史》(近代卷),人民卫生出版社 2000 年版,第 297 页。
② 参见[美]肯尼思·F.基普尔主编:《剑桥世界人类疾病史》,张大庆主译,上海科技教育出版社 2007 年版,第 9 页。书中提及《希波克拉底全集》中的作品《论空气、水和处所》和《摄生法》。

急措施与处理市镇卫生的日常规划成为 18 世纪前西方社会卫生事业的主导。

（二）公共卫生知识

中世纪流行传染病的暴发在一定程度上刺激了公共卫生的发展。1348 年暴发的黑死病催生了现代公共卫生制度[1]，历经 1347—1370 年的黑死病大暴发，伦敦、巴黎等地都制定了一系列防止传染病的法律法规。第一场鼠疫大流行中，意大利北部各城邦颁布了一系列公共卫生措施来保护精英阶层免受疫病之害。1348 年 3 月，威尼斯当局指派三名元老组成委员会，主要任务为寻求各种明智之法保障公共卫生，避免环境遭劫[2]。殡葬条例、供水管理和受污染物品的焚烧等卫生计划与措施被其他欧洲城市广泛借鉴[3]。1486 年，医管会（Health Board）获常设性地位，专门处理流行病与公共卫生事务。

瘟疫勾勒出古代欧洲公共卫生规制疾病的各种措施，这些措施并不以改善个体健康状况为目的，而是指向秩序的建立。欧洲中世纪的公共健康，无论集体或个体的健康问题，都是神圣秩序的附庸，即便已经出现某些卫生措施，都并非出于对洁净的要求，更无关卫生问题。

随着基督教改革，西方对于身体的观念产生了显著的变化，近代的洁净观开始成为欧洲资产阶级的主流价值。近代洁净观认为身体

---

[1] 赵立行：《1348 年黑死病与理性意识的觉醒》，《江西师范大学学报》（哲学社会科学版）2007 年第 2 期，第 40 页。

[2] Carlo M. Cipolla, *Public Health and the Medical Profession in the Renaissance*, Cambridge University Press, 1976, p. 11.

[3] ［美］肯尼思·F. 基普尔主编：《剑桥世界人类疾病史》，张大庆主译，上海科技教育出版社 2007 年版，第 11 页。

中存在着一种力量,健身可以发掘并增强这种力量。因此,资产阶级强调身体洁净和体格强壮,主导自律整洁的生活方式。在这种背景下,卫生警政(medical police)成为十七、十八世纪文艺复兴以来整个古典时期的公共健康问题标签[①]。

狄德罗主编的《百科全书》所列的"卫生"(hygiene)词条内容仅涉及私人卫生和促进个人健康,"警政"的相关条目罗列了现代公共卫生的事项[②]。《百科全书》这样的条目安排展现了人们当时对卫生与健康的态度,即寻求自身与自然共同服从的自然法则。在共同法则中,健康问题涉及个人与自然的和谐,只有指引个体采取适当的态度,才能求得社会、道德的和谐存在[③]。个人卫生问题一方面指向个人的养生法,另一方面指明卫生立法体系需要符合道德与文明。至此,卫生的含义发生了分化。1780 年《百科全书要目》(*Encyclopédie Méthodique*)的"公共卫生"条目,以"从集体或社会的观点看待,或者将人视为个人"的标准区别公共卫生与私人卫生[④]。尔后,法国成立了皇家医学会专职流行病防治,正式将公共卫生纳入医学的内部建制[⑤]。1832 年,霍乱袭击巴黎,法国政府组织港口检疫,拉防疫线,成立了地区健康委员会。这些防御措施均来自卫生警政,通过严格的

---

① 参见李航:《现代公共卫生的面貌——一则现代社会的系谱考察》,台湾大学 2005 年社会学硕士学位论文。文中解释了警政不同于现代警政的概念,它是用以指涉身份阶层,于 18 世纪汇聚为警政国家之意,即通过行政管理对臣民加以教化,使他们具有文明所需的特质。

② 同上文,第 33 页。

③ William Coleman, "Health and Hygiene in the Encyclopédia: A Medical Doctrine for the Bourgeoisie," *Journal of the History of Medicine and Allied Sciences*, 1974(29), pp. 399 - 421.

④ 李航:《现代公共卫生的面貌——一则现代社会的系谱考察》,台湾大学 2005 年社会学硕士学位论文,第 25—28 页。

⑤ 〔法〕米歇尔·福柯:《临床医学的诞生》,刘北成译,译林出版社 2011 年版,第 28 页。

监控措施将不健康者隔离,并清除污染源[①]。

工业革命兴起后,欧洲的城市开始关注空气、水等与生活环境相关的知识。伴随着城市医疗的发展,出现了卫生(salubrity)的概念,认为环境的状态是保证个人健康的物质与社会基础,公共卫生的概念开始形成[②]。18 世纪,在城市医学理论的观照下,欧洲资产阶级对环境整洁的要求催生了近代公共卫生运动。随着医学精英阶层逐渐掌握权力,公共卫生便成为彰显政府权力的重要内容。19 世纪,细菌学的出现将关注卫生的焦点从外部环境与个体患者转移到微生物上,巴斯德与细菌说成了公共卫生的同义词。卫生知识相应地从保持环境清洁转变为消灭环境中的微生物,原本强调环境致病论的卫生含义逐渐被以防治微生物为主的细菌论替代。此时的西方卫生已经从处置疾病发展到社会治理的重要领域。德国人彼腾科费尔(M. Pettenkofer)将物理与化学研究方法应用到卫生学上,他利用实验测定空气、水和土壤对人体健康的影响,将其研究成果整理成为《卫生学指南》,并于 1882 年公之于世。继彼腾科费尔的钻研之后,卫生学科类目也开始细分,产生了食品卫生学、社会卫生学、营养卫生学等。

用福柯阐释的医学知识与"健康""正常"之间的关系总结西方古典卫生知识发展的轨迹,即 18 世纪末之前,医学更强调健康,关注的是医学如何恢复人在生病时丧失的活力、柔韧性、流动性等特质。因此,彼时的医学也更注重养生法和饮食规律这些基本生活准则。19 世纪之后,医学对健康的关注转向对正常的注重,与之对应的医学实践发展成众人现在所理解的模样,即根据机能运作的类型或有机体

---

① 参见 Fran ios Delaporte. *Disease and Civilization:The Cholera in Paris*, *1832*, the MIT Press。
② 李航:《现代公共卫生的面貌——一则现代社会的系谱考察》,台湾大学 2005 年社会学硕士学位论文,第 49 页。

结构的类型来提出相应的治疗方法①。至此,医学便成为——关于自然人和社会人的知识。

第三节　传统卫生知识传播

在西方卫生知识未强势传播之前,国人对传统卫生知识的理解多停留在保健、养生层面,以中国哲学思想体系为中心,围绕传统价值观念展开。

一、世袭隐秘的人际传播

传统卫生知识的分布是不均匀的,早期卫生知识掌握在医官、儒士等重要人物中。梁其姿总结的传统医学传授方式主要包括拜师、自学、家学三种,且拜师者、自学者和家学者远远超过了由国家训练的医生②。可见,家学世传和师徒相授的方式使得卫生知识仅限于少部分专业人士。

宋代之前,卫生知识以师徒或家庭之间的口耳相传为主。先秦的医学活动主要集中在官府,官府的医学活动在《左传》《周礼》等书中均有反映③。该阶段知识传授的权威不在老师,而是依托于古代圣贤。简言之,古代医学卫生知识不仅是经验实作的记录,更是圣贤之

① [法]米歇尔·福柯:《临床医学的诞生》,刘北成译,译林出版社 2011 年版,第 39—40 页。
② 梁其姿:《面对疾病——传统中国社会的医疗观念与组织》,中国人民大学出版社 2012 年版,第 127—149 页。
③ 李建民:《死生之域:周秦汉脉学之源流》,"中央研究院"历史语言研究所专刊之一〇一,第 120—139 页。

言。战国以后,扁鹊等民间医师兴起,带有官方色彩世袭的传授逐渐转变为通过授书仪式传递医学知识。医学典籍中的知识通过传授秘书、诵读、理解及验证四个环节来完成传授。汉末华佗、张仲景的出现代表着家传医学的兴起,师徒授书发展成带有更浓重封闭保守特点的家传医学①。

除私传医学典籍外,诗词散曲中也有相关知识的记录。诗词散曲的传播方式多出于民间需要,在医药知识方面表现得尤为显著,多将中药名称编入曲中,通过传唱使人们了解医学知识,建构社会对医学的信任体系②。如《时兴北一封书》中写道:"槟榔去,不茴香,想起人参薄荷郎。奴心懒去搽轻粉,懒把乌头对镜妆。口吃黄连心内苦,懒上蛇床泪两行。十指好似柴胡样,脸似黄麻奴怎当?"③《万曲长春》也以药名串曲:"裁白芷写下一封书,寄槟榔倩着刘寄奴。想当归不见茴香故,茵陈千里远,常山万里图,使君子不来真是黄连苦。"④诗词散曲中的口传保健知识以娱乐的形式将世袭的医学知识日常化,帮助不识字的民众建构了口头传诵的医学知识,知识开始从集中于少数医家扩展到平民阶层。

古代传统卫生知识以人际传播为主,这并不意味着国家角色在这个过程中的缺位。国家制定的卫生政策体现在经方的出版和施送上,如在大城市设立安济坊用以隔离重病患者等⑤。发展至 15 世纪末到 16 世纪初,这项工作逐渐由地方乡贤出于慈善的目的来完成,

① 李建民:《中国医学史研究的新视野》,《新史学》2004 年第 9 期,第 203—222 页。
② 黄小荣:《明清民间公共知识体系、传播方式与自身建构——以明清曲本为材料》,《中国史研究》2007 年第 3 期,第 111—126 页。
③ 《风月锦囊笺校》,孙崇涛、黄仕忠笺校,中华书局 2000 年版,第 111 页。
④ 傅芸子:《正仓院考古记 白川集》,辽宁教育出版社 2000 年版,第 214 页。
⑤ 梁其姿:《面对疾病——传统中国社会的医疗观念与组织》,中国人民大学出版社 2012 年版,第 156 页。

而同时期的近代欧洲早期,卫生检疫隔离已经成为普遍的公共卫生利器。

总体来说,从先秦到宋代,师徒相授或家庭相授的传承体系一直未有太大的改变①。关于健康常识的传授与大部分医学知识传授一样,或通过对话方式进行传播,如《内经》采用了大量指导者与患者之间的对话;或是经由医家诊断的过程进行传播;或通过出版书籍的方式进行传播,如经书、库书、方书等;或由于宗教与医学的密切关系,通过宗教活动进行传播;或依靠口头进行传播,如诗歌、词曲、方语等。在印刷术普及之前,这些知识由于地域限制而聚集在小范围内,具有封闭、隐秘的特点,其话语权掌握在诸如扁鹊、华佗、张仲景、葛洪等医界精英手中。

二、逐渐公开的印刷传播

自宋之后,卫生书籍越来越容易获得,识字率的提高、商业出版的发展、对卫生知识的重视等因素使卫生知识得以快速传播。

医者对于健康的促进停留在个人行医和著书立说层面,卫生知识成为一种"私密"的知识,缺乏社会性的覆盖。印刷术发明之后,这种局面发生了改变。随着印刷业的发展,书籍流通量逐渐增大,流入社会的书籍也相应增多,对特定阶层的影响也逐渐加深②。

宋代以后,印刷术的推广和图书市场的扩大在医学知识的传播

① Wu Yiyi, "A Medical Line of Many Masters: A Prosopographical Study of Liu Wansu and His Disciples from the Jin to the Early Ming," *Chinese Science*, 1993 – 1994, pp. 36 – 65.
② [美]周启荣:《明清印刷书籍成本、价格及其商品价值研究》,《浙江大学学报》(人文社会科学版)2010 年第 1 期,第 7 页。

过程中发挥了非常重要的作用。朝廷多次组织官员编撰图书,并成立专门的机构进行校对刊发,医学卫生知识开始大范围传播,由官府刊发的医书有《神效普救方》《太平圣惠方》《圣济总录》《黄帝内经素问》《难经》等。此外,宋代宫廷编撰的医书除了由政府广为发行外,也出现了由私人重印的文本①。私人印书的发展打破了知识被医界精英与少数家传医学垄断的局面,此类代表性著作有《伤寒总病论》《金匮要略方》《小儿药证直诀》《本草衍义》等。北宋官方沿袭了五代时期官方重视印刷的做法,大力推动印刷出版,医书就是其中一个重要方面②。后形成了由医家、学者、民间印刷坊组成的网络,既有书商刊本,又有医家个人著作。经、决之类的医书被大量印刷,印刷物稳居传播媒介首位。

到了明代,官营出版印刷刊刻了大量教化性的印刷品,出版印刷品的教化和宣传功能使医学卫生知识的传播范围逐步扩大。这些书籍涉及传统医学的各个方面,如《济生产宝方》《胎产须知》《妇人大全良方》《丹溪心法》《雷公炮制药性解》《大字伤寒指掌图》《针灸大成》《针灸大全》《铜人腧穴针灸图经》《万氏家钞济世良方》等③。

明代商业发展、技术改进和成本降低等因素使得印刷出来的书籍成为价格低廉的普通媒介,读者群逐渐发展到社会的各个阶层。印制销路广大的大众读物,如通俗实用读物、童蒙课本等印刷品,为大众提供了必要的医药知识。政府利用这些印刷物来宣传思想、制造舆论或传达信息,打破了官绅阶层对医疗卫生知识的垄断,卫生常

---

① 陈元朋:《两宋的"尚医士人"与"儒医"——兼论其在金元的流变》,台湾大学出版委员会 1997 年版,第 40—46 页。
② 叶德辉:《叶德辉书话》,李庆西标校,浙江人民出版社 1998 年版,第 300 页;陈元朋:《两宋的"尚医士人"与"儒医"——兼论其在金元的流变》,台湾大学出版委员会 1997 年版,第 61 页。
③ 张秀民:《明代南京的印书》,《文物》1980 年第 11 期,第 78—83 页。

识开始逐渐流传开来。

印刷传播使古代医学卫生知识内容的世俗化和批量生产成为可能,为医学知识提供了一种新的传播环境。在印刷书籍出现之前,医学卫生知识通过师徒间的口口相传和面对面交流而传播;印刷书籍出现之后,社会其他阶层有了接触医学知识的可能,医学知识被少数官绅、医家掌握的格局逐渐被打破。

第二章

耶稣会士的译著： 作为传教的新知识

> 天主堂开天籁齐,钟鸣琴响自高低。阜城门外玫瑰发,杯酒还浇利泰西。①

15 世纪地理大发现为西方天主教的传播提供了巨大的契机,大批天主教传教士来到中国传教。对于初次到华的耶稣会士来说,如何在中国布教是一片空白。相较于明确地宣扬教理,知识传教更具备隐秘性,西方相关学说借助译著进入中国传统知识世界,某些内容引起了文人的关注,并成为传统文人接触新知识的来源。

第一节　耶稣会士： 译著传教

1583 年（明万历十一年）,耶稣会传教士罗明坚（Michele Pompilio Ruggieri）与利玛窦（Matteo Ricci）来到中国,叩开了中西文

---

① 方豪:《中国天主教史人物传》,中华书局 1988 年版,第 81 页。

化交流的大门。其间,耶稣会士们携带西书来到中国,标志着西方知识开始进入中国。传教士采用融通阐发(accommodation)的汉化方针翻译有关宗教和西方科学的书籍,还向上层人士传教,协助中国士大夫参与宫廷事项,并偶有行医。

一、以译著为传教媒介

西方传教士来华伊始就认识到书籍有益于知识传播,这一点利玛窦深有体会,他认为“基督教信仰的要义通过文字比通过口头更容易得到传播”[①]。类似观念是传教士的共识,西学著述成为西方知识与观念传播的媒介。

据统计,明末清初有 500 余名耶稣会士来华,其中不乏数学家、天文学家、医学家、地理学家等,几乎所有的传教士都随身携带着书籍来华,以通过传播译著达到传教的目的[②]。在明清时期来华的天主教传教士中,就数量而言,以耶稣会士为最;就译著成果而言,耶稣会士译著有几百种,内容分别涉及宗教、人文和科技等[③]。从意大利传教士利玛窦初到中国至康熙末年 200 余年间,耶稣会士以西方知识为传教内容,以书籍译著为媒介,向士大夫传布教义。利玛窦充分认识到书籍在当时中国的传播优势,倡导利用书籍推进传教事业:

任何以中文写成的书籍都肯定可以进入全国的十五个

---

① [意]利玛窦、[比]金尼阁:《利玛窦中国札记》,何高济、王遵仲、李申译,中华书局 2010 年版,第 594 页。

② 张晓编著:《近代汉译西学书目提要:明末至 1919》,北京大学出版社 2012 年版,第 7 页。

③ 李奭学:《中西会通新探:明末耶稣会著译对中国文学与文化的影响》,《国际汉学》2015 年第 1 期,第 1—36 页。

省份而有所获益。而且，日本人、朝鲜人、交趾支那的居民、琉球人以及甚至其他国家的人，都能像中国人一样地阅读中文，也能看懂这些书。虽然这些种族的口头语言有如我们可能想象的那样，是大不相同的，但他们都能看懂中文，因为中文写的每一个字都代表一样东西。如果到处都如此的话，我们就能够把我们的思想以文字形式传达给别的国家的人民，尽管我们不能和他们讲话。①

从利玛窦对书籍传教的态度来看，当时的传教士已经充分认识到中国印刷传播的规模及影响。译著印刷打破了人们口头传播的垄断，使传教士的西学知识转变成可复制的统一文字符号。这种局面带来的结果是译著大大拓展了传教士活动的时空范围，使知识传播给更多的士人成为可能。

明清之际输入的西学知识以天文历象为首，其次为算数、物理和其他实用之学，西方医学卫生知识比例并不显著。据统计，耶稣会传教士在中国译著的西书有 437 种，其中，自然科学书籍有 131 种，包括数学、天文、生物、医学等，占总数的 30%②，医学知识虽有交流，但书籍并不占多数。如 1723 年 5 月 1 日，在耶稣会士巴多明神父致法兰西诸位先生的信的开头写道：

① ［意］利玛窦、［比］金尼阁：《利玛窦中国札记》，何高济、王遵仲、李申译，中华书局 2010 年版，第 483 页。

② 关于耶稣会士翻译书籍的总数统计不一，有统计认为有关科学的论著有 127 种，参见郑鹤声、郑鹤春编：《中国文献学概要》，上海书店 1983 年版，第 155—162 页；也有统计认为关于科学的书籍有 120 种，参见马祖毅：《中国翻译简史——五四以前部分》，中国对外翻译出版公司 1984 年版，第 183 页。本书所引数据统计参见钱存训、戴文伯：《近世译书对中国现代化的影响》，《文献》1986 年第 2 期，第 176—204 页。

先生们：

你们或许会感到惊讶，我为何从如此遥远的地方给你们寄以你们无疑不认识的文字撰写的一部解剖学论著、一部医学大全及一些物理学论著呢？但是，当你们看到我所寄的是译成了鞑靼文的你们自己的著作时，你们就不会惊讶了。是的，先生们，这是你们的思想，你们机敏地发现，是不断钻研所获得的可敬的成果；正是靠了这种钻研，科学才达到了我们所见的高度的完美。①

信中提到翻译的书籍即巴多明神父奉康熙皇帝之命翻译成鞑靼文的著作。同时，巴多明神父在给法兰西科学院诸位学士的第二封信中介绍了中国传统医学中的药草等保健植物②。

除传教士之间的交流信件外，他们的传记也记载了相关资料。范行准关于耶稣会士的传略中写道，传教士大都以医药之学作为手段，用著述传播知识博得华人的尊重。从时间上看，最早翻译西方医学知识的是利玛窦，他所著的《西国记法》多述神经学说，首次将神经学和心理学介绍到中国，是第一部传入中国的有关医学及心理学的书籍；高一志(Alfonso Vagnone)著的《空际格致》尤与医学有关，书中涉及古希腊医学的四元素说及解剖生理知识；艾儒略(Giulio Aleni)的《性学粗述》《西学凡》(图 2 - 1)等书涉及生理学和病理学内容，解析四体液与疾病的关系，并指出四体液不平衡是导致疾病、死亡的主要原因，对中国传统养生学说影响尤大；毕方济(P. Francois Sambiasi)的《灵言蠡勺》两卷有与医学相关的内容；熊三拔

---

① ［法］杜赫德编：《耶稣会士中国书简集——中国回忆录Ⅱ》，郑德弟译，大象出版社 2005年版，第 286 页。
② 同上书，第 305—313 页。

（Sabbatino deUrsis）著的《泰西水法》涉及消化生理学内容；汤若望
（Johann Adam Schall von Bell）著的《主制群征》和《远镜说》
（图 2-2）涉及其他医学知识；等等①。至此，与西方相关的医学卫生
知识随译著流通在中国士人之间。

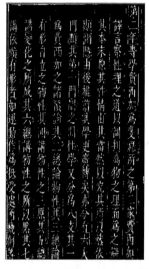

图 2-1　《西学凡》第 27 页②　　图 2-2　《远镜说》第 2 页③

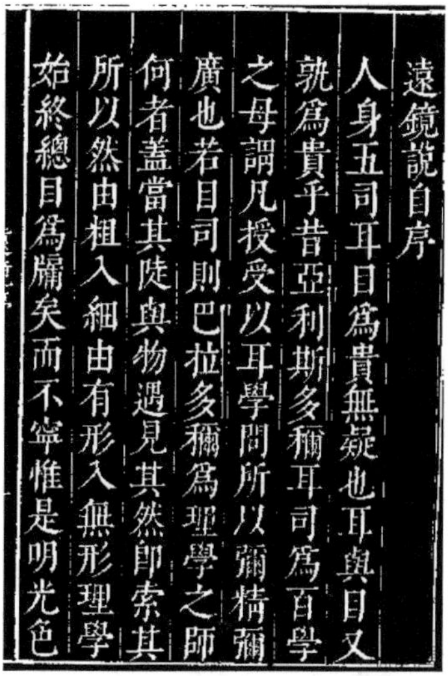

　　占统治地位的媒介与占支配地位的思想之间的相关性可以理解
为一个社会的文化技术与政治技术之间的现行衔接。在明末清初，
译著指欧洲基督宗教之西学在中国的传播环境中所形成的汉文西
书④。口语传播的不足促使了译著力量的增强。传教士通过对印刷

① 张晓编著：《近代汉译西学书目提要：明末至 1919》，北京大学出版社 2012 年版，第
　520 页。
② 图片来源为中华书局古联籍合网，http://www.ancientbooks.cn/。
③ 同上。
④ 邹振环：《晚明汉文西学经典：编译、诠释、流传与影响》，复旦大学出版社 2011 年版，第
　312 页。

传播的关注,借助编译书籍、与士人合作翻译书籍,或请儒士润色书籍等方法,释放其传播影响力,构建有效的传播体系。以编著流程为标准,明清时期的译著可分为西士编译的书籍、西士与华士著译的书籍、华儒润色的西士书籍。"此种书籍是否由西士亲自执笔著述,或西士口授而华人笔之,或由西士起稿而华人润色之?曰此三种方法大抵皆用,不能执一而言之。"①

明末耶稣会士翻译,请人润笔是常事,许多翻译译著的士大夫通过形式与内容的转化,试图将西学知识纳入中国的传统知识体系。从版式上看,大部分译著多仿照古代书籍的书写模式,以贴近传统士大夫的阅读习惯。

除编排形式外,译著内容也多符合传统儒家思想。在叙述过程中,翻译者的取舍标准多为附会儒家经典,能够经世致用,努力调动传统中国的知识资源来表达,以增加西学理论的说服力。

译著的驱动力在于通过统一的文字形式与大量的复制刊刻弥补了语言多样化与口头传播的缺陷。明清时期,传教士借助译著使自身与传统中国的士人联系在一起,着力消除西方知识的异域性。

二、译著中的卫生传播

明末清初,耶稣会士的传教以译著为媒介,耶稣会士通过展示、宣传知识以取得士大夫的好感和信任,以达到传播教义的目的②。其间,知识传播主要依靠两种方式,即书籍流通与口耳相传,尤见于医学知识的传播。口语传播空间的限制较严,文字传播则范围较广。

---

① 徐宗泽:《明清间耶稣会士译著提要》,上海书店出版社 2010 年版,第 8 页。
② 熊月之:《西学东渐与晚清社会》(修订版),中国人民大学出版社 2010 年版,第 730—733 页。

虽然以书籍为中心的知识垄断缓解了人们对时间连续性问题的忽视，但由于绝大多数平民百姓既无阅读能力，又缺乏理解、接受西学的知识基础，西学的传播范围仅局限于士大夫群体。

传入中国的西方医学知识并未明确地提及"卫生"这一概念，只是在相关书籍中略有涉及人体的相关知识。意大利籍传教士卫匡国（Martino Martini）、艾儒略和罗马帝国的耶稣会士汤若望等对人体解剖、呼吸系统、循环系统等知识有所述及，在《泰西人身说概》《人身图说》《性学粗述》《空际格致》《灵言蠡勺》《主制群征》等译著中也有表述[①]。

这些著述中最具代表性的是《泰西人身说概》，传教士邓玉函（Johann Schreek）译，毕拱辰润笔，译于 1643 年（明崇祯十六年）。书分上下二卷，主要内容论述的是生理学与解剖学之间的关系。上卷内容涉及骨部、脆骨部、肯筋部、肉块筋部、皮部、亚特诺斯部、膏油部、肉细筋部、血部等；下卷内容包含总觉司、附录《利西泰记法五则》、目司、耳司、鼻司、舌司、四体觉司、行动、语言等。这本书论及现代解剖学的运动系统、肌肉系统、循环系统、神经系统、感觉系统等方面，是最早传入我国的西洋解剖生理学著作[②]。此书序中有言："编中胪列诸部虽未全备，而缕析条分、无微不彻，其间如皮肤、骨节诸类，昭然人目者，已堪解颐，惟是膏油培养元火，可拒外攻肉块，凡四百余，分布运动，细筋为知觉之司，脆骨有利益之用，轩岐家曾经道只字否？"[③]从序言中可看出，《泰西人身说概》对人体系统的介绍细分到骨部、脆骨部、筋部、皮部、膏油部等，描述了西方医学对人体的大致

---

① 范行准：《明季西洋传入之医学》，上海人民出版社 2012 年版，第 25—76 页。

② 张晓编著：《近代汉译西学书目提要：明末至 1919》，北京大学出版社 2012 年版，第 542 页。

③ 徐宗泽：《明清间耶稣会士译著提要》，上海书店出版社 2010 年版，第 232 页。

理解。

《人身图说》二卷与《泰西人身说概》合装一函,由意大利传教士罗雅谷(Giacomo Rho,有一说为 Jaeques Rho)译述,龙华民、邓玉函校订,主要内容为人身五脏图形,包括血脉图、脉络图、经络图等。在书体编辑上,右页为图,左页为解说,描述人体各部位形状、脉络走向等,皆采用中医学原有名称,并描述穴位名称及病痛所用火罐、膏药或针灸宜用穴位[①]。罗雅谷也译述了《五脏躯壳图形》一卷。其他译述还有《睡答》《画答》(也称《睡画二答》),于 1629 年(明崇祯二年)由意大利传教士毕方济著,共一册,以问答体论述生理卫生常识[②]。

此次中西交流过程中,医药、卫生知识并未有明确的界限,"盖自欧罗巴文艺复兴之时,医家多习希、格之学,医学亦以格林为极轨,过此则骏极不可上矣。故明季传入之西洋医学,犹欧洲上古时代之医学也"[③]。范行准叙述的明末清初输入的西方医学涉及解剖生理学、药物学、病理学、治疗学、医学教育等,内容为欧洲上古时代的医学[④]。艾儒略在《职方外纪》中记载了防疫的相关事项:"按十四世纪中叶,百斯笃在欧洲大为流行,元至正八年一三四八年十月,法王路易下诏巴黎医科大学,研究关于此恶疫之原因、预防及治疗,曾在街道焚火,为预防法之一。当时人并认地中海沿岸之港,为疫疠之源,而厉行严格之检查也。"[⑤]书中所述的内容与古典欧洲处理瘟疫的具体措施无异。

---

① 张晓编著:《近代汉译西学书目提要:明末至 1919》,北京大学出版社 2012 年版,第542 页。

② 同上书,第 541—557 页。

③ 范行准:《明季西洋传入之医学》,上海人民出版社 2012 年版,第 3 页。

④ 同上书,第 3—5 页。

⑤ 同上书,第 152—153 页。

第二节　中国文人：不变应之

　　明清之际是西方文化大量输入的重要时期,译著作为横向文化的交流媒介引起了不同文化、知识与思想之间的对抗与交融[①]。面对这一时期由耶稣会士介绍到中国的西方知识,人们通常呈现出两种反应。一则采取普遍主义的态度,使异文明中的新知转化为旧学,融入中华文明;另一种则是采取特殊主义的态度,坚决拒绝这些可能瓦解固有知识体系的新知[②]。

一、认识: 未存争端

　　此次西学东渐中,医学卫生知识的新内容主要集中于医学、解剖学、生理学等方面。由于中华文明远领先于中世纪欧洲文明,19 世纪之前,医生并未足够重视以盖伦医学为代表的西方医学卫生知识体系。"明季西来医学,于旧说无甚影响,盖旧说本诸阴阳五行,除五行有今古文之异外,其于外来学说,冲激虽力,迄未有变动者。"[③]从范行准的观点来看,虽然外来学说给中国的传统医学带来了冲击,但并未从根本上撼动传统医学卫生知识的根本地位。明清之际的中国并没有刻意等待耶稣会士的到来,文人、精英依旧根据传统的理想典范

[①] 邹振环:《疏通知译史——中国近代的翻译出版》(Kindle 版),上海人民出版社 2012 年版,第 294 页。

[②] 葛兆光:《中国思想史·第二卷: 七世纪至十九世纪中国的知识、思想与信仰》,复旦大学出版社 2000 年版,第 296 页。

[③] 范行准:《明季西洋传入之医学》,上海人民出版社 2012 年版,第 195 页。

理解社会,根据古今知识来展现自然世界。

传统医者沉浸在如何重建古代医学中,并未过多注意由西洋传入的医学卫生知识,这一时期的大多数医生都在致力于揭开宋代形而上学和宇宙论体系的面纱。来自古代的医学知识并非以成品出现在明末和清代的医学者面前,而是需被重新发现和构造。当这些碎片化的知识得以重建和恢复时,就产生了新的知识。通过考证学比较、整理古代医学文本的变化以复原古代医书的主旨,这些知识聚焦于对传统知识的延伸和扩展上。在这一时期对考据学的探索中,出现了大量对传统医学著作,如《内经》《伤寒论》《金匮要略》等医书的注解,既有对原文的阐述和发挥,又有对原著内容的适当整理和理解。同时,还出现了诸多综合性的医学著作,内容不限于对前人医学知识论述的收集和编纂,还包含著者的主张和见解。

直接接触西方医学卫生知识的医者较少,仅有金声、方以智、汪昂、王宏翰、刘继庄、纳兰容若、王清任、郑光祖等人,他们接受的观点集中在"记性在脑说"、西方生理学、制药学等方面。例如,清代医学家王清任在著述中否定了很多传统医学中的脏腑理论,并批判了传统医学知识中的错误。王清任对西方"记忆在脑说"持支持态度。他解释道:

> 灵机记性在脑者,因饮食生气血,长肌肉,精汁之清者,化而为髓,由脊骨上行入脑,名曰脑髓。盛脑髓者,名曰髓海,其上之骨,名曰天灵盖(中略)。所以小儿无记性者,脑髓未满,高年无记性者,脑髓渐空。[1]

---

① 范行准:《明季西洋传入之医学》,上海人民出版社 2012 年版,第 201 页。

除了"记忆在脑说"，对于西方脏腑说，大部分医者多持拒绝态度。虽然在 18 世纪欧洲的医学知识中，医学（预防和治愈疾病的技艺）知识仰仗四大支柱：第一为生理学，研究生命和健康；第二为病理学，解释疾病的原理；第三为疗法，解释有关疾病预防治疗的方法；第四为解剖学，对理解健康和患病的身体至关重要①。不过，大部分医者依旧根据传统医学体系来认知。传统古籍中记载的人体解剖多模糊不清，嘉庆学者俞正燮针对西书《泰西人身说概》作《书〈人身图说〉后》，认为中国人与外国人脏腑各异："藏府不同，故立教不同。其人好传教，欲中土人学之，不知中国人自有藏府经络，其能信天主教者，必中国藏府不全之人。"②

译著使源自不同文明的卫生知识在同一时空产生交集成为可能。明清之际的这种交集虽有意义，却辐射有限，影响未如耶稣会士期待的那般立竿见影。并且，关于西方卫生知识的译著并未在士大夫群体中引起共鸣，更不用说使他们产生情感上的认同。

二、回应：反响各异

关于西方知识的输入的回应主要指向士大夫阶层对西学知识的反馈。在传教过程中，传教士十分重视自然研究与天文历法的传播。对于医学领域来说，虽然耶稣会士同样看重对医药知识的传播，但这些医学知识仅附庸于科学知识栏目。同时，以科学为中心的自强吸引了文人们的兴趣，士大夫选择性地接受了一系列新知识。这部分人主要集中于具有一定专业基础的士大夫中，他们对新知识的反应

① ［英］威廉·F.拜纳姆：《19 世纪医学科学史》，曹珍芬译，复旦大学出版社 2000 年版，第 36 页。
② 范行准：《明季西洋传入之医学》，上海人民出版社 2012 年版，第 225 页。

也因学科而异,有接纳,有抗拒,有折中。

国人的思想世界经由历史与传统在上层知识阶层整合成相互依赖的系统,在这个强大的相互依存的文化体系中,一切外来文化都需要得到理解和被解释。自古以来西方人和中国人对于卫生知识的认识就存在诸多不同的看法。西方的知识体系虽然也认为卫生包含养生的含义,但这种认知的来源与中国传统观念中的养生并不相同。

首先,西方卫生保健观念是以四元素理论为基础得出的结论,由于疫病的暴发逐渐发展成以清洁观念为主。这一认识早已在西方国家政府的行政体系与观念认识中根深蒂固。传统中国关于"卫生即养生"的说法深植人心,强调个人精神层面的修养,突出传统卫生含义的个体特征,从而得出养生、预防疾病有益身心健康的结论。

其次,这些观念大部分流传于文人、医士、士绅之间,朝堂并未大范围地推广。因此,传统观念中的卫生是朝廷对普通民众的仁术施惠,疫病的防治与药品施放到宋代后期多以乡绅的慈善行为为主,偶有国家权力的介入。当耶稣会士通过译著将西方的一系列相关医学学说介绍到传统中国时,西方卫生观点也夹杂在内,当时中国的文人仕士对这些知识的反应也各异。

西方卫生学说在中国传统知识体系中展开对话,并未引起激烈的冲突与争端,中国传统文化体系的优越性和不容置疑的观念掩盖了中西医学知识的争议与冲突。西方医学卫生译著在中国并未形成与之相匹配的集体心理与共鸣。一方面,相较于天文历法等知识,西方卫生知识的相关译著并未成为此次西学推广的重心;另一方面,在科学和技术的许多分支里,国人作出了同样甚或超越西方世界的贡献。明清时期传入中国的西方卫生知识并未产生人们观念上的沉积,更无所谓形成意识的共同体,自然无法颠覆中国传统的卫生知识体系。

第三章

新机构： 建立西方卫生知识

媒介包含"物质性的组织"的含义,这个"物质性的组织"可指组织或机构①。19 世纪初叶,新教传教士来华创办的医院、书馆、学会、报馆成为中国近代早期睁眼看世界的学者接触西方知识的媒介,为国人提供了新的知识体验。一方面,新知识空间为国人提供了有关西方卫生知识的直观体验;另一方面,报馆凭借其技术优势将西方现代卫生知识的影响扩大。新机构的创办决定了西方知识的传播程度较之以往不可同日而语②。

第一节 医院： 体验知识的新空间

依照彼得·柏克(Peter Burke)的观点,传统的知识中心集中在

---

① 矫雅楠:《跨越媒介,回归人文——雷吉斯·德布雷媒介研究思想及其学科价值》,《国际新闻界》2015 年第 5 期,第 38—50 页。
② 章清:《学、政、教:晚清中国知识转型的基调及其变奏》,《近代史研究》2017 年第 5 期,第 35—62、160 页。

医院①。这种观点对 19 世纪西方卫生知识在中国的建立同样适用，新教传教士以西医诊疗模式下的医院为媒介，培育了一批对西方医学卫生知识感兴趣的人，这个群体成长为早期接受和传播西方卫生知识的人群。同时，传教士创办的教会医院慈善行医、免费诊治的行医手段也给民众及官员提供了关于西方卫生知识的直观体验，打开了国人了解新知识的窗口。

一、医务传教隐藏的知识传播

继 1723 年（雍正元年）颁布禁教诏令后，清政府实行的闭关政策使得基督教的第二次来华传播面临巨大的阻力。1810 年，朝廷屡发禁令，限制传教士在华活动。

在这种背景下，19 世纪初来华的马礼逊（Robert Morrison）发现在中国很难进行传教。为方便传教，马礼逊建议从医学、天文学等学科入手：

> 对于这个仍在最粗鄙的偶像崇拜中的庞大帝国，我请你们考虑我认为合适的建议。能否考虑为中国传教团培养两三名后备人员？——其中一个人以医学为主要目标，另一个人学天文学，第三个人会制作钟表，特别是船上用的钟表。医生是广州的中国人最不生疑的角色，船上都有随船医生——这里的商馆都需要医生。研究天文学的人可以校

---

① ［英］彼得·柏克：《知识社会史：从古腾堡到狄德罗》，贾士蘅译，台湾麦田出版社 2003 年版，第 110 页。

准钟表，而钟表匠可以修理钟表。[①]

医务传教开启了西方医学卫生知识在华传播的新局面，19 世纪来华的传教士们相信，通过为国人医病能够给传教士赢得信任与尊重。1917 年，时任中国医药传道会（China Medical Missionary Association）庐山分会会长代敬心（W. A. Tatchell）回顾医疗传教事业时认为，"医疗事业是最完整、最有力量的传播福音的事业。医疗传教事业要求医学专业性与激情并重，让全世界认识耶稣，并得到他的救赎"[②]。

福柯认为诊所是形成与传播知识的地方[③]。在传教士眼中，面对书籍出版的管制，从开办医院入手或许是取得国人信任的突破口，只要有医生，就能获得信任进而达到传教目的。

早在马礼逊来华之前就有西人在广州行医的先例。1805 年，英国东印度公司在华外科医生皮尔逊（Alexander Person）在广州行医，在国人身上试种牛痘[④]。这种有异于传统的接种方法在当时得到了广泛传播，"就种痘之小孩不少。十二个月间，种痘之小孩约有数千。亦有本地人到来学习种痘之法，传到邻近省份"[⑤]。同年，皮尔逊写了《英咭唎国新出种痘奇书》，第一次将西方种牛痘、防天花的知识系统地介绍到中国。1820 年，马礼逊与东印度公司医生李文斯顿在澳门

---

① ［英］马礼逊夫人编：《马礼逊回忆录》，顾长声译，广西师范大学出版社 2004 年版，第 93 页。

② W. A. Tatchell, "The Nature and Purpose of Medical Missions," *The Chinese Record*, 1917, 48(12), pp. 784 – 789.

③ ［英］彼得·柏克：《知识社会史：从古腾堡到狄德罗》，贾士蘅译，台湾麦田出版社 2003 年版，第 34 页。

④ 梁其姿：《面对疾病——传统中国社会的医疗观念与组织》，中国人民大学出版社 2012 年版，第 72 页。

⑤ 转引自李志刚：《基督教早期在华传教史》，台湾商务印书馆 1998 年版，第 242 页。

创办诊所。据统计,1827—1832 年 10 月共治愈 4 000 余人,之后他们又开设诊所,治疗眼疾、足疾等疾病。

后期来华的新教传教士在华开创医疗事业,受到马礼逊相关判断的影响。1827 年,东印度公司医生郭雷枢(Thomas R. Colledge)在广州创办医院,为基督教传教士提供了接触国人的平台。为了解决医生来源和经费问题,1836 年 12 月,郭雷枢在《中国丛报》发表《任用医生在华传教建议书》,呼吁英美教会人士关注中国医学传教问题。他建议,"请医务界的善士们前来做好事,以博取人民的信任,由此而为逐渐接受那美好无疵的基督教铺平道路"[①]。随后,美国教士郫治文(E. C. Bridgman)、卫廉士(S. W. Williams)、伯驾(P. Parker)、合信(B. Hobson)陆续到华,开启医务传教事业。

伯驾于 1834 年 10 月 26 日抵达广州。初到中国的郫治文与伯驾谈到,广州病人数量很多,医学技术能够为之赢得诸多朋友。1835 年 11 月 4 日,伯驾在广州开办了近代中国的第一所西医医院——眼科医局。他选择眼科的原因是当时广州眼疾患者数量庞大,且眼科手术无须复杂的技术,只要采取消毒杀菌的简易治疗便可痊愈,创办医院治疗眼疾既能扩大西医知识的影响,又便于开展传教活动[②]。据统计,眼科医局开设的第一年,共诊治病人 2 152 人次,来访人数 6 000 人次有余,在广州博得了民众的好感[③]。伯驾开设的眼科医局成为当时规模和影响力最大的教会医院[④]。

---

① 赵春晨、雷雨田、何大进:《基督教与近代岭南文化》,上海人民出版社 2002 年版,第 131 页。
② 顾长声:《从马礼逊到司徒雷登——来华新教传教士评传》,上海人民出版社 1985 年版,第 74 页。
③ W. W. Cadbury, M. H. Jones, *At the Point of a Lancet*, *100 Years of the Canton Hospital 1835 - 1935*, Kelly and Walsh, 1935, pp. 42 - 43.
④ 邓铁涛、程之范主编:《中国医学通史》(近代卷),人民卫生出版社 2000 年版,第 316 页。

1838 年 2 月 21 日,中华医药传教会在广州成立,伯驾担任副会长,由郭雷枢、伯驾、裨治文联合签署的教会宣言中谈及开办医院行医的好处:

> 我们可以提出的第一个好处是,医学科学移植于中国,可能产生有益的效果。第二个好处将是,利用这个方法搜集情报,这将对传教士和商人都有极高的价值。①

医学传教士带有明显的目的性,即消解国人对西方思想与知识的排斥。1841 年,雒魏林(William Lockhart)在给广州医药传教会的书信中写道:

> 舟山群岛已至于应该势力之下,医药传教会认为,有必要派出以为代理人,到定海建立医院,尽可能为接触当地百姓的病痛和实现医药传教会的目的,以便在这个新港实验这种手段,获取老百姓思想上有益的影响。②

英国传教士雒魏林开启了在上海办教会医院的先河。他创办的医院在一年时间内治疗病人达 1 万余人次,诊疗地区辐射上海、苏州等地区。1843 年,他又在上海创立仁济医院,向周边居民赠送医药并传教。1846 年,医院扩建,病人数量持续增加③。

1848 年,英国伦敦会传教士合信在金利埠创办惠爱医院,他在

---

① 《中国丛报》1838 年第 5 期,第 37—44 页。
② 《中国丛报》1841 年第 8 期,第 453—465 页。
③ 邓铁涛、程之范主编:《中国医学通史》(近代卷),人民卫生出版社 2000 年版,第 316 页。

提倡医学传教时说道:"耶稣会士在这方面给中国人做了很多事情,作为基督教新教徒的我们是不会延迟的。"[①]同年,来自美国的传教士也开始开办赠医所。

> 福音医院。在苏州齐门外之洋泾塘岸。为美国教士惠更生先生所创设。洋泾塘岸故荒村。西历一千八百九十五年(清光绪二十一年乙未)惠先生东来布教。兼欲以医泽民。始稍稍购地营屋。越二年传道堂养病室粗完。时风气初开。中户以上。不乐西医。惟附近村农暨无告之民。始就院治。惠先生临诊恳挚爱护若家人。病者辄霍然而去。欢赞之声。渐澈路衢。求治者日众。[②]

可见,由传教士创办的医院成为传播西方医学卫生知识的先发媒介,并通过治疗民众疾病获得好感,赢得人心。

二、医疗诊治共生的新知体验

近代医院制度起源于欧洲。早在中世纪的欧洲,天主教已经将设立医院作为传教的一种手段,发展慈善事业,为贫弱残诊治。文艺复兴后,医院初具现代医院的雏形,集治疗与护理为一体。利用医院进行的慈善事业也随着传教士的足迹,传到了美洲、非洲和亚洲。《职方外纪》在关于欧洲的篇章中介绍了医院的大致运营情况:

---

① 《中国丛报》1841 年第 8 期,第 381 页。
② 杨廷栋:《记苏州福音医院》,《东方杂志》第 12 卷第 16 号,第 54 页。

又有病院，大城多至数十所，有中下院处中下人，有大
人院处贵人。凡贵人若羁旅、若使客，偶患疾病，则入此院。
院倍美于常屋，所需药物悉有主者掌之，预备名医，日与病
者诊视，复有衣衾帷幔之属，调护看守之人。病愈而去，贫
者量给资斧。此乃国王大家所立，或城中人并力而成，月轮
一大贵人总领其事，凡药物饮食皆亲自验视之。①

19 世纪，欧美医疗传教士一方面在医院进行诊疗，另一方面在
治疗的基础上向病人传布福音，使病人改变信仰。由关于医院的描
述可以看出，传教士创办的医院既是布道福音的媒介，又是传播知识
的场所。例如：

吾华之获益于西人者、首推医院为最、广东省城博济医
院、开设以来、医愈病人、以数千计、其功亦伟矣。②

19 世纪中叶，传教士开设的医院多治疗传统中医所不能处理之
疾病，以获得民众的好评，此特点从《点石斋画报》的相关报道中可见
端倪。

1884 年 5 月 8 日，《点石斋画报》在上海创刊，由英国商人美查
（Ernest Major）主办，风俗画家吴友如主编，旬出一本，每本 8 图，售
洋 5 分。画报以新闻时事画为主，兼刊人物及风俗画和铜版照片，其
中《西医扁卢》（图 3 - 1）描述道：

---

① ［意］艾儒略：《职方外纪校释》，谢方校释，中华书局 1996 年版，第 71 页。
② 《广州博济医学堂》，《岭南学生界》1904 年第 1 卷第 8 期，第 23 页。

客有信泰西医术者为言二事,殊骇听闻,爰为表之:

一美国某医院,有一少妇气息奄奄,喘息甚急,冷汗直流,势将不起。医生令一壮夫坐在妇旁,袖中出皮管一具,粗如小指,两端有银针,空其中,以一端刺壮夫臂,一端刺妇臂。未几,妇忽起,病若失。盖妇本患血枯之症,医生识其病原,故施其妙手,将壮夫之血吸与数升。遂令其向壮夫致谢。①

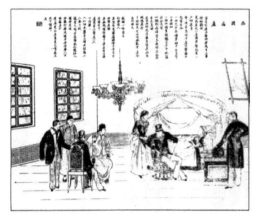

图3-1 《西医扁卢》配图②

上述报道大致介绍了泰西名医能够迅速识得病源,采用新颖的救治方法,即用银针进行输血。从报道配图可观察到,当时传教士创办的医院环境宁静、宽敞、明亮,通风较好。

同时期的其他报道也大致反映了西医医治疑难杂症取得了良好的治疗效果,且民众大多能接受西医采取的治疗方式。《瞽目复明》

① 陈平原、夏晓虹编注:《图像晚清:〈点石斋画报〉》,东方出版社2014年版,第229页。
② 同上。

（图3－2）这样描述道：

> 乃福州时升里塔亭衔地方有济世医馆，其中西医二人皆有国手之目。凡疑难之症医治获痊者，姑勿暇论，所奇者，有乡人王玉山素业手艺，双目失明业已九年，一日至该馆求治，经西医亚丹先生为之诊视，曰：目珠似莲子，一重又一重，共三十二重，今子目有翳在第四重，宜用刀割之，药水敷之，去其蔽障，则目自明矣。惟不可割至第五重，盖第五重系最要之枢，幸是处尚无翳耳。如法治之，旬余目果复明。于是该处瞽人闻而求治者，踵迹相接。不知西医皆能疗治以弥天地之缺憾否耶？①

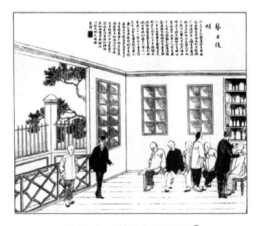

图3－2 《瞽目复明》配图②

教会医院规模不大，多由一名传教士医生、几名中国学徒、两间

---

① 陈平原、夏晓虹编注：《图像晚清：〈点石斋画报〉》，东方出版社2014年版，第227页。
② 同上。

房间和几张病床组成①。有传教报告评价当时教会医院的作用：

> 医院在其中占什么位置呢？医院和教堂总是密切结合。作为医院，我们在教会的职分在于展示上帝对病人慈爱，对他们宣讲基督，并树立我们所有基督教同人们的信念。
>
> 医院对扩大教会队伍的另一个贡献在于，对一些人来说，医院是荒漠中的甘泉。它为信徒提供了一个庇护所，在这里可以一定程度上远离身边异教的不良影响。②

鸦片战争后，清政府签订了一系列不平等条约，《望厦条约》与《黄埔条约》均明文规定西人可在埠内建立医馆。1844 年 7 月 3 日，中美签订的《望厦条约》第十七款列出：

> 合众国民在五港口贸易，或久居，或暂住，均准其租赁民房，或租地自行建楼，并设立医馆、礼拜堂及殡葬之外。③

同年 10 月 24 日，中法签订《黄埔条约》第二十二款规定：

> 凡佛兰西人按照第二款至五口地方居住，无论人数多

---

① 颜宜葳、张大庆：《疾病谱与治疗观——早期教会医院的案例分析》，载于余新忠主编：《清以来的疾病、医疗和卫生：以社会文化史为视角的探索》，生活·读书·新知三联书店 2009 年版，第 124 页。

② *A Glimpse into the Borden Hospital: Extracts from Drs. Ree's and Pearce's Report*, China's Millions, November, 1935.

③ 参见《中美望厦条约》，360 百科，https://baike.so.com/doc/6743553-6958084.html，最后浏览日期：2021 年 2 月 15 日。

寮,听其租赁房屋及行栈贮货,或租地自行建屋、建行。佛兰西人亦一体可以建造礼拜堂、医人院、周急院、学房、坟地各项,地方官会同领事官,酌议定佛兰西人宜居住、宜建造之地。凡地租、房租多寡之处,彼此在事人务须按照地方价值定议。①

1858 年 6 月 26 日,中英签订《天津条约》第十二款写明:

　　英国民人,在各口并各地方意欲租地盖屋,设立栈房、礼拜堂、医院、坟茔,均按民价照给,公平定议,不得互相勒掯。②

传教士陆续在中国内地创办医院和诊所(表 3-1)。一方面,医院和诊所为传教士提供了一个相对独立的传教环境,他们可以通过世俗的行医行为来实现传教目的;另一方面,医院、诊所营造了一个新的知识空间。

新式医院与传统医院大不相同。史籍中对古代医馆有相关记载,如南齐有六疾馆以养穷民,北魏有收治疾病之徒的医馆,唐宋之时有养病坊、养济院、安济坊,元代有广惠司等,这些机构并未脱离古代慈善事业的体系,并极易受到世事变化的影响③。相异于传统医学,传教士创办的医院改变了传统家庭诊疗模式,医院成为诊治的场

① 参见《中法黄埔条约》,360 百科,https://baike.so.com/doc/6265856-6479277.html,最后浏览日期：2021 年 2 月 15 日。
② 参见《中英天津条约》,360 百科,https://baike.so.com/doc/5375564-5611648.html,最后浏览日期：2021 年 2 月 15 日。
③ 杨念群：《再造"病人"——中西医冲突下的空间政治(1832—1985)》(第 2 版),中国人民大学出版社 2013 年版,第 113—115 页。

所,利用空间将病人与家庭分割开,使医院具备虚拟家庭的作用①。

表 3-1　1842—1859 年通商口岸各教会医院初况②

诊所、医院名称	创办人	所属教会	创办地点	创办时间
眼科医局	伯驾	美国公理会	广州	1842 年
仁济医院	雒魏林	英国伦敦会	上海	1844 年
惠爱医馆	合信	英国伦敦会	广州	1848 年
惠济医院	哈巴安德 (Andrew Patton Happer)	美国长老会	广州	1851 年
华美医院	玛高温 (Daniel Jerome Macgowan)	美国浸礼会	宁波	1854 年
仁济医院	合信	英国伦敦会	上海	1857 年
金利埠医院	黄宽	英国伦敦会	广州	1858 年
博济医院	嘉约翰 (John Glasgow Kerr)	美国长老会	广州	1859 年
普爱医院	施维善 (Frederick Porter Smith)	英国循道会	汉口	1864 年
广济医院	甘尔德 (Galt)	英国圣公会	杭州	1869 年
打狗医院	马雅各 (James Laidlaw Maxwell)	美国长老会	台湾	1880 年
登州医院	尼尔 (James Boyd Neal)	美国长老会	登州	1885 年
香港西医书院	何启	英国伦敦会	香港	1887 年
汕头基督医院	—	—	汕头	—

---

① [法]米歇尔·福柯:《疯癫与文明》,刘北成、杨远婴译,生活·读书·新知三联书店 2007
年版,第 224 页。

② 何小莲:《西医东传:晚清医疗制度变革的人文意义》,《史林》2002 年第 4 期,第 66—
75、123—124 页。

　　有异于传统诊治家请大夫的就诊模式，传教士开设的医院给民众带来了截然不同的就诊体验（图3-3、图3-4）。传统国人治病以家庭为单位，病人身体出现不适，便外请大夫到家庭空间完成治疗过程。有别于病人需要闭门静养的观念，诊所多空旷，通风、采光良好，

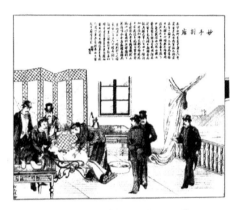

图3-3　《妙手割瘤》配图①

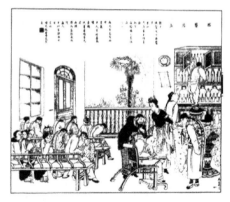

图3-4　《西医治病》配图②

① 陈平原、夏晓虹编注：《图像晚清：〈点石斋画报〉》，东方出版社2014年版，第219—225页。
② 同上。

这种空间体验无疑带给国人新的认知,即在一个半封闭的环境中展开治疗,周围的人不再是熟悉的亲属,而由传教士医生和护理人员取而代之。

同时,医院成为国人学习西方医学卫生知识的重要场所。"外人教授华人的医学,始于清道光十五年(1835),派克氏(Peter Parker)开设广州基督教医院并即开始训练中国生徒为助手,这可以说是中国人学习西洋医学的开始。"①新空间的出现及其受欢迎程度体现出各界对西方卫生知识的态度,为它的传播提供了新的可能。

首先,医院培育了一批对新知识持接受态度的群体。早期教会医生在中国开办医院,通常会在本地寻求助手,便于其开展诊疗。在这种模式的培育下,这批助手成为早期接受和传播西方卫生知识的先行者,如传教士伯驾来华之初便希望招收一些有医学基础的中国青年作为他行医工作的助手。伯驾的目的或许包含两方面,一来可以减少工作量,二来期许通过中国青年减少诊疗时的文化隔阂。除伯驾外,其他传教医师也都在行医过程中招收学生兼助手,并向他们传授医术,如嘉约翰在近50年的医学传教生涯中,共招收、指导了200余名学生②。陈邦贤记述,这些医院都为教会所设立,并收受中国学生,早期的医学卫生知识便在这些教会医院中流通。

其次,医院主动向普通民众提供诊疗手段和服务,更新了民众对西学的认识。相较于明季西学传入,医院成为医学传教的固定场所,求医者不仅有精英阶层,也涉及平民百姓,他们的诊疗体验加速了公众对西医卫生知识的接受。以英国伦敦会传教士雒魏林开设的仁济

① 陈邦贤:《中国医学史》,团结出版社2006年版,第222页。
② 何小莲:《西医东传:晚清医疗制度变革的人文意义》,《史林》2002年第4期,第71页。

医馆为例，医馆开办的前两年收治病人 1.9 万人次，开办前 13 年就诊人数达到 15 万人次，且病人数量呈逐年增长趋势①。教会医院的诊治手段加强了精英人士及民众对西方卫生知识的信任。可见，教会医院诊所作为传教士新建立的机构，将西方卫生知识和技术逐渐渗透到传统中国的医事体系，以慈善行医、免费诊治的途径，有效地扩大了西方医学卫生知识对部分士人和普通民众的影响，给国人提供了关于新知识的认知与体验。

第二节　书馆：新知识的技术平台

作为印刷机构的书馆为传播西方卫生知识提供了新的技术力量。鸦片战争后，新教传教士在开埠城市的印刷条件得到了极大的改善。1830 年，传教士郫治文在书信中提及，在中国本土建立一个西式的印刷机构，有助于完成在广州的传教任务②。在这样的背景下，教会出版机构林立而起。

19 世纪 60 年代以前，印刷机构由教会主办，包括宁波华花圣经书房、墨海书馆（London Missionary Society Press）、美华书馆（The American Presbyterian Mission Press）、广学会（The Christian Literature Society for China）、益智书会（School and Textbook Series Committee）、土山湾印书馆等。到 19 世纪 60 年代至 19 世纪末，教会印刷机构与官办印刷机构并立，出现了上海江南制造局翻译

---

① 转引自彭善民：《公共卫生与上海都市文明（1898—1949）》，上海师范大学 2005 年博士学位论文，第 24 页。

② W. S. Holt, "The Mission Press in China," *Chinese Recorder and Missionary Journal*, 1879, 10(3), p. 211.

馆、京师同文馆、京师大学堂编译局等官办机构①。

　　新技术带来了知识生产方式的重大变革,印刷生产所需的时间大大减少,书籍产量显著增加。更关键的是,早期书馆提供了一个新型场所,为新知识的交流和知识群体的聚集提供了相应的平台。印刷机、字体等新技术和新版式的变化推动了印刷流程的重组,不同背景的人,如在华活跃的传教士、晚清知识创新人士、印刷工人等,在这个空间里产生了一种新型的互动关系,传教士、科技创新人士及工人的密切接触成为可能,此间形成的新型伙伴关系从一定意义上促进了新知识的交流。

一、通过书馆构建新交流网络

　　上海开埠之后,英国伦敦会传教士麦都思(Walter Henry Medhurst)和雒魏林于 1843 年 12 月抵达上海。同年 12 月 23 日,两人将巴达维亚印刷所迁到上海,定名墨海书馆,麦都思任第一任监理,伟烈亚力(Alexander Wylie)和艾约瑟(Joseph Edkins)担任助理。

　　墨海书馆是传教士在中国创办的最早和影响较大的出版机构,集翻译、印刷、出版为一体。书馆的印刷设备由麦都思从南洋经香港、舟山辗转运至上海,1844 年开始印书。为满足激增的印刷需要,书馆向伦敦会申请购买一部新式滚筒印刷机②,滚筒印刷机靠公牛绕圈拉动转盘,连接轴承带动印刷机,能两面印刷,简单快速。采用新

---

① 熊月之:《西学东渐与晚清社会》(修订版·Kindle 版),中国人民大学出版社 2010 年版,第 5997—5999 页。
② 苏精:《马礼逊与中文印刷出版》,台湾学生书局 2000 年版,第 231 页。

机器后，墨海书馆半年的印刷量高达 338 万余页，大大推进了中文印刷读物的发展，为晚清中国提供了大量的西学译著。其间，墨海书馆印刷了诸多医学新作，如《西医略论》《妇婴新说》《内科新说》。三本书都由合信撰稿，中国学者管嗣复润色。其中，《西医略论》于 1857年出版，共 3 卷，194 页，上卷总论病症，中卷分论各部位病症，下卷论方药。除了医学译著，墨海书馆还编译、分发一些医学科普读物。

书馆培育了晚清第一批科技创新人才，如王韬、李善兰、沈毓桂、张福僖、管嗣复等①，他们从笔录、润色西书开始接触西方知识。王韬应麦都思之邀到墨海书馆工作，编译西方科学书籍，将传教士所译书籍中晦涩难懂的文句加以疏通、润色和编辑。这一过程使他了解诸多有异于中国传统知识体系的西方知识，随后，王韬不仅给西方传教士润色文章，还参与了《六合丛谈》的编辑出版工作。

19 世纪 60 年代后，墨海书馆停止了科学书籍的出版，以墨海书馆为据点的西方科学知识传播也暂告一段落。大多数中国士人亟待获取西方新知识，一旦墨海书馆失去了传播西方新知识的角色，那么对于求知若渴的士人来说，墨海书馆就失去了原先的吸引力了②。

美华书馆随之取代了墨海书馆的优势地位，成为上海最大的教会出版机构。它于 1844 年始建于澳门，由美国传教士姜别利(William Gamble)负责，前身为宁波华花圣经书房。起初只有美国经理一名，中国排字员一名，印书员两名。1845 年迁到宁波之后，便开始扩展中文字体(图 3-5、图 3-6)。1858 年，美华书馆采用电镀铜版法，创中国字模，排列中国字盘，以纹理细密的黄杨木刻阳文字，镀制紫铜阴文，镶入黄铜壳子，既省时省工，又字形完美。这种字模

---

① 转引自邹振环：《近百年间上海基督教文字出版及其影响》，《复旦学报》(社会科学版)
2002 年第 3 期，第 27 页。
② 沈国威编著：《六合丛谈——附解题·索引》，上海辞书出版社 2006 年版，第 35 页。

和铅字被发明以后,由美华书馆大量制造并出售给各地报馆、书局,成为此后几十年中国最通用的字模和铅字①。1860 年,美华书馆转馆至上海,又出版了不少教育益智类书籍,成为基督教会在中国最重要的出版机构。

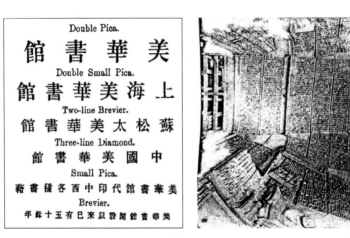

图 3-5　姜别利的美华书馆字体②　　　图 3-6　姜别利的排字架③

新的印刷技术启用之后,自 19 世纪 60 年代起,基督教会重要的报刊和书籍多由其印刷。据统计,1890—1895 年,每年平均印刷量为 40 316 350 页④。美华书馆精良的设备、先进的技术对晚清中国的印刷市场影响很大。商务印书馆的创办人鲍氏兄弟和夏瑞芳,原先都是美华书馆的工人,学习西式印刷技术后于 1897 年创建了商务印

① 熊月之:《西学东渐与晚清社会》(修订版·Kindle 版),中国人民大学出版社 2010 年版,第 6118—6127 页。
② 参见[美]芮哲非:《谷腾堡在上海:中国印刷资本业的发展(1876—1937)》,转引自 Gilbert McIntosh, *The Mission Press in China*, APMP,1895。
③ 同上。
④ 熊月之:《西学东渐与晚清社会》(修订版·Kindle 版),中国人民大学出版社 2010 年版,第 6137—6143 页。

书馆。除了像王韬、鲍氏兄弟、夏瑞芳这些一开始就在书馆做工的人员，还有少许在传统社会有身份地位的士人亦与西方传教士有过合作。

益智书会作为当时影响力较大的书馆之一，以编印传教士书籍为主要业务，主席为丁韪良（William Alexander Parsons Martin），委员会由韦廉臣（Alexander Williamson）、林乐知（Young John Allen）、傅兰雅（John Fryer）等活跃的传教士组成。益智书会所编印的书籍中，最具影响力的当属傅兰雅编撰的《格致须知》与《格物图说》。《格致须知》原计划编写 10 集，每集 8 种，共 80 种。其中，前三集为自然科学，医药须知独自成章，列为第七集。除了《格致须知》，益智书会编译的医学卫生书籍还有《全体图说》《眼科指蒙》《孩童卫生论》《幼童卫生论》《初学卫生编》《卫生学要旨》《治病免病论》等。

继教会主持的书馆独揽出版后，19 世纪 60 年代开始，由中国政府创办的书馆开始走入世人眼界。在晚清的译书机构中，政府官办影响力最大的为江南制造局翻译馆。翻译馆从 1871 年开始正式出书，到 1880 年出书 98 种，共 235 册[①]。翻译馆是晚清官办翻译医学卫生文献的重要机构之一，所译医书系统、完整，且有较强的学理性，后被诸多医院采纳为教学必备书籍，如《儒门医学》《西药大成》《内科理法》《法律医学》《保全生命论》等（表 3 - 2）。其中，《保全生命论》为养生学著作，介绍饮食、呼吸、性生活、运动等与身体健康的关系。《内科理法》全面介绍了西医内科学，是当时中国介绍西医内科内容最丰富、篇幅最大的著作，从死亡根源、全体功用、身体保养、人体结构等方面讲述疾病与保健的关系。

---

① 熊月之：《西学东渐与晚清社会》（修订版·Kindle 版），中国人民大学出版社 2010 年版，第 6654 页。

表3-2　书馆刊刻医学类书籍一览(1800—1898)①

书名	作者	译者	出版机构	出版时间
《种痘奇方详悉》	皮尔逊	—	—	1805 年
《经验奇症略述》	嘉约翰	—	—	1860 年
《儒门医学》三卷	海德兰 (Frederick W. Headland)	傅兰雅	上海制造局	1876 年
《全体图说》二卷	—	稻维德	上海益智书会	1884 年
《全体统考》十八卷	德贞 (John Dudgeon)	—	同文馆	1886 年
《身理启蒙》一卷	—	艾约瑟	总税务司署	1886 年
《孩童卫生论》一卷	亨特 (Mary H. Hunt)	傅兰雅	上海益智书会	1890 年
《省身浅说》	惠亨利	—	福州圣教书局	1890 年
《万国药方》八卷	思快尔(Squire)	洪士提反 (A. Hunters)	上海美华书馆	1890 年
《延年益寿论》一卷	爱凡司 (De lacy Evans)	傅兰雅	—	1892 年
《幼童卫生编》一卷	詹姆斯(James)、尤金·布顿 (Eugene Bouton)	傅兰雅	上海益智书会	1894 年
《全体须知》一卷	—	傅兰雅	香港书局	1894 年
《初学卫生编》一卷	盖乐格 (J. H. Kellogg)	傅兰雅	上海益智书会	1896 年

---

① 张晓编著:《近代汉译西学书目提要:明末至1919》,北京大学出版社2012年版第536—538、545页。

书馆数量日渐增多，从教会主办逐渐发展为政府主办、民间商办，书籍也为传教士和对西方知识感兴趣的士人等群体构建了一种新型人际网络。借助林立的书馆，1850年后，传教士们越来越重视编印刊物和翻译西书，并将之视为最重要的传教途径，书馆成为编印、翻译知识的载体。书馆中先进的印刷方式及印刷机、印刷器材的引进为知识传播提供了技术支持，中国人对西方知识的兴趣逐渐深化。

二、通过译著启蒙新知识观念

知识的选择、组织和陈述不是中立和无价值观念的过程。相反，它是由社会及政治制度所支持的一个世界观的表现①。译书从欧美传教士为翻译主体发展到以国人自行翻译撰写，彰显着权力阶层对知识的影响。早期译著以传教士翻译为主体，部分国人润色为辅助，发展至后期以留日学生、有留日经历的学者独立翻译。

译著是知识的一种迁移，这一过程将经由传教士选择的西方知识通过书馆印刷呈现于纸上。不仅如此，在进行知识迁移的过程中，传教士还会根据自己的经历与理解添加符合中国国情的内容，使知识看起来更符合中国实际。在新教传教士的译著中，医学卫生知识占极大比例。

传教士传播知识的活动起源于医院。在这个知识空间，传教士医生本人的背景和才干是医务传教的重要影响因素。传教士医生除了行医，还重新分析和评估了西方医学卫生知识。早期来华的新教

---

① [英]彼得·柏克：《知识社会史：从古腾堡到狄德罗》，贾士蘅译，台湾麦田出版社2010年版，第289页。

传教士虽已开办多个西医诊所,但散布于各地的行医行为尚未提升至理论知识总结的高度。自 1851 年合信的《全体新论》问世之后,西医书籍掀起了第二次译介浪潮。

在前期开办医院传教的做法中,传教士医生带来的知识是碎片化的,以医生个体为中心,在地理概念上辐射医院、诊所周围的地区。18 世纪 50 年代开始,有赖于书馆的发展,传教士医生开始编写和翻译书籍,零散的西方卫生知识开始集中起来。

英国传教士合信 1839 年来华,曾在广州、上海开设医院。他于 1851 年翻译的《全体新论》是近代第一部系统介绍西方人体解剖学的著作。全书分 3 卷,共 39 章,分别以身体、眼官、心经为章节,对人体的主要器官和系统进行全面介绍,被认为是我国公开出版的第一部介绍西方生理解剖学的著作①。

美国传教士嘉约翰从 1859 年开始编译教材和书籍,当年出版的《种痘书》对推广新式种牛痘、预防天花起到了普及的作用。由他口译的《卫生要旨一卷》1882 年(清光绪八年)出版,广州博济医局刻本,内容包括"总论""次论寿考康宁""内外集益""各病之由""病赖良医""饮食养生之要"等卫生诸说②。

英国传教士傅兰雅以翻译大量科技书刊而著称,其中的医学书籍不占少数。《化学卫生论》四卷于 1890 年(清光绪十六年)由上海格致书室出版重订本。译本分四卷,子目三十三个,包括呼吸之气、所饮之水、所种之土、醉性之质、毒性之质等。从化学角度讨论了呼吸、饮食、吸烟、饮酒与人体健康的关系③。傅兰雅在重版序言中说明

---

① 张晓编著:《近代汉译西学书目提要:明末至 1919》,北京大学出版社 2012 年版,第 542 页。
② 同上书,第 537 页。
③ 同上书,第 526 页。

了研究化学卫生对人的重要意义：

> 　　夫卫生者，最切于人身者也。近之侈谈格致者，动曰机
> 器之巧人所宜知，化学之精人所宜明，声热光电之奥人当讲
> 求，地矿金石之益，人当讨论，殊不知此皆身外之学，犹其末
> 也，而寻常日用之端，无非大道，居处饮食之事，要有至理，
> 由其道则人强而寿，违乎理则人弱而夭，于此诸事，知所趋
> 避，即所谓卫生之道矣。惟卫生之理，非由积习俗见、人云
> 亦云，非藉忆度虚拟、我是则是，要本确凿之据，出乎自然，
> 取诸造化之奇，合乎天性，则卫生之理始信而不虚矣。欲如
> 斯者非出自化学不可。①

　　傅兰雅在序言中将卫生与生活行为、身体健康相关联，是较早提出的重要卫生知识见解之一。该书从内容上大致可以分为六部分：第一部分解释空气的组成及组成气体的性质，土壤的种类、形成与植物生长之间的关系等；第二部分介绍人类的食物资源；第三部分叙述茶类、咖啡、可可类等饮品和辅助食品；第四部分阐释毒品及毒理作用；第五部分兼论化学物质的气味；第六部分围绕消化、呼吸的原理，谈论呼吸空气之理、消化食物之理、养身之理。

　　其他书籍如《人与微生物争战论》格致汇编本，内容由英国医生礼敦根(J. Reid Duncan)在上海行医、集欧西人士讲演微生物相争之事翻译而成，内容涉及论微生物，论发酵，人与动物各种病症，及利用

---

① 转引自熊月之：《西学东渐与晚清社会》(修订版·Kindle 版)，中国人民大学出版社
　 2010 年版，第 6206—6211 页。

微生物防疫等[①]。《儒门医学》三卷由海德兰著,上卷论养身之理,述及光、热、水、饮食和运动与人的健康的关系;中卷论治病之法,述及中风、脑炎等 128 种疾病;下卷论方药之理;附卷包括"慎疾要言""病症大略""简易良方"三篇专论[②]。《初学卫生编》一卷于 1896 年(清光绪二十二年)翻译,分 26 章,论述了人体生理、饮食要道、免病良方、害人毒质等[③]。《延年益寿论》一卷是 1892 年(清光绪十八年)印本,介绍了饮食与人长寿的关系、人延年益寿的方法,以及免病健身的方法等[④]。

《格致汇编》1880 年(清光绪六年)的印本《居宅卫生论》一卷取材于柯陵丛书,涉及六个方面的内容:一为城乡去病精神总论;二论造屋的位置、方向,及如何避免潮湿;三论屋内通风与生热法;四论大城镇免煤瘴法;五论城内通水法;六论城镇通沟泄秽法[⑤]。该书论述了居住环境、房屋结构与人体健康的关系,包括居室的选择、通风要求、取暖装置、用水要求、垃圾处理、厕所设置等,被评价为"论造屋之宜,通风之理,泄污之法,俱甚详备,居家者不可不读"[⑥]。

类似译著还包括《孩童卫生论》一卷、《幼童卫生编》一卷和《西药大成》《通物天光》等。《西药大成》由英国来拉(John Forbes Royle)、海德兰共同撰写,傅兰雅口译,赵元益笔述,1876 年由江南制造局翻译馆出版。本书共 10 卷,第 1 卷介绍药物制作,第 2 卷介绍药品化学,之后各卷分述各种药品的性能和制法,是晚清人们了解西医、使

---

① 张晓编著:《近代汉译西学书目提要:明末至 1919》,北京大学出版社 2012 年版,第 527 页。
② 同上书,第 536 页。
③ 同上书,第 537 页。
④ 同上书,第 538 页。
⑤ 同上书,第 540 页。
⑥ 《中国学塾会书目》,美华书馆 1903 年版,第 9 页。

用西药的重要工具书①。此处书名中的"西药"指"域外的、西方的"，尚不具有"先进的、现代的"之类的含义，同中国传统医学形成对立局面②。

《孩童卫生编》《幼童卫生编》原为中小学卫生学教科书，所述内容以先讲道理、后设问答、末附要点的形式介绍包括食物、水、酒、烟等与人体的关系。同时在翻译过程中，傅兰雅结合中国的实际情况，阐述了关于鸦片、缠足的危害：

> 夫卫生之学，一在保养身体，康健以延年；一在审察风俗，祛弊而远害。考西国之害，饮酒为最，中华之害，鸦片为烈。西国之俗，女尚扎腰，中华之俗，女尚裹足，皆非卫生之道，大违上天生人之本心。何则？盖酒与鸦片，天生毒物，害人实深。如中外各国，能忽灭绝其种，则生民苦患，可十去八九矣。故卫生学内，不可不指陈其弊，痛言其恶，谆谆劝戒，不妨言之复言。凡属国家，应严加禁除，以免其累。凡属父母，应训戒子女，以远其毒。至于扎腰裹足，为害虽轻，然伤残身体，人易病弱，国难强盛，日久害深，大非苍生之福。今中华学塾，尚未教授此种卫生之学，甚觉可惜。故特译此书，以为养蒙之先导。③

在该译著的序言中，傅兰雅先将卫生与健康相联系，再将病弱与国强相联系，倡导国民接受卫生之学。这种微妙联系在 19 世纪末受

---

① 熊月之：《西学东渐与晚清社会》（修订版·Kindle 版），中国人民大学出版社 2010 年版，第 6712 页。

② 李彦昌、张大庆：《华夷之辨与中西之别：中国近代早期药物称谓的分化与演变》，《中国科技史杂志》2015 年第 3 期，第 336—347 页。

③ 转引自熊月之：《西学东渐与晚清社会》（修订版·Kindle 版），中国人民大学出版社 2010 年，第 6222 页。

到了晚清士人的认同,梁启超在《读西学书法》中写道:

> 中国人数之众甲于大地,然欧洲近三十年间,户口骤增,中国则自嘉庆以来,即号四万万,至今百年,其数如昔,固由水旱兵劫之所致,抑亦养生之道未尽,夭折者多也。西人近以格致之理,推乎养生所应得之事,饮食、居处,事事讲求。近译如《卫生要旨》《化学卫生论》《居宅卫生论》《幼童卫生论》等书,凡自爱之君子,不可以不讲也。①

作为近代维新的灵魂人物,梁启超这一感慨为下一阶段西方卫生知识在中国的广泛传播埋下了伏笔,呼吁国土之内,君子都该讲卫生之道。

英国传教士德贞于 1860 年来到中国,同样致力于对医学卫生知识的传播,他在北京创立京都施医院,任同文馆医学教习,参与晚清西方卫生知识的传播大潮。德贞以医学教育传播和身体知识传播为角度,开启了近代医学知识的启蒙,将西方卫生知识的影响扩大到维新志士和开明士绅。

可见,书馆的发展和印刷技术的进步使得译著成为普通消费品。翻译作为将新知识固定的过程,为其进一步明确和确立西方卫生知识体系铺平了道路。从译著翻译主体的变化来看,19 世纪后半叶是西方卫生知识在中国传播的发力点。一方面,书馆的兴起为译书的翻译、发行提供了渠道,从中得以窥见新机构、新知识、新知识人群的兴起;另一方面,率先开眼看世界的文人与有识之士比以往更加积极

---

① 转引自熊月之:《西学东渐与晚清社会》(修订版·Kindle 版),中国人民大学出版社 2010 年,第 6258 页。

主动地参与社会、政治改革，这种行为恰好促进了民众关于西方卫生知识的启蒙。

第三节　学会：沟通观念的新场所

19 世纪中叶，传教士在中国兴办各式学会，如益智会、马礼逊教育会、益智书会、同文书会等，新创办的学会利用中国知识分子热衷新学的心理，借助出版书籍和报刊的活动，传播最新知识以改造中国知识分子的思想，一度成为西方传教士眼中最重要的机构①。

到 19 世纪末，为求新自强，促使西方知识大众化，士人精英们开始借鉴西方学会的形式，用于研究学术、传播知识、弘扬理念。在晚清中国，学会、社团不仅是传授知识和培养知识的场所，还延伸了报刊对公事的讨论，承担起哈贝马斯笔下的"沙龙""咖啡馆""俱乐部"等对话场所的功能，成为沟通思想的媒介，由内向外地传播知识和信息②。众多学会、社团利用各类传播手段成为传播知识和表达意见的场所，构成公共舆论空间。各类人士通过参与知识的传播与讨论，力图建构社会公共讨论空间，为社会变革提供知识基础。

学会不仅专注于观念和构想的交流，还热衷于为改革献计献策。有说法认为，中国近代意义上的科技学会的创办有助于理解士人对西方科学知识与日俱增的兴趣③。清末士人意识到学会在思想与知

---

① 方汉奇主编：《中国新闻事业通史》（第一卷），中国人民大学出版社 1992 年版，第101 页。
② 刘增合：《媒介形态与晚清公共领域研究的拓展》，《近代史研究》2000 年第 2 期，第237—265 页。
③ 董光璧：《中国近现代科学技术史》，湖南教育出版社 1997 年版，第 357 页。

识传播中的重要作用,通过创办学会来传播新知识,推动中国思想和社会政治变革。

康、梁二人对此感触尤甚。康有为以德、日经验为范例,极力推崇创办学会,强调学会对建设现代国家的重要意义。他认为,学会有别于传统书院和研究机构,由想法相同的人们组织在一起,能够真正地超乎权力,进行知识讲授和人才培养。"普鲁士有强国之会,遂报法仇。日本有尊攘之徒,用成维新。盖学业以讲求而成,人才以摩厉而出,合众人之才力,则图书易庀,合众人之心思,则闻见易通。"①梁启超则言及,学会与启迪民智、传播知识、振兴民族有至关重要的联系:"今欲振中国,在广人才;欲广人才,在兴学会。"②在梁启超看来,学会能够培养具有独立思想、广博知识的人才,能够形成国人民族意识和政治参与意识,从而为中国社会转型提供人才和知识基础。

戊戌时期成立的政治性学会不仅意在唤起民众的政治意识,而且积极地进行科学知识传播。《强学会章程》中便罗列了知识的种类,医药卫生赫然在列:"自中国史学、历代制度、各种考据、各种词章、各省政俗利弊、万国史学、万国公法、万国律例、万国政教理法、古今万国语言文字、天文、地舆、化、重、光、声、物理、性理、生理、地质、医药、金石、动植、气力、治术、师范、测量、书画、文字减笔、农务、牧畜、商务、机器制造、营建、轮船、铁路、电线、电器制造、矿学、水陆军事,以及一技一艺,皆听人自认,与众讲习。"③

在学会传播的知识之中,卫生知识不可或缺。蜀学会反映了四

---

① 康有为:《康有为全集》(第二集),姜义华、张荣华编校,中国人民大学出版社 2007 年版,第 89 页。
② 梁启超:《饮冰室文集点校》(第一集),吴松、卢云昆等点校,云南教育出版社 2001 年版,第 18 页。
③ 康有为:《康有为全集》(第二集),姜义华、张荣华编校,中国人民大学出版社 2007 年版,第 94 页。

川维新派知识分子在传统儒学框架内学习西方科学技术和知识变法图强的决心："学会原为发扬圣道，讲求实学。圣门分科，听性之所近，今为分门别类，皆以孔子经训为本。纷为伦理、政事、格致三大门。伦理以明伦为主，政事首重群经，参合历代制度、各省政俗利弊、外国史学、公法律例、水陆军学、政教农商各务、格致，统古今中外语言文字、天文地舆、化重光声电气水火汽、地质全体、动植、算、医、测量、牧畜、机器制造、营建、矿学，皆听人自占，与众讲习，如有新得之学，新得之理，登报表扬。"①林立的政治性学会倡导新理念、新知识，已然成为重塑价值理念、建构生活方式的重要媒介。

　　新政恢复之后，士人的结社活动逐渐公开化，学会由单一的政治性社团发展成多样性的学术团体，逐渐呈现专业化的趋向。这些社团学科涉及农林、舆地、国学艺术、医学、法律、教育、文学、商务等方面。据统计，1901—1904 年，江苏、浙江、广州、福建等沿海省份和江西、湖北、湖南、安徽、山东、河南等内陆省份先后成立社团 271 个②，晚清医界人士纷纷创立学会，扩大卫生保健、疾病防治等知识的教育，以期达到强国保种的目的。如中国医学会由上海医界名流周雪樵、丁福保、何廉臣等人发起组成，以"改良医学、博采东西国医理，发明新理新法，取集思广益之效"为宗旨，研究范围包括卫生学、生理解剖学、病理学等③。留日学生面对"吾人克抵此竞争之侵袭，而不获适当摄养生殖"的困局，创办中国国民卫生会，以"讲究国民健康方法，

① 汤志钧、陈祖恩、汤仁泽编：《中国近代教育史资料汇编：戊戌时期教育》，上海教育出版社 2007 年版，第 207 页。
② 桑兵：《清末新知识界的社团与活动》，生活·读书·新知三联书店 1995 年版，第 274 页。
③ 张宪文、方庆秋、黄美真主编：《中华民国史大辞典》，江苏古籍出版社 2001 年版，第 362 页。

普牖卫生智识,辅翼卫生设施"①为宗旨。其他以此为宗旨的新兴医学学会见表3-3。

表3-3　清末主要的医学卫生专业性学会②

学会	创办时间	地点	创办人
上海医会	1902 年	上海	余伯陶
医学会	1903 年	上海	李平书
医学研究会	1904 年 8 月	上海	周雪樵
绍兴医学讲习社	1904 年 4 月	绍兴	杜炜孙
中国医学会	1905 年	上海	周雪樵
上海医务总会	1906 年 6 月	上海	李平书
中国医学会③	1907 年	上海	蔡小香
中国国民卫生会	1907 年	日本	中国留日学生
中国医药学会	1907 年	日本	中国留日学生
医学世界社	1908 年	上海	丁福保
中西医学研究会	1910 年	上海	丁福保
全国卫生研究会	1910 年	南京	朱师晦
湖州医学会	1911 年	浙江	吴莘田

由西方传教士早期创办学会到国人自办学会的历程可以看出,这些机构组织大多致力于开明知识、启迪民智,所研究的知识趋于专

---

① 罗桂环:《中国近代生物学的发展》,中国科学技术出版社 2014 年版,第 346 页。
② 赵洪钧:《近代中西医论争史》,学苑出版社 2012 年版,第 99—106 页。
③ 与该学会有联系的包括北京梁家园医学会、江苏太仓医学会社、苏州医学会社、宝应医学研究会、杭州医学会、南京医学会、江阴医学研究会、绍兴医学会,均创立于 1909 年前,类似于中国医学会分会。

业化。学会的创办大都配合晚清新政，以达振兴中华的目的。致力于民族改革的先进人士愿意接受西方新思想新观念，学会随之成为新知识交融的场所，这些新创办、非正式的组织也在发展中逐步转变为正式、主流的知识传播机构。

第四节　报馆：迁移知识的新机构

新闻界中的期刊诸类被视为一种建置，对知识生活有非常重要的贡献，对知识的扩散与权力也有助益[1]。传教士进行知识传播的另一重要途径是创办期刊和报纸。随着中外接触越发密切，杂志、报纸的数量逐渐增多，如《万国公报》《益智新录》《格致汇编》《益闻录》《申报》等。在这样的语境中，行医与办报相辅相成，西方卫生知识随之进入中国的传统知识体系。

一、外文报刊：引入新知的模板

19 世纪 50 年代前，外文报刊以传教士报纸为主，它作为新物，对晚清中国报业产生了重大影响，人们立足于西学新知的角度去接触、认识并模仿、学习，促进了新知识的增长。

鸦片战争后，中国近代报业首先在香港、上海等沿海口岸发展起来。19 世纪 40—80 年代是外报在华发展的高峰时期，外报数量占当时中国报刊总量的 70% 以上，各通商口岸和京城的外报成为中国境

---

① ［英］彼得·柏克：《知识社会史：从古腾堡到狄德罗》，贾士蘅译，台湾麦田出版社 2013 年版，第 100 页。

内影响最大的传播媒介①。虽然外文报刊的主要发行对象是外国侨民,对本地中国居民影响不大,却展现了西方知识最直观的面貌。

早期的外文报刊是西方侨民交流公共事务的中心。19 世纪 60 年代之后的上海外报,其功能除了传递商业资讯,还是外国人讨论公共事务的平台。一方面,外国人陆续来到上海,带来了西方的生活方式与生活标准;另一方面,广大普通民众走出原来被礼俗习惯约束的生活模式,凸显了社会秩序方面的诸多问题,如乱倒垃圾、随地便溺等不卫生的行为。这些冲突在早期外文报纸上均有体现。这些报道虽所刊栏目有所不同,分别处于新闻、评论和读者来信栏目,但内容皆诟病上海租界卫生情况和国民卫生习惯,并从侧面凸显外国清洁的生活环境。

1850 年 8 月 3 日,上海第一份近代报刊《北华捷报》(*The North-China Herald*)创刊,逢周六出版,初由英国商人亨利·奚安门(Henry Shearman)创办,后由字林洋行发行。从创刊初期至 20 世纪 50 年代末近 10 年中,发布了各种政府通告,为英国侨民提供了许多有关中国的信息。

创刊以来,《北华捷报》热衷于提供关于中国现状的报道。其间,《北华捷报》刊登了大量关于中国科学知识的报道,医学卫生知识便是其中的重要组成部分。由于新教传教士来华进行医学传教,西方医学卫生话语成为有关西方优越性的体现。1850—1859 年有 3 篇报道,报道类别为新闻(news)、评论(comments),新闻发布地是纽约。1860—1869 年共 11 篇,其中外文报纸《北华捷报》(1850—1866)5篇,《字林西报》(*The North-China Daily News*)6 篇;按报道类别分,致编辑信(letters to the editor)为 6 篇,评论为 3 篇,新闻为 2 篇。

---

① 丁淦林主编:《中国新闻事业史》,高等教育出版社 2002 年版,第 44 页。

其中,有一则来自海事登记册(maritime register),有 3 篇的新闻发布地是上海。

例如,1850 年 10 月 5 日的评论谈及上海外籍居民对环境卫生舒适度的重视:

> 上海外国居民健康和舒适的重要性这一主题,是吸引读者关注《方式和方法》这封来信的充足理由。该区域居民频繁发烧,某种程度上可能归咎于缺乏彻底的排水,更不用说该区域的每个人都在为沟渠和下水道的难闻气味而烦恼。众所周知,从沟渠和下水道发出的瘴气对健康非常有害,因此应注意将其单独处理,建议采取早期措施,以消除造成居民诸多疾病的可能。①

> (The great importance of the subject to the health and comfort of the foreign residents in Shanghae, is ample excuse for drawing the attention of our readers to letter of "Ways And Means," the frequency of fever in this community, may be in some measure attributed to the want of thorough drainage. Not to mention the annoyance experienced by everyone, in the daily perambulation of this locality, from the bad odour of uncovered ditches and drains, it is will known, that the miasma carried by such sources is highly detrimental to health, so that due regard for its preservation should, alone, counsel the community to take early measures to remove the causes of, perhaps,

---

① 《北华捷报》1850 年 10 月 5 日,第 2 版。

much illness to the residents.）

通过上海外国居民对健康和舒适度的重视,报道提出上海街道上裸露的沟渠和排水导致的不良气味对居民的健康十分不利,并呼吁各界对此采取措施,尽早对导致居民疾病的这些病源进行处理。

1861 年 8 月 10 日,《北华捷报》的一篇报道谈及上海租界的卫生情况:

在每条街道的各个地方都能看到大量的正在腐烂的蔬菜,散发出最有害的气味。每家中国居民都在自家门口扔垃圾,似乎完全不注意这种习惯带来的后果。事实上,就他们而言,糟糕的影响似乎很小。

但我相信,即使没有不幸的结果,租界也不会保留这样的瘟疫点。外国人常去的街道比较干净,但我刚才提到的那些街道,除非有人像我一样去视察,否则基督徒们是不会去的。我敢肯定,如果不是因为责任的驱使,任谁都不会待在那样的环境中。整个邻里的空气都被污染了。

虔诚地希望权力部门能认真考虑这个问题。①

(In parts of each street masses of vegetable matter are to be seen in various stages of decay, emitting the most noxious exhalations. The inhabitants of each Chinese house throw down the offal and garbage at their own door. They seem utterly careless of the consequences of such habits, and indeed, as far as they themselves are

_____

① 《北华捷报》1861 年 8 月 10 日,第 3 版。

concerned, the evil effects would appear to be small; but I
am sure this foreign community cannot retain this plague
spot without lamentable results. ...

The streets frequented by foreigners are comparatively
clean; but those to which I have alluded are unvisited by
Christians unless one should make a visit of inspections as
I have done. I am sure such an one would not be found in
that region again unless duty obliged him to be there. The
atmosphere of the whole neighbor-hood is tainted. ...

Humbly hoping that "the power that be" will take
this question into serious consideration.)

报道描述了街道上随处可见被丢弃的蔬菜等,这些物体散发出
变质的气味。中国居民习惯将垃圾都扔在自己家门口,并且都没有
意识到这种行为带来的恶果。相比之下,国外社会是不允许有这种
环境存在的。报道继而提出,当一个文明国家或独立社区的人口增
加时,将会影响其卫生条件。改善卫生条件、采取预防措施、保护公
众健康是政府义不容辞的责任。

这些报道大都通过对比来反映中国卫生条件的不堪和西方生活
方式的优越性,潜台词是希望能将外国人聚集的上海改造成干净、整
洁的城市,以提高外国人在中国的生活质量。

1867 年 4 月 8 日,《北华捷报》增加商情内容,并易名为《北华捷
报与市场报道》(*North China Herald and Market Report*)继续出
版。1870 年 1 月 4 日,《北华捷报与市场报道》增出期刊《最高法庭与
领事公报》(*The Supreme Court and Consular*)。不久后两报合并,
改名为《北华捷报及最高法庭与领事馆杂志》(*North China Herald*

and Supreme Court and Consular Gazette)继续出版,到 1941 年 12 月休刊。

改版期间,关于卫生的报道也未间断,数量较《北华捷报》大幅度增加,栏目也逐渐多样化。1870—1879 年,《北华捷报及最高法庭与领事馆杂志》有 10 篇,其中文化与生活(culture and life)3 篇、评论 4 篇、官方公报(official communique)2 篇,以及其他(others)1 篇;文章栏目有编辑摘选(editorial selections)7 篇、公共文件(public documents)1 篇,以及新闻发布地为汉口的新闻 1 篇。1880—1889 年,外文报纸中关于卫生报道的文章有 22 篇。报道类别包括文化与生活的 3 篇、评论 7 篇、新闻 2 篇、致编辑信 9 篇、官方公报 1 篇;文章栏目有编辑摘选 5 篇、通讯(correspondence)9 篇、杂录(miscellaneous articles)7 篇、剪报(clippings)1 篇。1890—1899 年,《北华捷报及最高法庭与领事馆杂志》有 26 篇,报道类别包括文化与生活 4 篇、评论 4 篇、新闻 4 篇、致编辑信 10 篇、官方公报 4 篇,文章栏目包括通讯 7 篇、杂录 8 篇、会议(meetings)2 篇、外埠(outports)2 篇、新闻摘要(summary of news)2 篇。

在这些报道中,卫生依旧是西方人关注的焦点,文章多将重点放在卫生预防措施上,不再局限于针对中国与外国卫生环境的对比或对于外国流行疫病的报道。如 1879 年 4 月 15 日,《字林西报》(*North China Daily News*)在卫生科学栏目引借英国的卫生状况,谈到在英国,卫生不仅是政府和民众关注的中心,政府还意识到要用法令的形式将这种健康洁净的生活方式确定下来:

> 在英国,卫生科学组织继续在公众的关注下提出自己的主张。大不列颠地方政府委员会正在采取积极措施执行《公共卫生法》,并且考虑对某些地区的工匠住宅进行最终

改善。①

(In England, Sanitary Science continues to assert its claims upon public attention. The Local Government Boards of Great Britain are taking active measures for the enforcement of the *Public Health Act*, and the dwellings of artisans in some districts are being considered with a view to their ultimate improvement.)

自 1881 年开始,《北华捷报及最高法庭与领事馆杂志》开始在评论、编辑摘选栏目专门刊登关于卫生的内容,有大量篇幅涉及有关上海、香港、北京等地的卫生报告,以及关于日本、英国等国家的卫生立法、关于卫生情况的问答、关于政府部门的卫生报告和卫生事务等的内容。报道依旧围绕前期报道的重点,即租界地区的人们致病是由于肮脏的环境,而造成如此环境的原因不仅由于国人的卫生生活习惯,更重要的是缺乏一个有效的市政管理部门。例如 1883 年 11 月 21 日的报道:

> 一个臭名昭著的事实是,当下冬季的这些定居点出现了许多疾病,这是我们原本在寒冷季节所不常有的。许多人一直患有低热、伤寒,在某些情况下,我们相信,他们患有白喉。我们将这些疾病归因于街道的不洁净和市政当局的疏忽。我们将更进一步,毫不犹豫地预测,除非在卫生方面进行彻底改革,否则明年夏天在上海将出现流行病。②

---

① 《北华捷报及最高法庭与领事馆杂志》1879 年 4 月 15 日,第 7 版。
② 《北华捷报及最高法庭与领事馆杂志》1883 年 11 月 21 日,第 8 版。

(It is a notorious fact that during the present winter there has been an amount of sickness in the Settlement which we have not been accustomed to expect during the cold season. Numbers of people have been suffering from low fever, from typhoid fever, and in some case, we believe, from diphtheria. These diseases we attribute to the unhealthy condition of our streets, and this unhealthy condition of our streets we attribute to the negligence of our Municipal authorities. We will go further; we do not hesitate to predict that unless a complete and radical revolution is made in sanitary matters Shanghai will be visited with an epidemic, and that probably during the next summer.)

这样的描述又见于 1885 年 11 月 14 日读者与编辑的通信栏目中:

现在炎热的天气已经过去,回顾、思考上海过去一个季节与健康的关系是合适的。总体而言,我认为,对于外国人来说,这是一个异常健康的夏天。更值得一提的是,是在当地人霍乱和相关疾病的流行比较严重的情况下。①

(Now that the hot weather is over, a few reflections upon the past season in Shanghai in its relation to the health may not be out of place. I believe, on the whole, that for foreigners, this has been an unusually healthy

---

① 《北华捷报及最高法庭与领事馆杂志》1885 年 11 月 4 日,第 18 版。

summer, and this the more deserves remark from the fact
that there has been a somewhat severe epidemic of cholera
and allied diseases amongst the natives.)

从报道看似公正的角度，或从来自读者的切身体会中，都透露出对上海本地卫生状况的担忧。个人的知识积累与他住在哪里很有关系①。早期西方卫生知识在中国的分布并不均匀，从《北华捷报》《北华捷报及最高法庭与领事馆杂志》历时40余年的报道来看，中国人的传统生活习惯与西方生活标准的冲突成为国民获得西方卫生知识的最初来源之一。经过十余年的治理，一如外国人在报刊上描述的关于理想生活环境的图景，上海租界面貌一新："上海各租界之内，街道整齐，廊檐洁净，一切秽物亵衣，无许暴露，尘土拉杂，无许堆积；偶有遗弃秽杂等物，责成长夫巡视收拾。"②上海租界成为当时卫生知识的中心，卫生知识也开始逐渐向周边地区和其他城市扩散。

二、中文报刊：传播新知的效仿

传教士以报刊传播西方知识的同时也为中国人引介了报刊③，加速、促进或推动了知识传播的社会进程④。1833年8月1日，《东西洋考每月统记传》作为中国境内出版的第一种近代化中文报刊在广

---

① [英]彼得·柏克：《知识社会史：从古腾堡到狄德罗》，贾士蘅译，台湾麦田出版社2013年版，第109—112页。

② 《租界街道洁清说》，《申报》1872年7月20日第70号，第1页。

③ 黄旦：《媒介就是知识：中国现代报刊思想的源起》，《学术月刊》2011年第12期，第139—148页。

④ [加]哈罗德·伊尼斯：《帝国与传播》，何道宽译，中国人民大学出版社2003年版，第146页。

州创刊,以中国读者为对象,马礼逊、郭士立(Karl Friedrich August Gützlaff)等担任主编,内容包括宗教、政治、经济、科学文化知识、新闻和杂俎等①。方汉奇如此描述这本杂志:"科学文化知识成了刊物的主要内容,包括相当广泛的社会科学知识和自然科学知识。"②其中,在介绍传教士创办医院的文章《广东省城医院》中这样写道:

> 每日接杂病人及各项症效,且赖耶稣之宠祐,医病效验焉。有盲者来,多人复见。连染痼疾,得医矣。四方之人常院内挤拥,好不闹热。医生温和慈心,不忍坐视颠危,而不持不扶也。贵贱、男女、老幼,诸品会聚得痊。③

从上述文字可见,当时来传教士医院就诊的病患不分男女老少、贫富贵贱,扩大了西方医学卫生的传播范围。这反映出开埠城市(如广州)医院的图景——人们通过就诊体验接触并接受新知识,中文报刊将该情形扩散到各处,使更多人得知某一地域关于新知的动态。

从 19 世纪 50 年代的《遐迩贯珍》《六合丛谈》到 70 年代的《万国公报》《格致汇编》,无不与西学传播相关。以《遐迩贯珍》为例,其内容以介绍科学知识为主,包括科学、地理、政治、天文、历法、医学、商务、新闻等方面,每期印刷 3 000 册,售价 15 文,创办初期远销内地各省,上自总督巡抚,下至工商士庶,"靡不乐于披览"④。《遐迩贯珍》1855 年 1 月刊发的《身体略论》和 1855 年 6 月刊发的《脑为全体之主

---

① 方汉奇主编:《中国新闻事业编年史》(上),福建人民出版社 2000 年版,第 24 页。
② 方汉奇主编:《中国新闻事业通史》(第一卷),中国人民大学出版社 1992 年版,第 268—269 页。
③ 爱汉者等编:《东西洋考每月统记传》,黄时鉴整理,中华书局 1997 年版,第 187 页。
④ 参见松浦章、内田庆市、沈国威编著:《遐迩贯珍——附解题·索引》,上海辞书出版社 2005 年版,第 5 卷。

论》的内容随之传播到内陆的官员与庶民群体中。这些报刊多以介绍西方新知为宗旨，正如《遐迩贯珍》在停刊辞中叙述的："《遐迩贯珍》今兹停刊，众多人士将引以为憾。因之，本刊并非失败，吾人努力之经过，适足以鼓励有志与才智之士，依循出版报刊之途径，介绍世界历史与西洋知识，用以唤醒华人。"①

卓南生在评价《遐迩贯珍》的内容重点及言论立场时提到，关于西洋文明的介绍最初是以政治、历史为中心，后期重点则转向西洋医学、地理与化学等知识性的文章。1855 年之后，这类文章的转载更为频繁②。王韬在《代上丁中丞书》中描述道："当魏默深撰《海国图志》时，西事之书，无可采撷，甚至下及马礼逊之《每月统纪传》。"报刊林立，王韬为之感慨："今日者，《遐迩贯珍》刊于香港，《六合丛谈》刊于上海，《中外新报》刊于宁波，其他如《七日录》《近事编》，日报邮传，更仆难悉，虽言非雅训，而事堪考核。"③

1857 年 1 月 26 日，上海地区最早的中文期刊《六合丛谈》创刊，月刊，16 开，每册 16 页，售价 12 文，英国伦敦布道会传教士伟烈亚力主编，内容涉及宗教、科学、文学、新闻等。伟烈亚力认为，报刊和书籍是使中国人了解西洋人来华意义的最佳手段。因此，之后的传教士报刊都拿出不少篇幅来介绍西方文明，以此来改善国人眼中外国人的不良形象。

19 世纪末出现了诸多报刊。1893 年 7 月 18 日，《镜海丛报》在澳门创刊。第 5、6 版刊有孙中山的《医药问答》和经他治愈的病人刊

---

① 方汉奇主编：《中国新闻事业编年史》（上），福建人民出版社 2000 年版，第 43 页。译文参见潘贤模：《鸦片战争后的香港报刊——近代中国报史初篇（第六章）》，《新闻研究资料》1982 年第 1 期，第 235—256 页。
② ［新加坡］卓南生：《中国近代报业发展史：1815—1874》（增订新版），中国社会科学出版社 2015 年版，第 78 页。
③ 转引自葛兆光：《中国思想史·第二卷：七世纪至十九世纪中国的知识、思想与信仰》，复旦大学出版社 2000 年版，第 412 页。

登的鸣谢广告①。1897 年 1 月 20 日,由瑞安利济学堂主办的半月刊
《利济学堂报》创刊,内容有"文录""院录""书录""报录"四大版块,在
"院录""书录"版块主讲医学知识,"文录"发表医道和时评②。至 19
世纪后期,林立的报刊中,介绍西学最为集中、最有影响的报刊当数
《万国公报》和《格致汇编》。

1868 年 9 月 5 日,《万国公报》的前身《中国教会新报》在上海创
刊。1874 年 9 月,第 301 期《中国教会新报》更名为《万国公报》,增加
介绍"泰西各国"地理、历史、政治、科学、艺术、工业等方面知识的文
章。更名后的《万国公报》扩充篇幅,由每期 8 页增加至 16 页,刊载
的国人文章逐渐增多,出版至第 750 卷停刊,直至 1889 年 2 月再次
复刊。《万国公报》1889 年恢复出版后,成为广学会(The Society of
Diffusion of Christian and General Knowledge amongst the
Chinese)的宣传刊物,是英美传教士的重要舆论工具③。

《万国公报》上发表的与医学相关的文章,大都由医学传教士撰
写,从近代西方医学卫生的角度展开论述,不仅涉及各类西医专业知
识,还包含医院、医学堂、医学书籍等的信息。如 1875 年《粤东西医
院施医清单》的记载:

> 粤东省西医总院开设至今三十六年矣分设之处共计有
> 五一千八百七十四年所医男妇内外等症及乐助银洋并开销
> 书目登如左
>   计开一粤省施医总院来院就医男子一万四千四百三十

---

① 方汉奇主编:《中国新闻事业编年史》(上),福建人民出版社 2000 年版,第 90 页。
② 同上书,第 106 页。
③ 上海图书馆编:《中国近代期刊篇目汇录》(第一卷),上海人民出版社 1965 年版,第
   29 页。

名妇女四千一百零四口计共一万八千五百三十四名口男子
住院候医者八百三十名妇女住院候医者二百六十七口计共
一千一百零五名口除内症外所有外症用刀法治愈者七百二
十四人又种牛痘二百五十名。①

《万国公报》大力倡导西方思想和知识，为晚清国人了解西方医
学卫生提供了窗口，为更多人介绍西方医学卫生学说。它一方面作
为评论社会与讨论公共事务的工具，为国人自办报业树立榜样；另一
方面提供丰富的西方知识和思想，推动国人萌发政治改革的理想②。
在这种背景下，继传教士医生密集地发表文章后，《万国公报》还以主
要篇幅报道发生在美、德、俄、英及其他各个国家和地区的近事、新
事，它大量选摘中西见闻录的内容，以此来推动西方知识融入中国传
统知识体系。

报刊对世界各国的新闻报道本身就是一种传播，这些报道一方
面能开阔士大夫和知识精英的视野，使他们增长新的知识；另一方面
还影响着国人知识分子看待问题的参考知识体系。从《万国公报》的
版面变化也足以窥视西方西医卫生知识的日益重要。1874—1877
年8月，《万国公报》的版面顺序以京报、辕门抄为首，陆续为各国新
闻、自然科学文章、教会信息等。1874—1895年二十年间，《万国公
报》刊登了500余条关于西方医学卫生的文章，栏目由起初的各国近
事栏目逐渐转为政事、杂事专栏。

各国近事栏目中有相当篇幅的内容是关于疫情的，足见传教士
在选择新闻时对卫生防疫的重视。如1875年第7年323卷摘取大

① 《粤东西医院施医清单》，《万国公报》1875年第331期，第28—29页。
② ［美］费正清、刘广京编：《剑桥中国晚清史：1800—1911年》（下卷），中国社会科学院历
史研究所编译室译，中国社会科学出版社1985年版，第276页。

日本国事《天花盛行》,1878 年第 10 年 484 卷报道大英国事《防牲畜染病》等,其意皆以他国为样本,强调卫生防疫的重要性。

这些报道为改善国人的清洁观念起到了积极的推动作用。在《万国公报》关于卫生清洁的报道中,内容逐渐由对外国的近事报道转载转向大清国事栏目,通过对大清国现状的关注,突出西方卫生观念意识对国人的影响。如 1878 年大清国事栏目中的《除秽水以免致病论》,文章指出应按照西方的惯例来处理饮水卫生,并著《论饮水清洁之法》引导国人注重饮水卫生之道。

> 水为世人一日不可短少之物,若非清洁熟透适足以致病而伤身。上海洋场轻工部局照西国例收捐修整洁净,不论大小街道,逐日按时打扫各河浜,不准倾倒龌龊,所以大小茶坊及老虎灶水清而熟民人饮之不致生病。至于城内较之城外不啻天渊虽经,道宪及邑尊留心爱民已。将城内河道挑濬深阔,谕令居民不准再将污秽之物倾倒河内,大街小巷龌龊按铺公雇挑垃圾人随时扫净挑至远处空野地方,以免居人稠密之处受污秽之熏蒸至生病症。
>
> 请问秽水不熟人饮之岂不易生病哉。再有于城内河浜沟池之中挑水者,不知城内河浜沟池之中,染坊洗褪黄绿青黑颜料,就近人家洗濯小孩尿粪等布,以及洗刷净桶污秽更不堪言。凡饮此水者,无不致病。[1]

这两篇关于大清国事的报道透露出以下信息。第一,这是一篇关于上海租界改善饮水卫生的报道。继《北华捷报》《字林西报》诟病

---

[1] 泉塘叟:《除秽水以免致病论》,《万国公报》1878 年第 488 期,第 12—13 页。

上海租界的饮水卫生后，中文报刊也开始关注这一问题，从这篇报道可知，相关行政部门已经开始依照西方的卫生习惯进行改善。第二，从文中描述的污染水源的行为来看，基本可以归结为国人的不良生活习惯和较差的卫生意识，如文中提到有人既在江河中盥洗粪桶，又在此取饮用之水，此乃致病根源。第三，相关改善措施通过官宪谕饬的形式颁发，这种传播形式无疑对普通民众有极大的影响。

期刊鼓励人们对现实、变动以及新近事物加以关注[①]。1872 年 8 月，由"在华实用知识传播会"主办的《中西闻见录》在北京创刊，月刊，由京都施医院编辑。该刊自称"系仿照西国新闻纸而作"，每期发行千余份，多数为免费发放。据不完全统计，《中西见闻录》刊载的 361 篇由 54 名传教士、商人和外交官撰写的论文中，有 166 篇内容与科技相关，主题包含天文、地理、化学、医学[②]。该刊在 1872—1875 年总计 36 号中，有 11 篇相关文章涉及医学卫生知识，分别位于各国近事栏目尤为关注，日本、英国、美国等的卫生近事（表 3‐4）。

表 3‐4 《中西见闻录》第 1‐36 号关于医学卫生知识[③]

年份	卷号	栏目	标题	作者
1872 年 10 月	第三号	各国近事	《日本国防牛疫》	—
1872 年 11 月	第四号	各国近事	《日本学西医》	—
1872 年 12 月	第五号	各国近事英国近事	《补防牛疫法》	—

① 李仁渊：《晚清的新式传播媒体与知识分子：以报刊出版为中心的讨论》，台湾稻乡出版社 2005 年版，第 30 页。
② ［美］本杰明·艾尔曼：《科学在中国（1550—1900）》，原祖杰等译，中国人民大学出版社 2016 年版，第 386 页。
③ 上海图书馆编：《中国近代期刊篇目汇录》（第一卷），上海人民出版社 1965 年版，第 4—17 页。

(续表)

年份	卷号	栏目	标题	作者
1873 年 03 月	第八号	各国近事美国近事	《马疫为灾》	—
1873 年 04 月	第九号	—	《西医考证》	德贞
1873 年 09 月	第十四号	—	《牛痘考》	德贞
1874 年 05 月	第二十号	—	《运血之隧道》	德贞
1874 年 07 月	第二十四号	—	《论运血之器》	德贞
1874 年 10 月	第二十六号	—	《脉论》	德贞
1874 年 11 月	第二十七号	—	《脉论》	德贞
1875 年 03 月	第三十一号	美国近事	《伤脑异疾》	—

在医学卫生方面,《中西见闻录》以介绍西医、西药的常识原理为主,大部分内容由傅兰雅的译著和舒高第的文章组成,《化学卫生论》是傅兰雅翻译的较有代表性的书籍之一。1878 年 2 月—1882 年 1 月,《格致汇编》以连载的方式再次刊载《化学卫生论》。在华传教士高度肯定了报刊优于书籍的教化作用,以至于"牧师的技巧和迷信在近代进步的追求之光下难以维持他们的地位"①。

1876 年 2 月 17 日,作为《中西见闻录》的延续,《格致汇编》在上海创刊,由申报馆铅印,格致书室发行。由傅兰雅主持,所刊内容对数理化、生物、医学都有介绍,是我国最早的科学杂志。《格致汇编》以西学为传播内容主体,延续了江南翻译局的惯例,成为一份传教士与中国知识分子合作编排的科技期刊,受众群体遍布通商各口岸的知识分子阶层。傅兰雅在创刊声明中写道:

---

① [美]本杰明·艾尔曼:《科学在中国(1550—1900)》,原祖杰等译,中国人民大学出版社 2016 年版,第 387 页。

> 我将创办一份《科学》月刊。本杂志的主要目的是满足中国人对西方科学知识日益增长的要求。在中国的科学知识取得真正进步之前，科学知识必须通俗化，必须向普通家庭普及，以满足他们日常生活的实际需要。即将出版的这份杂志，惟愿激励中国人的探索科学的兴趣，也希望在中国各地传递有用且通俗的科学信息。该杂志也可成为中国已有中文科学译著的入门书，刊物中登载有关科学的课程、笔记及讲座记录。另外，它也将成为中国各地知识分子咨询以及获取科学专业信息的来源。本杂志将着力回答对科学感兴趣的中国人所提出的各类问题。①

当中文刊物在借鉴模仿外文报刊时孕育而出，它开始具备自身的特点。有别于外文报纸和宗教期刊，中文期刊每期说教文章的数目开始减少，知识类文章日渐增加，逐渐成为读者眼中看西方的百科全书。借助中文刊物的轻便与时效，西方医学卫生知识开始突破空间的限制。

葛兆光提出，西方新知要颠覆古代中国知识系统并进一步影响中国的思想世界，还需要在知识阶层的观念世界中确立三个支点：第一是必须接受关于知识的新地图，即世界上有另一种文明独立存在；第二是确认这些文明从体到用有着全然不同于中国知识的思想和体系；第三，可能真的有放之四海而皆准的真理②。尽管历经明季到清廷，西方新知不断传入中国，引起许多士大夫、精英阶层的兴趣，

---

① 转引自赵中亚：《〈格致汇编〉与近代科学的启蒙》，复旦大学 2009 年博士学位论文，第 31 页。
② 葛兆光：《中国思想史·第二卷：七世纪至十九世纪中国的知识、思想与信仰》，复旦大学出版社 2000 年版，第 391 页。

并且侵入了中国原有的知识世界。不过,在相当长的时间里,根本的冲突似乎并没有发生,系统的颠覆也没有出现,新知识只是在传统知识世界预留下重新理解知识的思想资源,为颠覆传统思想埋下伏笔。

19世纪初,新组织机构的出现为知识和思想的流通与传播提供了便利,医院、书馆、学会、报馆等作为媒介学理论中的"物质性组织",使医学知识从借助译著从朝堂走向了社会。这些新机构成为译著的延伸,为卫生观念在传统中国的全面展开提供了机会。

新媒介需要与客观的社会环境协调,这样才能发挥功效。尽管新教传教士并未把当时西方最先进的科学技术知识介绍给国人,但是此次来华的新教传教士,如傅兰雅、丁韪良、德贞、艾约瑟等通过创办医馆、书馆、学会、报馆,与中国早期知识分子合作翻译书籍,影响了一大批中国人。

在西学传播体系形成之前,医院为西方医学知识和传统国人之间的交流提供了平台。传教士的医学活动开始从沿海伸向内陆、从中心城市向四周的乡村辐射。西方卫生知识的传播经由行医得到百姓的普通信任,并形成由下而上传递的模式。在这个空间里,诊断治愈过程便是对国人思想与知识的潜在控制,只有遵循传教士医生的医嘱处方,疗效才成为可能。为了达到治愈疾病的目的,国人必须接受传教士传达的西方医学卫生知识。据统计,从1874年到19世纪末,专业医学传教士从最初来华的10人激增至近300人,这些传教士创办的医院和诊所在华治愈的病人不计其数。1876年,40家传教士医院、诊所共治愈41 218名病人。至19世纪末,200余家医院和诊所每年治疗200余万病人[①]。这个庞大的数据意味着医院和诊所

---

① [美]本杰明·艾尔曼:《科学在中国(1550—1900)》,原祖杰等译,中国人民大学出版社2016年版,第427页。

突破了早期译著传播的文化限制和阶层限制，成为西方医学卫生知识的物化。

当西方卫生知识通过行医的方式扩大影响后，医学卫生著作翻译和流通的必要性便显现出来。19世纪60年代开始，书馆与学会不仅为新构想与新知识的交流提供了场所，还在知识分子之间建立了一种新型的关系，吸引了边缘知识分子的参与。这些知识分子与西方传教士一起，开始利用新兴技术工具进行知识传播。一方面，译著内容选择和翻译实践的主体也发生了变化，从西方传教士主译发展到本土学者独立译书；另一方面，由于本土学者译书以求得民族进步为目的，翻译书籍的内容暗示传统知识在西方学识扩张的潮流中开始被边缘化。

外文报刊一方面通过复制、转摘其他国家报刊的内容，成为西方卫生知识相关内容的载体；另一方面给中文报刊的创办提供了模板，以及先进的印刷和通信技术。1895年后，报刊对中国社会产生了结构性的影响，其"新知"是极大的推动力①。报刊大大扩展了传统知识中心（医馆、书馆）的影响力，一则将西方卫生知识散播到更加广的范围，二则将原局限于文人阶层的专属知识更加公开化，平民百姓也能接触西方卫生知识。报刊使居住于不同场所的人接受同样的信息，从而促进了西方卫生知识的标准化与统一化。

新机构的建立为国人带来了西方知识的创新与流动，影响了知识的呈现。传教士的主动传播带来了西方知识网络的开放，支持创新的文人志士利用自身的资源加速了新知识的流动。以医院、书馆、学会、报馆为代表的新机构成为传播新知识的渠道，进一步解构了中

---

① 李仁渊：《晚清的新式传播媒体与知识分子：以报刊出版为中心的讨论》，台湾稻乡出版社2005年版，第23页；黄旦：《媒介就是知识：中国现代报刊思想的源起》，《学术月刊》2011年第12期，第139—148页。

国士人及其他群体的认知体系。新媒介塑造了新时空,这些新机构与卫生知识一起,或融入、或侵蚀了传统知识架构,并使这一架构开始发生改变,西方卫生观念亦随着医院、诊所、书馆、学会和报刊逐渐为平民百姓、知识分子和政府官员所知悉。

第四章

现代报刊： 塑造西方卫生知识

在中国传统观念中,西方卫生知识是一个陌生的概念。对于不熟悉四元素说、解剖学、细菌学、临床医学、预防医学、药理学、诊断学的中国人来说,这些学科知识都无法用以支持西方卫生知识在中国的确立。在知识传播的过程中,陌生的概念必须在新的环境中取得合法性才能存活。

19 世纪 90 年代,现代报刊的蓬勃发展为西方卫生知识的传播和扩散提供了契机。时代背景和物质工具的差异,导致变化着的和运动着的信息增值①。在报刊蓬勃发展的媒介环境中,更多的知识阶级比以往更积极地参与社会改革计划。从某种意义上来说,现代报刊作为新媒介,参与并加速了这个过程。在社会思想动荡及媒介环境变化之下,现代报刊塑造的西方卫生观念由早期传教士的单向传播转变为国人的有意识传播。

---

① 〔法〕雷吉斯·德布雷:《普通媒介学教程》,陈卫星、王杨译,清华大学出版社 2014 年版,第 289 页。

第一节　构建传播网络

新意识形态的产生以及随之而来的知识改革,要归因于 1895 年以后新的媒介物的改变。这些媒介物是由传统书院演变而来的新式学堂,是改革期间勃兴的报纸杂志,或由知识群体创办的新型学会等。现代报刊引发了人们思维模式的变化,它创造的新时空促使读书人开始关注时事,将关注点由先贤的理想模式转移到现实的存亡危机。对时局敏感的士人们发现,现代报刊或许能成为连接理想与现实的渠道,甚至成为改变和颠覆现状的政治工具①。

维新之后,现代报刊林立而起,形式多样,种类繁多。随后,邮政系统进入城镇与乡村,这对全国各地的知识精英和有为之士的思想转变发挥了重要作用。此景如《申报》所描述:"至近五六年。报界始稍稍发达社会之购阅报章者亦稍稍加多。而士民之能知大势。注意国权。热心公益者较诸五六年前遂不止一与五之比例。是则民智民德之骤进。虽由新学家之灌输。识时者之提倡。而所赖以提撕警觉唤起国魂者报纸实亦有力于其间。"②可见,现代报刊的发展与社会转型期的思想启蒙有密切的关系,知识分布由于报刊流通产生变化,开始从港口城市向内陆地区辐射,原先集中于港埠的知识经过现代报刊迅速传播开来。

新的媒介能够建构新的社会关系和政治理想,同时也引导着原有道德、关系向权力和知识的转换。谭嗣同在新政之际就提出报刊

---

① 李仁渊:《晚清的新式传播媒体与知识分子:以报刊出版为中心的讨论》,台湾稻乡出版社 2005 年版,第 102 页。
② 《论政府将颁严重之报律》,《申报》1908 年 1 月 8 日第 12555 号,第 2 版。

是觉醒士民之道之一："假民自新之权以新吾民者，厥有三要。……三曰：报纸。报纸出则不得观者观，不得听者听。"[1]梁启超在《变法通议》和《论报馆有益于国事》中同样强调报纸的重要性："去塞求通厥道非一而报馆其导端也无耳目喉舌是曰废疾今夫万国并立犹比邻也。……有耳目而无耳目上有所措置不能喻之民下有所苦患不能告之君则有喉舌而无喉舌其有助耳目喉舌之用而起天下之废疾者则报馆之为也。"[2]

现代报刊以其点对面的传播优势将知识与信息传播至千里之外，为读者突出焦点，造就可见，引领关注，成为人们与现实交往的中介，形成观望知识的共同体[3]。知识精英成为共同体中的关键要素，他们认知的西方卫生频繁地见诸报端，成为当时的热词，关于卫生的讨论甚至形成舆论。现代报刊围绕着舆论中心，制造常识，为国人形成现代卫生观念奠定了基础。

一、从边缘到中心的新媒介

鸦片战争前后，国内报刊多属于宗教类、商业类和格致类，各种新知识通过报刊源源不断地进入中国人的知识世界。此时，传教士利用报刊直观地反映了西方卫生知识早期的传播概况。

虽然报刊早在19世纪中期就由传教士引入并在通商口岸发展，却一直未对社会产生震撼性影响。1895年之后，中国传统士人开始利用报刊作为武器，以期变革原有的政治和社会秩序，国人自办报刊

---

① 谭嗣同：《〈湘报〉后序上》，《湘报》1898年3月18日第138号，第1页。
② 梁启超：《论报馆有益于国事》，《时务报》1896年第1期，第1—2页。
③ 黄旦：《报纸革命：1903年的〈苏报〉——媒介化政治的视角》，《新闻与传播研究》2016年第6期，第22—44页。

的数量急剧扩张,步入崭新的发展轨迹。此次办报高潮中,所办报刊数量大、办报地区广,不仅落地上海、广州等沿海通商口岸,还深入内地,打破了外报在国内舆论的垄断地位,国人报刊开始成为社会舆论的中心与知识阵地。

1895—1898 年创办的中文报刊有 120 余种①。许多报纸在通商口岸之外出版发行,不仅在长江中下游城市,还深入内陆,其中最具代表性、影响全国的报刊有《时务报》《知新报》《湘学报》《国闻报》《申报》等。例如,北京与上海的强学会自始就以传播出版为主要工作,北京强学会初期以办报与译书为主,上海《强学会章程》清楚地将译印图书、刊布报纸、开大书藏、开博物馆列为"最要者四事"②。不同于传教士报刊与商业化报刊,这些报刊以其自身的特点深入风气未开、交通闭塞的内地。

参与现代报刊的知识精英大多对中国传统思想有深入研究,将创办报刊视作经世救国的基础。此类报刊的刊行得到了官员和士绅的大力支持,反映了知识群体的政治心理对报刊市场形成和发展的强大支持作用。以《时务报》为例,它的创办人与资助者以中下层官僚为主,中央的高级官员多未涉入,这些支持者虽远离中央,却分布广泛。岳麓书院院长称《时务报》为"洵足开广见闻,启发志意,为目前不可不看之书"。陈宝箴表扬《时务报》,"论议极为明通,所译西报,尤多关系,其激发志意,有益于诸生者,诚非浅鲜",并分发给全省各书院,供诸生传观推究③。作为当时的新式媒体,《时务报》借助官

① 方汉奇主编:《中国新闻事业通史》(第一卷),中国人民大学出版社 1992 年版,第539 页。
② 汤志钧、陈祖恩、汤仁译编:《中国近代教育史资料汇编:戊戌时期教育》,上海教育出版社 2007 年版,第 77 页。
③ 转引自方汉奇主编:《中国新闻事业通史》(第一卷),中国人民大学出版社 1992 年版,第 106—107 页。

方力量和私人关系,结合地域组织的形式,成为当时影响全国的刊
物①。以《时务报》在广州、澳门和香港的销量为例,1896 年下半年,
三地销售 18757 册,第二年上半年达 26835 册,第二年下半年高达
55549 册。仅一年时间,《时务报》在三地销售总量翻番。同时,该报
在各地的代派处也急剧增加,第 5 期出版时,全国代派处共 38 处,共
计 26 个城市,到第 11 期出版时,代派处增加至 52 个,遍及城市
36 个②。

1898 年,国内掀起了第一次国人办报的热潮,初步形成近代中
国的公共领域,逐渐从边缘走向国人视野的中心。一方面,各地士人
通过报刊建立起一种跨越地区和阶层的新联系;另一方面,知识分子
与士绅通过报刊传达知识、观念和价值。在《时务报》之后,许多报刊
受到启发、支持或帮助,开始遍布全国各省发行。这些报刊有的产生
全国性影响,有的规模较小未留下记录。现代报刊构建的公共领域
成为来自国家权力系统外部的重要话语力量,构建了晚清的公共空
间知识世界。

天津《大公报》认为报纸对于为民众普及知识有重要作用:"天下
有担荷先觉觉人之责以提倡真理开导国民为义务一言既出而为数万
人所属目所信从化野蛮为文明警愚顽于睡梦其机捷于影响而莫之或
爽者其惟新闻纸乎国民文野之程度以新闻纸之多寡为比例论新闻纸
之权力可以督饬国民即师父之教训亦莫能比其严论新闻纸之效验,
可以转移风俗即朝廷之政令亦莫能敌其力其责重故其力大其力愈大
而其责愈重主持笔政者宜若何慎重以求不负所担荷之责任乎导引有

---

① 李仁渊:《晚清的新式传播媒体与知识分子:以报刊出版为中心的讨论》,台湾稻乡出版
　社 2005 年版,第 126—127 页。
② 唐海江:《群体政治心态与晚清政论报刊市场》,《国际新闻界》2006 年第 3 期,第 76 页。

方则国民可入开明之域方针一误,则国民反入于昏黑之乡。"①《知新报》也发出同样的呼声,倡导用浅显易懂的方式来开启民众的知识大门,"大抵变法,以开民智为先,开民智莫如改革文言。不改文言,则四万九千九百分之人居于黑暗世界之中"②。

知识分子利用报刊将自己的观念和主张经由发行系统广泛地传递给社会各个阶层,进行思想启蒙以推动社会变革。戊戌变法后至辛亥革命前,虽然清政府加大了对报刊的管制力度,但其作为公共领域的角色并没有中断。现代报刊为知识分子提供了不涉及国家权力的真空地带,使其从传统思想桎梏中解放出来参与革新。以新式媒体为场域,一种新型关系在晚清士人间建立起来,"这种关系以报刊为核心,人与人之间跳脱纵向阶序,以一种平等的、非个人的交往模式,公开而理性地讨论公共事务"③。新型知识生产也逐渐形成,极大地推动了晚清的知识与知识人的转型。

其间,除《申报》《大公报》等发行量大的报刊外,刊载医学卫生知识类文章的报刊还有《大同报》(上海)、《通学报》、《大陆(上海1902)》、《教育世界》、《中华报》、《广益丛报》、《岭南女学新报》、《江苏》等。这些报刊不仅陆续刊载有关卫生知识的文章,还设有卫生专栏。除了延续以往翻译外报的习惯外,报刊中还出现了国人关于卫生的评论和论述。其中,影响广泛的论述性文章当属《东方杂志》转载的各地报刊上关于卫生与国家前途的系列文章。此外,还涌现出一批专业性的医学卫生刊物,如《医学报》《西医学报》《卫生世界》《医学世界》《绍兴医药学报》《卫生白话报》《医学卫生报》《光华医事卫生

---

① 《论新闻纸与民智通塞有密切之关系》,《大公报》1903 年 9 月 10 日第 441 号,第 1 版。
② 方汉奇主编:《中国新闻事业编年史》(上),福建人民出版社 2000 年版,第 167 页。
③ 李仁渊:《晚清的新式传播媒体与知识分子:以报刊出版为中心的讨论》,台湾稻乡出版社 2005 年版,第 369 页。

报》等①。这些专业性报刊的发行量不大,却代表着专业知识群体对新媒介、新知识的认知与觉醒。

总体来看,伴随着现代报刊走向大众中心,卫生知识加快了向近代化转型的步伐,通过报刊获得了更旺盛的生命力,主要表现在传播区域更广,辐射人群更多,对知识的阐述与理解更加深刻,与社会的关系日益密切等方面。现代报刊作为新媒介的优势便凸显出来,即突破地域局限,使医学卫生知识能够散布到更广远的范围。不同地区的人通过报刊能够获得相同的知识,一定程度上促进了卫生知识的放大与强化。

从空间分布来看,报刊的发行网络开始向内陆扩展,遍布全国,覆盖各阶层群体,建成了全新的信息传播体系,完成了报纸传播知识的横向网络构造。例如 1903 年,《浙江潮》第 3 期介绍了各报在杭州的发行数量,其中《申报》约 500 份,多面向官场和商家;《新闻报》约 230份,面向官场、商家、学堂和住民;《新民丛报》约 200 份,读者以学堂学生为多;等等。晚清士人利用报刊,将对知识的不同认知直接带入与传统知识体系强烈碰撞的位置,在对于卫生的认知与理解方面尤为明显。

二、从精英到民众的新模式

福柯认为,"权力和知识是直接相互连带的,不相应地建构一种知识领域就不可能有权力关系,不同时预设和建构权力关系就不会有任何知识"②。一方面,精英与政府都以卫生知识的名义获取其话

---

① 赵洪钧:《近代中西医论争史》,学苑出版社 2012 年版,第 76 页。
② [法]米歇尔·福柯:《规训与惩罚》,刘北成、杨远婴译,生活·读书·新知三联书店 2007 年版,第 29 页。

语的正当性和合法性,报端无不论述卫生知识,无不增强其效力,至
20 世纪初,卫生已成为报刊政论中的常用词;另一方面,卫生知识的
社会接受度和影响力超乎了国人的预期与想象,成为可以产生权力
并为权力所用的知识。

作为政府的喉舌,新式官报成为推动民众智识启蒙的重要工具,
其推广白话报章写作风格,使用白话宣讲报章,创办阅报社等形式,
扩大了知识传播的界限,缩短了它与百姓的距离,实现了由传统邸报
向近代大众媒介的转换,有效地扩大了知识传播半径,实现了社会动
员和民众启蒙。

《北洋官报》于 1902 年年底在天津创刊,以"讲求政治学理,破痼
习,浚知识,期于上下通志,渐致富强"为宗旨,以刊载圣谕广训直解、
上谕、新政为主要内容①。创办之初,在充分考虑民众的文化基础之
上,《北洋官报》变革了内容的书写样式,使报刊形式、内容贴近民众
生活习惯和认知方式。由于民众识字率低,整体阅读能力低下,因
此,以白话的形式宣讲官报是清末官报舆论宣传开启民智的重要手
段。创刊初年,卫生知识并没有成为《北洋官报》关注的重心,刊载的
相关内容很少,集中在畿辅近事和各国新闻等栏目。1903 年,《北洋
官报》以专件的形式连续 5 期刊登《卫生学概论》,其中第 116 册定义
了"卫生":

> 泰西卫生学之名。始于希腊。希腊之名是学也。则以
> 一祈祷安宁之神号名之。英德诸国。虽略有差异。要皆本
> 于希腊者。我国卫生二字。始见丙部。然其名义。未必与

---

① 中国历史大辞典·清史卷编纂委员会编:《中国历史大辞典·清史卷(下)》,上海辞书
出版社 1992 年版,第 190 页。

今日符合。

　　古来释卫生者。其旨不一。有以为预防疾病保全健康者。有谓其宗旨在得生理道德之节制。以适个人及社会之发达者。又有谓其宗旨在保护及改良人体之系统者。要之一则仅言保守。一则兼言进取而已。

　　……

　　考卫生学所自兴。无不在瘟疫盛行。人民夭札之后。当时所尚不过讲消毒之术。以免病种之传染。行清洁之法。以防微生物之侵蚀而已。其后一切去秽防疫之道。无不昉自此。①

　　可见，对于卫生的定义随着社会情势的变化而相应发生了变化。自1906年起，《北洋官报》对卫生的关注日趋显著，这类新闻频繁地出现在京师近事、各省新闻、文牍录要、要件、新政纪闻等栏目，以天津卫生局及各地卫生局的公务为核心展开。从20世纪初《北洋官报》关于卫生的篇目来看，卫生局作为行政机关对卫生的问题态度积极，通过引进近代卫生观念，辅之新政中的各种行政手段，以卫生局为代表的晚清政府扩展和增强了西方卫生知识对国人生活的影响。关于卫生的知识经常被印出来张贴在公共场所，或被大声宣读、演讲。

　　卫生局常采用布告的形式，从报告标题中可见一斑，常以"天津卫生局示"等为开头。这类布告内容浅显，通俗易懂，常出现于畿辅近事、本省近事等栏目。1904年，为加强春季防疫事务，天津卫生局刊登布告，希望居民、兵丁、差役均能遵守各项卫生准则，并对施以检

---

① 《卫生学概论》，《北洋官报》1903年第116期，第2—3页。

查的官员作出规范：

> 为申明示遵事照得卫民以防疫为先防疫以除秽为本本
> 局设办之初已将清洁章程晓示并令巡捕随时告诫在案诚恐
> 居民积久懈生清除不力际兹春令疾疫堪虞合将清洁章程再
> 行申示为此示仰居民人等一体知悉务当实力遵办视为切己
> 之端毋得视若具文有负告诫之意其各凛遵切切特示　计开
> 　一每日居民须将门首地段扫除洁净倘有此家秽物倒置别
> 家门首者准即知照巡捕查究　一本局业在各段择定地方竖
> 立个牌为倾倒秽物之所居民不得将秽物堆积院内亦不得在
> 无牌处倾倒　一沿河居民准将秽物堆在岸旁立牌之处不得
> 倾入河内亦不得堕于河中惟秽水内无别物方准泼入……一
> 以上章程除居民遵守外即兵丁差役亦在此列　一无论何项
> 巡捕如有诈称污秽借端勒索者准居民具出邻证到本局禀明
> 从重惩办[①]

此告示表达了三层含义：首先，明确了卫生、防疫与清洁的关系，卫生最根本的要素是保持清洁；其次，环境清洁已由国人自主的行为发展至政府的官方行为，在地方卫生局的要求下，有了固定场所清除秽物；最后，此项工作官民双方互为监督，巡捕官员监督普通民众的清洁行为，普通民众监督卫生官员的工作作风，体现了由卫生清洁引发的清末新政行政与民众生活的干预与互动。由于《北洋官报》新式官报的性质，此类布告不在少数，成为清末政府规制民众卫生行为的重要手段之一（表4-1）。

---

① 《天津卫生局示》，《北洋官报》1904年第224期，第6页。

表 4 - 1 《北洋官报》卫生局告示一览(1903—1911)①

时间、期号	内　　容	栏目
1903 年第 47 期	卫生局示：卫生总局屆天津……	—
1903 年第 192 期	天津卫生局防疫章程	畿辅近事
1904 年第 224 期	天津卫生局示：为申明示遵事照得卫民以防疫为先……	畿辅近事
1906 年第 927 期	天津卫生局告示照录	本省近事
1906 年第 1078 期	外城卫生局批示：任庆泰禀称……	京师近事
1906 年第 1080 期	天津卫生局告示：为晓谕事照得清除秽物原以保卫民生…	本省近事
1906 年第 1081 期	保定工巡局告示：为出示晓谕事照得卫生之道……	本省近事
1906 年第 1091 期	外城卫生局批示：五道庙绅商彭诒孙等禀……	京师近事
1907 年第 1298 期	天津卫生局告示：为晓谕事照得卫生之道……	本省近事
1907 年第 1301 期	天津卫生局告示：为出示晓谕事照得时当春令暖气上蒸人之毒热……	文告录要
1907 年第 1385 期	天津卫生总局白话告示：为晓谕事照得饮食中最要紧的是水……	文告录要
1907 年第 1435 期	天津卫生总局示谕：为晓谕事照得清除秽物……	文告录要
1908 年第 1598 期	天津卫生局告示：为晓谕事照得扫除秽物防疫疠……	文告录要

---

① 表 4 - 1 中的篇目整理参考全国报刊索引，https://www.cnbksy.com/。

（续表）

时间、期号	内　　容	栏目
1908 年第 1668 期	天津卫生总局示谕：为晓谕事照得时当春令暖气上蒸……	文告录要
1909 年第 2005 期	咨报公共卫生事宜	新政纪闻·民事
1911 年第 2694 期	天津卫生局劝种避瘟浆告示：为白话晓谕事照得……	文告录要

　　20 世纪初,白话风格的报章开通了官办媒介接近民众的通道,最大限度地照顾了到民众的阅读感受①。同时,各地官报开始进行白话演讲,以扩大新知识的传播范围,实现社会动员和民众启蒙。新式官报与官办学堂、各类医学研究机构等一起,致力于普及国民卫生观念,以达到利用医学振兴民族的理想。

　　探闻八旗学堂日本教育左伯君以天时不正瘟疫流行特在本堂特开演说会讲演卫生②

　　江苏上海医学研究所以公众卫生须由个人卫生入手人人能知个人卫生则公众卫生自无阻力日前由绵贯医院兼中日医学校监院陈君汉翘宣讲个人卫生内含生理理化等学精神焕发听者鼓掌现在所董传知各医生均须入听俾吾国医学振兴不致失败云③

　　在晚清政府卫生行政的背景下,新式官报呈现的卫生观念包含

---

①　杨莲霞：《清末官报的白话风格与社会启蒙——以〈北洋官报〉为中心的考察》,《安徽大学学报》(哲学社会科学版)2018 年第 1 期,第 100—107 页。

②　《八旗学堂演说卫生》,《北洋官报》1906 年第 1041 期,第 6 页。

③　《医学研究所宣讲卫生》,《北洋官报》1909 年第 2150 期,第 11 页。

广泛的内容，它被概括为清洁、疾病、环境、防疫等相关词语，代表了晚清官方对科学价值观的阐述。新式官报常借助文书、布告、宣讲等形式，其中的演讲内容通过印刷形式将卫生内容传递给百姓，无形中为底层缺乏阅读基础的民众提供了接触知识的机会，促使公众主动获取新知识，进而改变公众的社会心理及生活习惯。从社会启蒙来看，以《北洋官报》为代表的新式官报打破了以往知识集中在精英阶层的桎梏，为底层群众接触、了解知识提供了媒介渠道，起到了教化民众的作用。此时，由晚清社会精英和政府定义的卫生知识也逐渐清晰，开始由知识精英的认知逐渐推广至社会群众的宣讲，扩大了新式思想的传播半径。

第二节　设置卫生知识

当西方卫生知识借由现代报刊从港口向内埠传播时，报刊上的卫生知识如何生产至关重要。为达到有效的传播效果，知识精英把"卫生"纳入传统知识体系，建立其话语的正当性来源，形成了晚清关于卫生知识的新理解、新论述。

现代报刊构成的新型社会关系中，传统知识体系合法性的动摇与新知识的塑造过程是同步进行的。19 世纪末，自办报刊的发展与政府权力中心的再造重构了知识传播的社会关系。报刊的发行网络及业务改进直接促成了社会关于西方卫生知识的理解与想象。知识上的争议常伴有文化和社会意涵，晚清中国关于西方卫生观念的声音所牵涉的不仅是人们如何解释外来知识，还与中国在新世界秩序中的定位密切关联。

一、关于"卫生"的话语较量

西方卫生知识建立在许多其他科学的理论之上,如化学、解剖学、细菌学、临床医学、预防医学、药理学、诊断学等,这些理论是西方认识世界的基本架构。关于西方医学的起源说,"华文者书中往往称引希腊古书为证则泰西医学当昉自希腊"[1]。例如西方医学原理,"非深知西医之原者也外科用刀针敷膏丹计日而愈共见共闻自无所疑内科病情千变万化治法不一西医用听法以知心肺之病华人未习其法也用器以测肺之容气多寡定人强弱华人未有其器也用化学之法以分溺中之各质华人习化学者甚少也余如切脉则有器有表行卧坐立迟速自异问病则有常有变真情诡语细察即明"[2]。又如西方医学对于人体的看法:"然西医所论、人身最要之处、自首以及足、曰脑、曰肺、曰心、曰肝、曰胃、曰沙、肝、曰脾、曰大小肠、曰内肾、曰膀胱、并子宫、以及外肾者是也、按其所云脏者、是身内包藏之义、可以云脑、云心、云肝、云沙肝。"[3]

对于不熟悉这些背景知识的中国人来说,如何认识西方医学卫生知识并信任它,是知识传播的关键问题。在中国传统的文化中,卫生知识源于古代哲学思想体系,"中国之医道道说者谓起于神农然尝百草之说亦近荒唐后世所流传者以黄帝岐伯之书为最古"[4]。医病方法同样讲求哲学体系中的精气神,"华医则不然其始也必先明五运六气之所在七情九候之所异以及脏腑之虚实经络之源流阴阳之变化气血

---

① 《中西医学源流先后考》,《申报》1893 年 11 月 28 日第 7403 号,第 1 版。
② 徐雪村:《医学论》,《格致汇编》1876 年第 1 卷春,第 8—10 页。
③ 德贞:《五字辩》,《中西闻见录》1875 年第 31 期,第 185—188 页。
④ 《中西医术不同说》,《申报》1881 年 10 月 9 日第 3032 号,第 1 页。

之周流然后从事于方药自然病无不起而民无夭札之患矣"①。

知识精英欲将西方医学卫生知识纳入中国传统知识体系，因此，卫生不再只是纯粹的外来知识，而是如何在新的世界观中看待中国的文化传统的问题。这个问题为后来倡导西方卫生知识的精英们着重关注，他们致力于宣传推广西方卫生知识。西方卫生知识是什么？如何推广它？这些成为有社会地位和政治抱负，并为国家前途担忧的知识精英们慎重思考的问题。

传教士一直善于利用报刊来宣传西方知识，医学卫生知识也不例外。"泰西医家有报章凡人有病用何法医愈则必登诸报中俾人皆知是法之可用若遇疑难之症则亦登报以质高明或一礼拜而出一张或一周月而成一纸业此者必购归观玩互相质证以。"②在倡导西方卫生观念的过程中，报刊使知识上的冲突与争议为众人所知，使知识的融入过程更加明朗化。

1898 年之前，知识阶层对传教士传播的知识表现出极大的兴趣。一开始他们大都持与传教士相同的观点，看到了西方医学与传统医学的不同。此时的医学知识与卫生知识也未明确分开，而是以整体的形式展现在国人面前。由此带来的结果是，此阶段关于新知识的焦点都集中在传统中医与西方医学的阐述方面。

赵元益、徐雪村这些早期的翻译家多表达了与德贞、合信等传教士类似的观点。徐雪村在《医学论》中言明，"昔西士合信氏与管茂才翻译西医书数种病之根原传变以及治法朗若列眉世之读者皆知西医之治病确有把握非如中医之徒讲阴阳五行生克为空虚之谈也顾或谓西医精于外科而不精于内科善用金石而不善于用草木噫是说也非深

---

① 铁如意轩：《来函：道异说》，《大公报》1902 年 9 月 9 日第 85 号，第 6 版。
② 《谈医》，《申报》1889 年 6 月 30 日第 5817 号，第 1 版。

知西医之原者也"①赵元益认为,相较于传统医学,西方医学知识更为全面,"西医之行道于中华者又屡译其书或阐明全体或详述医法或备载方药由是华人始知有西医之法可补中医之不足焉"②。

以上关于西方医学知识的阐述均建立在西方生理学的基础上,但对于生活在阴阳五行自然哲学观念中的国人而言,这样的对比是否具体说服力,是值得商榷的。

早期翻译家将中西知识对比之后,提出了西方卫生知识优于传统卫生的观点。

第一种观点,认为传统医学与西方所言的卫生大不相同,"考卫生家之原理。大端不外于医。中国古世所传。若周官医师。掌医之政令。凡邦内有疾病者疕疡者造焉。则使医分而治之。岁终稽其医事以制其食。又有食医以调护于未病。是三代盛时于百姓卫生。国家实有干涉权。而本草灵素诸经。更为医学鼻祖。奈后世习其术者。沿讹袭谬。泥古鲜通。是非深浅。国家并不过问。至如西医竞尚新法新器。以研究精微。更无闻矣。致令医学失传。而卫生之学。亦因之放弃而不讲"③。当然,也有争议认为,西方所谈的卫生与传统医学殊途同归,"总之卫生之道尽人皆宜讲究者也仆不才亦略知门径君如不嫌谫陋请为君进一解可乎子所言慎起居节饮食似已赅乎卫生之道而仆尚以为此特显焉者也小焉者也大抵治身须先治心养生须先养心"④。

较之第一种看法更为深入的观点是,西方医学观念与传统医学是不合的。"若把中医与西医所讲的 两相比较 自然是不合 其

---

① 徐雪村:《医学论》,《格致汇编》1876 年第 1 卷春,第 8—10 页。
② 赵静涵:《万国药方后序》,《格致汇编》1891 年第 6 卷秋,第 47 页。
③ 《卫生论》,《东方杂志》1905 年第 2 卷第 8 期,第 156—157 页。
④ 《答客问》,《申报》1896 年 8 月 18 日第 8382 号,第 1 页。

中也有有形可考的　也有无迹可查的　自要虚心讨论　也能交受其益　我今日先说个大概罢　中国学问尚虚　西国学问尚实。中国谈空理　西国求实迹　谈空理的　不能百无一得　求实迹的　也不能百无一失　中学重述古　西学重求新　述古的每多牵强　求新的有时臆断"[①]；"西医有专门新闻纸在外洋今日某医医某病如何医法一一列于报上此即中国之医案沪上西医之医疾有验者亦皆寄登报章如此则彼此可以互相考证交相辅益而医学乃愈精华医而苟亦用此报纸则必至于互相标榜互相攻讦否则不过自装门面自为夸耀而已此又中西医者之断断乎不能相合者也"[②]。留日青年王建善亦认为，中西医两者不能汇通。"恐汇通之效未奏而消灭之效已见耳。泰西医学与中国医学殆有两鼠斗于穴中。将勇者胜耳。否则如水火然苟同置一处。非火煎水使干即水淹火使灭耳。何也则以其途辙绝异而不可强医称西。"[③]

"何如未病而先珍摄。则卫生术。"这是传统医学对卫生的理解，具体说来则是"每谓衣服宜温暖也饮食宜精良也作事勿过于勤劳宜使逸居安处也居家勿过于俭约宜使适体达情也"。而西方讲求卫生则曰："其中最为切要者厥有五端一曰光二曰热三曰空气四曰水五曰饮食。"[④]简而言之，西方卫生的要点不外乎慎起居、节饮食二者[⑤]。相比之下可知当下知识精英所提倡的卫生要点，"则饮水须求清洁卧处须求高燥通风街道庭除粪除污秽之物蔬果肉食须求有合于养生者病人所用之溺器及被褥衣巾切勿取用病人食余之馔切勿取食饿时勿

① 《附件：和中西医》续前稿，《大公报》1903 年 3 月 9 日第 255 号，第 5 版。
② 《论人才之可惜》，《申报》1889 年 6 月 29 日第 5816 号，第 1 版。
③ 王建善：《泰西医学与中国医学绝异》，《醒狮》1905 年 9 月 1 日。
④ 《卫生说》，《申报》1896 年 8 月 13 日第 8377 号，第 1 页。
⑤ 《卫生肤说》，《申报》1902 年 7 月 29 日第 10516 号，第 1 版。

入病人房内家中遍洒鍟绿水以辟毒气如是则虽天灾流行亦可无虞染及矣谨以告卫生之君子其不河汉余言乎"①。

大多数说法都认为西方卫生知识优于传统医学,"西人之于卫生可谓至周且密。华人不求其本。仅以医药为可恃。夫医以治疾药以疗病诚不可少。然仅恃医药而不知自爱。无论良医良药之不概见"②。乃至人们从各方面来谈西方卫生之道:"今夫西医之术亦不一端矣一曰卫生学人当无病之时气体康强精神充足然苟起居不加谨慎二竖即乘之而生灾是以居处必通风饮食必有节。衣服适其中毋使过寒过暖作事必以候毋使过逸过劳晨起则散步郊原以吸清气晚餐则稍饮美酒以畅心神举凡酗酒荒淫忍饥捱冻与夫工作过久闷坐暗屋吸食鸦片饮馔粗粝之类皆医者之所忌谓与卫生之道未合宜也。"③也有的人认为卫生一事非同小可:"盖以此事关系至重。小则保全家庭之安宁。而改良其生活。大则增进国民之健康。而谋邦家之幸福。均起点于此。我中国安可不于此加之意也。"④

究其含义转变之原因,并非在于传统知识之对错,而是在发展的过程中,"而我中国旧学既失其精华。新学又惜不加意"⑤。因此,西方卫生知识成为传统医学改良的方向,"教育讲卫生之学而各国医学乃考求愈精推勘愈细盖医学者须明全体之功用者也全体中有一物失其功用则必为病医者惟知其功用之所在故能治之于后防之于先而后尚武有精神卫生有实效此中国医学所以亟宜改良而不可少缓者也"⑥。在这种话语背景下,卫生逐渐成为医学知识的分支,脱离了传

① 《霍乱论》,《申报》1895 年 8 月 4 日第 8006 号,第 1 页。
② 《卫生肤说》,《申报》1902 年 7 月 29 日第 10516 号,第 1 版。
③ 《医国篇》,《申报》1898 年 1 月 3 日第 8880 号,第 1 页。
④ 《论家庭卫生宜注意》,《申报》1906 年 6 月 20 日第 11915 号,第 2 版。
⑤ 伍连德:《论中国卫生事业之建设》,《大中华杂志》1916 年第 2 卷 11 期,第 1 页。
⑥ 《医学宜会通中西说》,《申报》1905 年 4 月 29 日第 11504 号,第 1 页。

统医学的话语背景,上升到国家大事的层面,"至医学一门以卫生为义本为养民强国之一大端"①。

二、关于"卫生"的认知再造

首先,将卫生观念建立在西方生理学、公共卫生学的学科基础上。

进步人士强国保种的思想为卫生观念注入了西方生理学与公共卫生学内容。1902 年 6 月 17 日,《大公报》在天津创刊,文字以通俗的文言为主,"以光吾报章,以开我民智,以化我陋俗,而入文明"②。为开启民智,《大公报》一改近代报刊以文言文撰稿的风格,开创论述及附件专栏,刊有不少主张改良社会、兴办公益的文章。其中,多以白话文来加深民众对卫生知识理解,以口语化写作风格来普及卫生观念的文章。

有别于明清耶稣会士附会儒学的手段,此时国内进步人士开始用西方医学生理学知识解读传统养生观念。1902 年 7 月,《大公报》附件栏目《讲卫生学当知》从西方生理学原理出发,阐述保养身体(即传统卫生含义)的方法,并解释西方卫生学理论:

> 如今我把西洋至浅的卫生学　稍说一说　请大家留心
> 也是大有益处的事情　卫生学是什么呢　就是讲保养身
> 体的法子　……所以西洋人　讲作工作事　都有一定的时
> 刻　到时候该当疏散疏散　才能精神痛快　免得受病　至

---

① 《续录刘张两制军合奏变通政事先育人才折》,《申报》1901 年 8 月 11 日第 10170 号,第 1 版。
② 方汉奇主编:《中国新闻事业编年史》(上),福建人民出版社 2000 年版,第 203 页。

于人的心　是总管血脉的　一呼一吸　循环周转　日夜不息的　凡是人　过于劳苦　血脉就消耗　必须用饮食培补他　人的这出入气　顶是要紧的　比方地方脏污　房屋窄小　那些浊气　最容易伤人　每天必须走个圈子　活动活动　换换清气　与人大有益处　睡觉的地方　必须要和外头通气　不然紧紧的关在一个小屋子里　那浊气　一会工夫都满了　与人大有妨碍①

1902年12月《大公报》刊登来函解释泰西卫生之道,细数内容,可以发现卫生局讲究卫生,即讲求公共卫生,防止疫病蔓延,以确保民众生命安全。

某君来函云窃查泰西卫生之道精益求精其保卫之有方盖以民生为至重耳自天津设立都署以来即安设卫生总局以除污秽以洁街衢法至良意至美也今夏疫气盛行朝不保夕而卫生局竭力保护讲究卫生凡有益于民者莫不剀切而晓谕之凡有害于民者莫不出示以严禁之卫生有术故能疬疫潜消焉今则都署虽撤而该局固依然如故也②

1915年7月,《时报》刊登时评《夏令之卫生》,从个人饮食起居谈讲究卫生生活习惯:

夏令既届。最宜防疫。关于公共卫生。尤为重要。惟

① 《附件:讲卫生学当知》,《大公报》1902年7月12日第26号,第6版。
② 《来函》,《大公报》1902年12月16日第183号,第5版。

是沪上人烟之稠密。空气之浑浊。于讲求卫生。殊多窒碍。以个人方面而论。其能力所可至者。亦唯有节饮食慎起居而已。若夫驰骤于笙歌酒肉之场。以求涤除烦热。是不啻南辕而北辙矣。善于卫生者。想不如斯也。①

1903年12月,《大公报》又刊登《录件：食物消化时刻表》,阐述中国人强种与西方饮食卫生学的关系,认为国人卫生强种必须要研究饮食卫生：

> 西人最重卫生学。而研究食物亦卫生学之一端也。各物所含之体质不同。故食之者之消化时刻亦大异。有先食甲物后食乙物。乙物已消而甲物犹未化者。亦中国人卫生强种两大问题上所不可不研究之目的也。②

《大公报》和《时报》的上述言论倾向明显,即以西方卫生理论来解释中国传统,这一倾向贯穿晚清卫生知识的普及过程。从《大公报》《时报》的报刊言论与新闻报道来看,西方卫生学知识正强有力地影响着我国传统知识的正当性基础,并在进步人士求富、求强的诉求中占有重要地位。报章上显示出的卫生与国家富强关系认知的变化,使西方卫生知识话语逻辑发生变化,借助与传统观念的联系得以传播并被众人理解。

其次,将卫生的重要性建立在西方卫生行政理论上。

晚清中国所处的困境中,卫生代表了中国政体、社会与个人从落

---

① 公振：《夏令之卫生》,《时报》1915年7月11日,第14版。
② 《录件：食物消化时刻表》,《大公报》1903年12月4日第524号,第5版。

后、病态的传统习惯提升为健全的现代需要,重构了晚清社会结构和权力的组成。社会精英试图通过建立卫生行政和传播卫生观念实现社会改良、民族强盛的目的,体现在国家层面是制度革新,在个人层面是新生活习惯的养成①。

20 世纪初,卫生开始成为国家权力的基础和中国积弱话语的核心,在政治上具有重要的意义②。《申报》就曾以论说《论卫生机关之缺乏》来呼吁政府必须意识到卫生行政机关对于强国的重要性。

> 人无愚智。有不以生命为重者乎。政无文野。有不以保全生命为目的者乎。人类生活之进步也。由强种族之观念。进而强国家。由强国家。进而强个人之身体。个人之身体。为组织国家之成分此组成国家分子之人民愈健康则人民之总体即国家。其势亦日以强盛。故行政作用。以发展国家之势力为目的。更以保持公共之健康为责务。无论何种行政。无一不于卫生上有重大之关系焉。然则卫生行政之范围。直可谓涉入于行政之全部矣。③

在参照日本全面启动卫生行政管理的背景下,政府以现代报刊作为媒介,极大地促进了卫生知识在社会的普及,受到了全民重视,自上而下,从政府至民众。《申报》在本埠新闻常设新闻报道以刊登

---

① 刘娟:《从〈大公报·医学周刊〉看民国时期现代卫生观念的传播》,《新闻与传播研究》2014 年第 5 期,第 98—117 页。
② [美]罗芙芸:《卫生的现代性:中国通商口岸卫生与疾病的含义》,向磊译,江苏人民出版社 2007 年版,第 20 页。
③ 《论卫生机关之缺乏》,《申报》1909 年 4 月 5 日第 12990 号,第 2 版。

卫生行政事宜,篇幅短小,言简意赅。有规范民众生活习惯的文章：
"城内中区巡警局以关于卫生事宜发出四言告示 卫生行政 警察
专司 挑倒粪桶 上午九时 毋售冰块 莫晒街衣 违者拘罚 后
悔已迟。"①又如严抓饮食卫生的文章："警务长穆湘瑶君以此事于卫
生行政至有关系将来必须严加收缔俾利社会当批令该业为根本上之
解决仿照租界章程由警局派医生查验以重卫生兹将批词录左。"②还
有强调环境卫生的文章："上海县警察所近奉县知事令开奉江苏省长
公署训令第四九六五号内开案准内务部咨开查卫生行政首重保持健
康而保持健康要在厉行清洁苟污秽之不除即病毒之潜滋蕴积日久发
为疫疠则人民生命为之残害国家财力为之消耗。"③1917 年 7 月,《新
青年》刊登了北京协和医学校学生吴葆光对于卫生行政改良的建议,
设立卫生警察,对其施以卫生学术,委以卫生这项重大的事业④。卫
生行政的确立进一步明确了卫生概念中保护人们健康、预防疾病的
含义,以及其近代化的特征。

报刊帮助政府扩展了政策的权威性,重新阐述了政府、精英对于
西方卫生知识的认知。有别于传统期刊、译著时间上的限制和外文
报刊语言上的屏障,现代报刊更有效率地将卫生行政下行到民众,加
强了政府对民众思想与行为的控制。权力下的卫生行政便成为"政
府负其责任,增进国民之康宁,文明之邦民之死生疾苦"⑤的必不可少
的一项事业。

---

① 《本埠新闻·巡警局卫生示谕》,《申报》1907 年 7 月 31 日第 12313 号,第 19 版。
② 《本埠新闻·穆警长注意卫生行政》,《申报》1912 年 4 月 25 日第 14071 号,第 7 版。
③ 《本埠新闻·妥议厉行清洁之办法》,《申报》1917 年 11 月 26 日第 16088 号,第 10 版。
④ 吴葆光：《行政上之卫生》,《新青年》1917 年 7 月 1 日,第 5 页。
⑤ 《专件：民国急宜设卫生行政专部注意全国公共卫生议》,《申报》1913 年 7 月 17 日第
14527 号,第 11 版。

第三节　知识之新呈现

在古代中国,卫生常与养生、摄生一起出现于与身体健康相关的语境中,有保持生命活力之意。因此,传统概念中的卫生专注于人的身心疾患,关注点在于个体,常忽视作为整体的人的社会存在。19世纪末,在现代报刊的推动下,卫生知识的内涵及分类的变化逐渐明晰。

一、内涵:从个人到民族

媒介与政治一直有着千丝万缕的联系。媒介逻辑主要体现在传播形态上,即其"如何组织材料,媒介所显示的风格,所关注的行为特征的焦点或者重点,以及媒介传播的语法"①。

甲午海战战败后,晚清之际的士大夫精英将学术和知识看作挽救危局的必要途径。梁启超认为:"天地之间独一无二的大势力,何在乎?曰智慧而已矣!学术而已矣。"②当知识被放置在这种背景下讨论,被视为救亡图存的方法和强国保种的手段时,便已经被政治化了。这种社会背景影响了整个知识分子群体对待医学和卫生的态度,他们逐渐意识到卫生、医学的重要性。随后,关于卫生的介绍和解释逐渐超脱个人养生得道的范畴,开始与种族、国家联系起来。在晚清的文化空间中充斥着关于卫生、种族、国家的论述和精英追求现

---

① 黄旦:《报纸革命:1903年的〈苏报〉——媒介化政治的视角》,《新闻与传播研究》2016年第6期,第22—45、126—127页。
② 梁启超:《梁启超文集》,北京燕山出版社1997年版,第215页。

代性努力。

中国传统士人在报刊上发表、刊载关于卫生与种族、国家的论述，以期通过报刊唤醒民众对现实的重视。有别于以往翻译原著、照搬西方卫生常识，知识分子对卫生的重视首先体现在对卫生与种族关系的论述上，大部分报刊达成了共识，认为不讲卫生是种族孱弱的原因。

> 中国素不讲卫生之学。而于公众卫生之法。尤所未闻。近年以来。黑疫之病。偏于各处。苟不设法防护。恐贻灭种之忧。各国于公众卫生一门。列为专科。其讲求也。无微不至。平时于沟渠道路之洁净。饮食起居之宜否。已施其监督干涉。而临病之预防隔别。检查禁绝。复备行种种之方法。以至一犬之狂。一兽之疫。亦劳其地方官吏之注念。其他如各种危险。皆先几预备。使底于安全。我国政府官吏既置若罔闻。而民间则日惟从事于迷信祈祷。即有明卫生之学者。亦但为一己谋而不为全局计。不知覆巢之下。必无完卵。同处漏舟之中，而犹冀其幸全者。非愚则妄。此尤关于中国种族存亡之机。而不可措意者也。[1]

这时的西方卫生知识上升到了影响国家兴衰存亡的高度，士人普遍认为中国人"不讲卫生"的危害大过于迷信，这些论述通过报刊，汇聚成舆论。以"大陆云者，盖深有痛于大陆之事，而特为大声疾呼，以觉我大陆者也"为宗旨的《大陆报》专设卫生栏目，每期都刊有论

---

[1]《论国人宜注意于公共事业》，《东方杂志》1907 年第 4 卷第 4 期，第 73 页。

说。其《卫生琐语》一文提出:"卫生一道。与国民有至大之关系。而我国人素不留意。以致人种日弱。寖成隐患。"[1]同时还写道:"体格之强弱。于国民发达上。大有影响。然欲体格之强健。不可无卫生之思想。是亦无待赘言也。现时世界人类之体格如何乎。文明进步与体格发达果同其轨道乎。"[2]《东方杂志》同年转载《汉口日报》,写道:"卫生之学。创自欧洲。西士恒言。其国度愈文明。民族愈贵重。则卫生之法愈益精密。反是者。国必弱民必劣。饮食居处之间。龌龊污秽。不可向迩。小之一身一家受疾疫呻吟之苦。大之全国全种滔天演销灭之惨。"[3]

将卫生与国家、种族联系起来是晚清人士有意识的选择,将中国置于全球版图中,全球以强弱论英雄,而强弱又以富与强来划分。所以,"富强"成为衡量文明时的最重要的价值标准,中国士人不得不承认富强才是文明的现实世界的需求[4]。因此,卫生与民族和文明相关联,这不仅是向西方寻求国强民盛的道路,而且反映了士人以卫生、医学推动中国改革的决心。

在指出"不讲卫生"是民族孱弱的原因后,知识分子群体将医学卫生与国家前途挂钩,反映了新型政治文化在晚清中国的兴起。梁启超提出,"凡世界蛮野之极轨,惟有兵事,无有他事。凡世界文明之极轨,惟有医学,无有他学。兵者纯乎君事者也。医者纯乎民事者也,故言保民,必自医学始"[5]。1897 年,梁启超在《时务报》上发表《医学善会序》一文,以英国政治改革为范本讨论道:"英人之初变政

① 《卫生琐语》,《大陆(上海 1902)》1904 年第 2 卷第 7 期,第 41 页。
② 《杂录:体格与卫生》,《大陆(上海 1902)》1902 年第 3 卷第 21 期,第 13—14 页。
③ 《卫生论》,《东方杂志》1905 年第 2 卷第 8 期,第 156 页。
④ 葛兆光:《中国思想史·第二卷:七世纪至十九世纪中国的知识、思想与信仰》,复旦大学出版社 2014 年版,第 408 页。
⑤ 〔清〕梁启超:《梁启超全集》(第一册),北京出版社 1999 年版,第 141 页。

也，首讲求摄生之道，治病之法，而讲全体，而讲化学，而讲植物学，而讲道路，而讲居宅，而讲饮食多寡之率，而讲衣服寒热之准，而讲工作久暂之刻，而讲产孕，而讲育婴，而讲养老，而讲免疫，而讲割扎，自一千八百四十二年以来，举国若鹜。普之将蹶法也，日之间图我也。为其国之大小，民之众寡不敌也。于是倡为强种之说，学堂通课，皆兼卫生。"①梁启超进而得出学医为存中国、保种族之办法，以学保心灵，以医保躯体。

大型综合性时事杂志《东方杂志》以记述国内外大事和选录各报刊的重要文章为主，栏目门类包括社说、军事、外交、教育、交通、商务、宗教、杂俎、小说、丛谈，该杂志在论说、杂俎、丛谈等栏目有大量篇幅介绍卫生知识。在转载《时报》的论说中，提出"病"为中国三大害之一："中国有三大害。而中国之民族。可以绝。何谓三大害。曰兵。曰贫。曰病。"②继而提出种族、卫生、医学、文明四者的逻辑关系："何则。种类之强。强于卫生。卫生之精。精于医学。有医学则种强。种强则社会文明。无医学则种弱。种弱则社会腐败。文明则社会繁盛。而足以弱人。腐败则社会凋丧。而动为人弱。弱人者国强。为人弱者国亡。"③

在卫生知识传播的话语背景下，强国与否与种族强弱的关系更加明确。"今天下竞言强国矣。而不知种类积弱。则不能强其身。即不能强其家。又安能以强其国。故普鲁士之中央行政也以卫生与教育宗教列为一省。日本之订正法制也以卫生与地方警保编为六局。彼皆重视乎。此者。以国民身体之健全与否与国家实有直接之

① 〔清〕梁启超：《梁启超全集》（第一册），北京出版社1999年版，第141页。
② 《防疫篇》，《东方杂志》1904年第7期，第73页。
③ 海蜷：《医学与社会之关系》，《东方杂志》1905年第2卷第4期，第7页。

关系。"①还有报刊认为身体康健是救国的基础,而讲卫生又是保证人民身体素质过硬的首要因素。"夫人生不过一死、或寿或夭、或安或危、本无足轻重、然经营家国、殊非旦夕之功、学习功夫、尤贵耐劳之体、所以寿考康宁、亦属人间之幸福、正吾人所当钦羡者也、然徒慕其名、而不究其实、则效果从何而收、欲收其效、则卫生之学、不可不讲矣。"②《安徽白话报》卫生栏目上刊登演说,认为卫生是救国之首要:"你看我国的人　面黄肌瘦的很多　却是什么缘故呢　就因为不讲卫生　所以把身体弄坏了　得了急痧死的不少　害了长病　不能过用心思　没有气力的人也不少　就是没有病的中间　我看那许多青年　也是食少体瘦　不能发育到完全地步　担不起十分重大的事体　如此说来　卫生这件事　正是救国的要务了。"③再如《盛京时报》刊:"国民如能讲究卫生学,即知保养卫生,康强坚固,气足神充,为国为家……要想反弱围墙,必先究察原因,培植根本,极力讲求卫生。"④

关于卫生的讨论异常热烈,主要集中在对卫生重要性的理解上,将其与政治理想关联,从而提供了讲求卫生的政治正当性。19世纪末,中国精英阶层在思想层面已经达成共识,即认为卫生是国家强壮之道,并倡导兴医学可达强国保种的目的。

梁其姿在回顾医疗史与中国现代性问题的过程中谈到,在晚清中国所处的困境中,卫生一词透露出多重含义。它不仅代表中国整体、社会和个体从落后、病态提升到健全、现代的需要,更是民族国家的整体提升。在这个语境下,卫生成为公共领域事务,成为晚清公认

① 《广布卫生书籍以强种类说》,《东方杂志》1904 年第 8 期,第 177 页。
② 廖德山:《卫生琐言》,《岭南学生界》1904 年第 1 卷第 7 期,第 19 页。
③ 王立才:《演说卫生大意》,《安徽白话报》1908 年第 1 期,第 1 页。
④ 《国家贫弱的原因》,《盛京时报》1907 年 4 月 13 日。

的重要的国民任务①。在报刊中，卫生知识具体何为，包含何种内容，成为报章阐述的要点。与卫生相关的话题提升到关系国计民生的重要地位，甚至被视作关于文明和变革的关键因素。在这个过程中，卫生本身的含义也发生了变化，它不仅涉及个人或地方层面，还不可避免地与国家种族关联，与中国的近代化进程呼应。于是，在晚清知识精英看来，要强国、强种就必须要讲卫生，这不仅关系到个人健康与否，也关乎国家的文明。同时，精英也力图将国民转变为有担当的人，将他们与国家兴亡紧密地联系在一起。

二、认识卫生：从道德到科学

伴随着卫生与国家、民族的挂钩，报纸杂志上出现了诸多关于卫生的论说，认为卫生对国家、种族有着不容小觑的重要作用，提出了"卫生乃救国要务""卫生为国之基础""卫生乃生存之要素"等说法。其论说逻辑和阐述角度各有千秋，但均突出了卫生在伦理层面的意义。

人们对新知的定位是对传统知识的再认识。卫生在伦理层面的意义可以被理解为价值观、道德理念在卫生方面的释义。在传统中国始终有"天不变，道亦不变"的理念，即"天"就是支持普遍合理性的空间与时间②。依据李约瑟对中国古代主要医学卫生学说的整理，传统中国卫生观念主要建立在古代自然哲学的基础上，以阴与阳、五

---

① 梁其姿：《医疗史与中国"现代性"问题》，《中国社会历史评论》2007 年第 8 期，第 1—18 页。
② 葛兆光：《中国思想史·第二卷：七世纪至十九世纪中国的知识、思想与信仰》，复旦大学出版社 2014 年版，第 402 页。

行、大宇宙与小宇宙为基础①。近代以来,由于外邦的侵略,空间与时间框架发生了变化,国人心中的文明亦开始变化。

19世纪下半叶,中国知识话语的价值评判标准开始改变,即以伦理的合理性、道德的自觉性、国家政治与家族伦理的同一性及社会秩序的有序和谐为文明价值的中心,变成了以强弱为中心的文明优劣观,"自强"成为中国知识分子思想的中心词语②。多种媒介参与新知的传播,此时的卫生成为强国保种的重要利器,凌驾于中国传统文化价值之上,受到前所未有的重视。这时的舆论世界,从伦理角度出发,以"文明""进步""道德"为关键词,改造国民身体乃至改造种族的呼吁开始盛行,讲求卫生、强身救国的文章比比皆是。

《东方杂志》社说栏目转载《汉口日报》的《卫生论》全文,写道:

> 中国卫生学。既误于医师之蒙昧矣。窃谓儒家道家。尤为卫生家之大阻力。何以言之。自汉以后。儒者多尚刻苦。往往身都将相。尤以起居简陋为荣。在上者提倡如斯。在下者更不敢妄萌奢念。设如近日西人之服用修洁。厌饫精良。势必为儒者所讥讪。是儒家与卫生不能相合也。汉初举国重黄老。至武帝致用儒士。而神仙不死之术。杂糅已进。导引飞升。荒渺怪诞。不求其实。专求其灵。奚独不能长生。且更自伐寿命。是道家与卫生不能相合也。③

---

① [英]李约瑟:《中国科学技术史:第六卷 生物学及相关技术 第六分册 医学》,刘巍译,科学出版社、上海古籍出版社2013年版,第40页。

② 葛兆光:《中国思想史·第二卷:七世纪至十九世纪中国的知识、思想与信仰》,复旦大学出版社2014年版,第404页。

③《卫生论》,《东方杂志》1905年第2卷第8期,第156—157页。

"卫生与儒家、道家不相合"的观点推翻了长期建立在儒家、道家价值观念上的生活方式。这个论调反映了时人对建立在儒家、道家传统之上的知识体系的失望与诟病，以及重塑新知识的强烈愿望。

1905年，《东方杂志》陆续刊载了《医学与社会之关系》《论中国前途与医学之关系》等论说，从种族的角度分析了卫生对于国家的重要性，认为医学卫生事业可"大破社会迷信之毒"，以求社会文明发达①。此外，《知新报》作为当时维新人士开启民智的重要媒介，致力于向国人介绍西方科学知识，其格致栏目内容丰富，设有医学、卫生、生理等内容，着眼于对西方医理、新式医学技术的介绍。论及天下与卫生的关系时，言："欲治天下。必自治国始。欲治国。必自强民始。欲强民。必自强体始。强体之法。西人医学大昌。近且骎骎乎进于道矣。然治已病不如治未病。为他人医。不如人人自医。傅兰雅所谓以免病代治病。斯为上工。若是者。舍卫生末由也。"②言下之意，明确卫生与天下的逻辑关系，即要国民强，则须身体强，要强身健体，则须有科学的方法，有意识地追求科学卫生的生活方式。

报章的诸类论断与西方世界营造的科学价值观相契合。这些论说、译文大多接受了西方以科学为核心的新知识，阐明了卫生对个人和国家的重要性。更甚者，以强调西方强盛和重视国民与卫生的关系来凸显不讲卫生是中国衰弱的原因，进而抨击中国传统的价值理念和思想核心。同时，对卫生知识进行去道德化的处理，将卫生纳入新的价值系统，以卫生、国家、种族的关系来重建新的知识体系的合法性。置身于如此形势中，晚清的卫生知识生产受到了巨大的压力。一方面，要通过否定传统来重新审视卫生在民族存亡中的要义；另一方

① 《论中国前途与医学之关系下》，《东方杂志》1905年第2卷第6期，第110—114页。
② 刘桢麟：《富强始于卫生论》，《知新报》1897年第39期，第1—3页。

面,要重塑新的体系以呼吁民众接受西方的科学理念,推动社会转型。

由于知识精英在谈及卫生时根据国家和社会的需要进行再构,使得卫生不仅指代个体行为,成为科学知识的一种,还更多地表现为与民族和国家相关,与文明和进步相系,并由这些联系而衍生出多样化的解析。这类解析可分为两个方面:一则带有传统的保卫生命的色彩,二则突出在西方学科名目下对于健康的要求。

19 世纪 90 年代,郑观应所著的五卷本《中外卫生要旨》包含以西方医学为基础的个人卫生内容,即与光、热、空气、水、饮食、运动相关。1899 年,丁福保完成了近代第一部以卫生为名的书籍《卫生学问答》,其中解释了卫生学的定义,即"讲求保养身体之法,称卫生学"①。傅云龙作《卫生论》,认为"卫与医,皆所以遂其生也;意将毋同,然而说异。医恒施于已疾,卫则在于未疾也。先是,明治八年设司药,医学一端耳。十六年,易名卫生试验所。表饮食之比较,图服用之损益,固合化学、算学、医学、物理学,而自成一卫生学矣"②。这些解释均可以看出,关于卫生的定义既包含传统知识世界中保卫生命、保卫身体的目的,又吸纳了西方各学科的知识。

此时卫生还带有强烈的民族情感,学卫生、讲卫生是君子必备之知识,并被视为一种爱国实践,或是破除迷信的必要手段。1899 年,《申报》在关于疫情平定的时事新闻中强调:"今幸此症已除惟天时亢旱未降祥霁居人患喉症及咯血者甚多医家言日服清凉之剂可望病痊是亦卫生君子所不可不知者也。"③《湖北卫生界》自创办起就以"输入东西之学说,唤起国民之精神"为宗旨,设有图画、论说、政法、教育、

---

① 余新忠:《清代卫生防疫机制及其近代演变》,北京师范大学出版社 2016 年版,第 64 页。
② 〔清〕傅云龙:《游历图经余记》,朝华出版社 2019 年版,第 86 页。
③ 《营疫已平》,《申报》1899 年 12 月 25 日第 9591 号,第 2 页。

医学、理科等栏目。该报于 1903 年起陆续在医学栏目刊载论说，表示人民的身体强健乃为希望，曰："悟者苟于此而有得。则于脑力资力德行仁义三者。亦沿流而溯源焉。卫生家云。健康之精神者。由于健康之身体。盖身体壮强。则希望所注。无往而不可成。"①1904年，《时报》在刊登《最近卫生学》一书的广告时写道："夫欲保国必先强种而强种之术舍人人自解卫生自能卫生其道无由吾国自医学失传卫生一事阙而不讲此国民体格所以日趋于弱也本局鉴此特选东籍中言卫生学之最崭新最切要者以平易之文为之译出读此一过则于免病之法养生之道思过半矣诚自爱以爱国者必读之要书每部售洋二角五分。"②同为留日学生创办的刊物《醒狮》亦常设论说、军事、教育、政法、学术、医学、时评、文艺等栏目，将医学卫生与政体相结合，提出卫生可养国魂，"欲强国宜尚武。欲尚武先可讲体育。欲讲体育须知生理学卫生学。欲知生理卫生之详。须学泰西医学。此义近人多知之故不赘论"③。

在这些报刊的文章中，知识分子将对卫生的阐述置于君子、爱国和希望的语境中，强调文化上的自强雪耻。卫生逐步成为一种爱国求存的象征符号，现代报刊建构了卫生在伦理层面与认识层面的意义，向国人诠释了其深层的政治话语，并逐渐走入科学与政治、科学与文明的叙事体系。

三、内容分类：从分散到聚集

1895 年之后，知识精英开始把格致内容分类，或以附录、杂录、

---

① 《国民卫生学》，《湖北学生界》1903 年第 5 期，第 84 页。
② 《广智局新书出版》，《时报》1904 年 8 月 23 日，第 1 版。
③ 王建善：《医界刍言第一篇》，《醒狮》1905 年第 1 期，第 75 页。

翻译等方式将新旧知识融入媒介,或逐渐建构新的学科分类。在这个过程中,栏目变化值得关注,通过《时务报》《新民丛报》《大同报》上关于医学卫生栏目的篇目可以发现,19 世纪末,关于卫生新知的介绍集中在英文报译、杂俎、西报选译等栏目(表 4-2)。

表 4-2　部分医学卫生知识刊物栏目一览①

刊物	日期	标题	栏目
《时务报》	1896 年 9 月 7 日	《医生论脑》	英文报译
《时务报》	1896 年 10 月 7 日	《除蝇虱法》	英文报译
《时务报》	1896 年 10 月 7 日	《救生新法》	英文报译
《时务报》	1896 年 11 月 5 日	《卫生琐谈》	英文报译
《时务报》	1896 年 12 月 15 日	《喉中物鲠》	英文报译
《时务报》	1896 年 12 月 15 日	《天下四病人》	英文报译
《时务报》	1897 年 3 月 3 日	《温水疗病》	英文报译
《时务报》	1897 年 5 月 12 日	《论黑死病症》	东文报译
《时务报》	1897 年 9 月 7 日	《剖脑疗疮》	英文报译
《时务报》	1897 年 9 月 26 日	《试验潮湿》	英文报译
《时务报》	1897 年 10 月 16 日	《死畜致瘟》	英文报译
《新民丛报》	1903 年 4 月 26 日	《霉菌灯》	杂俎
《新民丛报》	1903 年 5 月 10 日	《医理发明之一斑》	杂俎
《新民丛报》	1903 年 5 月 10 日	《光线之疗病》	杂俎
《新民丛报》	1903 年 5 月 10 日	《烟草有杀菌之力》	杂俎

---

① 参见上海图书馆编:《中国近代期刊篇目汇录》(第一卷),上海人民出版社 1965 年版,第 569—611 页;《中国近代期刊篇目汇录》[第二卷(上册)],上海人民出版社 1979 年版,第 417—471 页;《中国近代期刊篇目汇录》[第二卷(中册)],上海人民出版社 1981年版,第 2294—2295 页。

（续表）

刊物	日期	标题	栏目
《新民丛报》	1903 年 5 月 25 日	《传染之疲劳病》	杂俎
《新民丛报》	1903 年 6 月 9 日	《肺病新疗法》	杂俎
《新民丛报》	1903 年 8 月 6 日	《休疲眼法》	杂俎
《新民丛报》	1903 年 8 月 6 日	《治口吃法》	杂俎
《新民丛报》	1903 年 8 月 6 日	《寝时之姿势》	杂俎
《新民丛报》	1903 年 8 月 21 日	《人体之磁气力》	杂录
《新民丛报》	1903 年 8 月 21 日	《喑之元因》	杂录
《新民丛报》	1903 年 10 月 4 日	《污水之害生命》	杂俎
《新民丛报》	1903 年 12 月 2 月	《酒之害》	杂俎
《新民丛报》	1903 第 27 期	《寝时卫生》	杂俎
《大同报》	1913 年 第 19 卷 第 42 期	《论中华学校卫生考察适宜》	西报选译
《大同报》	1913 年 第 19 卷 第 43 期	《论中华学校卫生考察适宜》	西报选译
《大同报》	1913 年 第 19 卷 第 44 期	《论中华学校卫生考察适宜》	西报选译
《大同报》	1913 年 第 19 卷 第 18 期	《戴氏演讲卫生进步事宜》	西报选译
《大同报》	1913 年 第 19 卷 第 19 期	《戴氏演讲卫生进步事宜》	西报选译
《大同报》	1913 年 第 19 卷 第 20 期	《戴氏演讲卫生进步事宜》	西报选译

版面安排的变化和表现形式的重组对读者的思维有一定影响。20 世纪初,关于卫生的栏目逐步发生了变化,原本散见于新闻中的卫生知识或译著报刊中关于卫生的翻译,开始集中地出现在专栏中,

起初常见于新知识、谈丛、世界谭片等专栏,后逐步增加卫生知识专栏,甚至发行卫生专刊,如《教育世界》1901 年创刊,设有文篇、译篇、学校、卫生等栏目。

1904 年,《大陆》从第 5 期开始设有卫生专栏,每期连续介绍与卫生相关的问题,这些报刊大都以"输入文明""着眼国民全体之利益""使吾民之知识技能日益增进"为宗旨,类似的报刊有《女子世界》《醒狮》《科学世界》《江苏》等(表 4 - 3)。

表 4 - 3　部分医学卫生知识刊物专栏一览①

刊物	日期	标题	栏目
《大陆》	1904 年第 5 期	《病毒侵入之门》	卫生
《大陆》	1904 年第 6 期	《水与卫生》	卫生
《大陆》	1904 年第 7 期	《卫生琐语》	卫生
《大陆》	1904 年第 8 期	《感冒之疗法》	卫生
《大陆》	1904 年第 11 期	《食物与野菜》	卫生
《大陆》	1904 年第 12 期	《人身琐谈》	卫生
《大陆》	1903 年第 5 期	《生理丛谈》	卫生
《女子世界》	1904 年第 5 期	《说食》	卫生
《女子世界》	1904 年第 6 期	《说齿》	卫生
《女子世界》	1904 年第 7 期	《说脑》	卫生
《女子世界》	1904 年第 8 期	《说心》	卫生
《女子世界》	1904 年第 10 期	《说耳》	卫生

---

① 参见上海图书馆编:《中国近代期刊篇目汇录》[第二卷(上册)],上海人民出版社 1979 年版,第 699—761、1087—1096 页;《中国近代期刊篇目汇录》[第二卷(中册)],上海人民出版社 1981 年版,第 1163—1177、1700 页;《中国近代期刊篇目汇录》[第二卷(下册)],上海人民出版社 1982 年版,第 2514—2519 页。

（续表）

刊物	日期	标题	栏目
《女子世界》	1904 年第 11 期	《说鼻》	卫生
《女子世界》	1904 年第 12 期	《说眼》	卫生
《醒狮》	1905 年 9 月 29 日	《医界刍言》	医学
《醒狮》	1905 年 10 月 28 日	《医界刍言》	医学
《醒狮》	1905 年 12 月 1 日	《医界刍言》	医学
《科学世界》	1917 年第 3 卷第 4 期	《卫生与习尚保健法》	卫生谈
《科学世界》	1918 年第 4 卷第 2 期	《学生之卫生》	卫生谈
《科学世界》	1919 年第 4 卷第 3 期	《多食之害生》	卫生谈
《科学世界》	1919 年第 4 卷第 5 期	《地方公园与卫生》	卫生谈
《科学世界》	1919 年第 4 卷第 7 期	《长寿之秘诀》	卫生谈
《安徽白话报》	1908 年第 1 期	《演说卫生大意》	卫生
《安徽白话报》	1908 年第 2 期	《卫生刍言》	卫生
《安徽白话报》	1908 年第 6 期	《说冬季的卫生》	卫生
《江苏》	1903 年 4 月 27 日	《说脑上篇》	卫生
《江苏》	1903 年 5 月 27 日	《说脑下篇》	卫生
《江苏》	1903 年 6 月 25 日	《卫生学概论》	卫生

可见，版式的合理化有助于卫生知识的系统化，整理专栏的过程成为知识文本分析的过程。这个转变预示着知识精英对卫生知识的理解从之前的照本宣科式的翻译转变为自主思考，将新知识融于国家大势，也融于国人自己的论说方式。通过报刊，民众能接触新知识，并有望形成一个逐渐理解知识的共同群体。

此时，卫生产生了类指，有了多重内容。在传统中国，卫生被理解为养生、摄生；到了 19 世纪中期，在华外报中出现的"卫生"专指环境卫生,与肮脏、污秽形成对比;到了 19 世纪末 20 世纪初,一改以前的单一面貌,卫生出现了多种含义,在报刊的构建下开始涉及卫生教育、疾病介绍与防疫、知识普及和日常保健等方面。

在卫生教育方面,卫生被认为是医学的一门具体知识,"今之算学地理、无人不学之、岂有剖解身理卫生等学、反不措意耶、个人不明医学、亦能生存及享幸福于世界、惟不能存立于苦难之境、如文科学堂、开化人民、扩张世界、为吾人所必需、若医科学堂、则培养人民、教其何以洁净其身体、畅惬其灵魂、盖必需之义更大矣"①。同时,人们对开办自己的医科大学科目展开了热烈的讨论:"奏定学堂章程医科大学医学门科目。有不可不商榷者。兹先列原定科目于左。以便讨论。主课 中国医学 生理学 病理总论 胎生学 外科总论 外科各论 内科总论 内科各论 妇科学 产科学 眼科学 卫生学……此即医学科目及附记之语也。所列各科目。大抵与日本医科大学及专门学校章程相同。然稍有相异处。已不无可商。如医化学捆扎学幼科等是也。姑不暇论。"②从人们的谈论内容可以发现,国人普遍意识到卫生不可或缺,应结合中国实际来开展卫生教育。

在教育内容中,卫生知识被按照季节加以细分,如严保诚在小学理科教材中提出夏令卫生尤为值得注意,"夏季为疾病最盛之期。而尤以传染病为最多而最险。而时起居眠食。不得不较他时特加注意。故称之为夏令卫生。分夏时与病菌、夏时与诸机关、饮食物之注意、衣服之注意、其他之注意"。医生廖德山将卫生分为公共卫生和私自卫生,"卫生学约分为两大纲、一曰公共卫生、此政府所应行者、今置而未论、二曰私自卫生、人人可为"③。还有文章分析了结核菌感

① 《论支那女医》,《岭南学生界》1905 年第 2 期,第 190 页。
② 《医科大学章程商榷》,《东方杂志》1905 年第 2 卷第 11 期,第 259 页。
③ 《卫生琐言》,《岭南学生界》1904 年第一卷第 7 期,第 37 页。

染的原因，将卫生可分为家庭卫生和学校卫生，即公共场所卫生、个人场所卫生。"然则其间结核菌。将何在乎。盖潜伏体中。幼时在家庭学校之间。感染其毒。至于嗜欲发动时。三十岁前后。始发现此病者。亦不少。然结核菌之传播。甚为缓慢。故家庭学校之卫生。最当留意。"①这些文章的共同特征是，不论以季节还是场所来分类谈论卫生，卫生的重要性都不容忽视。

除了卫生教育，卫生的含义还包括疾病介绍与疫病防治的内容。这一类内容多出现在卫生专栏中，其他内容还包括生理知识普及和日常保健，如认为酣睡、呼吸、嗜欲、运动、饮食、洁净、居处、烟酒、养心、处世这十个要素是卫生要语②。

有文章介绍感冒原因：

> 大凡食物之不适于卫生。所袭被褥之过重。睡眠之不足。身心动作之过度。室内空气互换之不良。（寝室空气之不良亦然）运动之不足等。皆足以弱身体抵抗之力。③

有文章介绍病毒感染原理：

> 人生处世。当年富力强之时。或执一业。或肆普通专门之学。必其身体强壮。俾寿而康。而后克底于成。则体育与摄生。不可忽也。夫摄生之法。非临时讲求也。虽流行病未盛之时。亦当究普通摄生之法。以期身体健全。至所谓传染病者。尤宜时时研究其传染之病毒。从何入于吾

---

① 《结核菌之感染》，《大陆（上海1902）》1905年第3卷第17期，第18页。
② 丁福保：《卫生要语十则》，《东方杂志》1909年第2卷第8期，第26页。
③ 《感冒之疗法》，《大陆（上海1902）》1904年第2卷第8期，第1—4页。

身。而图所以防御焉。……苟不知病毒之性质何如。而又
怠忽于卫生。势必为病毒所袭。[①]

有文章在介绍水与卫生的关系时,强调生活用水卫生乃国民防疫关键:

> 水之本质。最为清洁。然水流经过含有他质之地。以
> 及污秽之物。则其质或污物。即混入水中。且有种种微菌
> 最易混入。若未经试验。设法使之洁净。而漫然以之为食
> 用。实大碍于卫生。故野蛮国与半开国之人民。死于疫
> 者。岁不胜计。即如中国。历年以来。无地不疫。彼蚩蚩
> 者。不知人事之可以挽回。而妄委于天命。舍祈祷以外。
> 惟束手待毙耳。愚昧若是。不大可悯耶。兹特采摘考究水
> 质之试验法及洁净法。绍介于我国民。果能依法而行。其
> 于卫生之道庶大有裨。谈卫生者其三致意。[②]

报刊作为当时的新媒介,其稳定的发行量有利于卫生知识的传播,使产生符合中国救亡形势的新卫生知识体系成为可能。卫生不再是与社会无关的私事,开始与国家民族紧密关联。

现代报刊作为新知,被认为是"精神的集合体和联络机关",与现代民主政治、公共事务紧密相连[③]。经历了这样的观念植入,国人在掌握办报技术的同时,也开始认识到报刊对社会和国家的重要性。

---

① 《病毒侵入之门》,《大陆报》1904 年第 5 期,第 41 页。
② 《水与卫生》,《大陆报》1904 年第 6 期,第 39 页。
③ 转引自黄旦:《媒介就是知识:中国现代报刊思想的源起》,《学术月刊》2011 年第 12
   期,第 139 页。

　　国人自办近代报刊始于 19 世纪 70 年代,报刊因其时效性、便捷性、覆盖面广等媒介特征,成为国人学习西方政体、观念、知识的最佳媒介。知识精英非常重视报刊对知识的巨大传播作用,极力将报刊打造为普及知识、开启民智的重要阵地。这些报刊的出版地点及发行网络遍布开埠城市及内陆,打破了 19 世纪 70 年代以前外报在华对信息及知识的垄断局面,成为晚清中国社会启蒙的重要力量。同时,知识精英亦通过报刊获得了前所未有的影响力与号召力,把握社会舆论的话语权,使报刊成为社会变革的重要影响因素。

　　这样的趋势在报刊对西方卫生观念的认知上尤为明显。从报刊上讨论的内容来看,均以时政和传播新知为主,成为晚清最具公共性的话语空间,促进了西方卫生知识体系的建构。

　　现代报刊首先成为向社会传达观点的工具。在晚清人们向西方学习以图自强的背景下,报刊重构了知识分子对卫生的理解,"中西卫生之差别""讲求卫生之方法""西方卫生之意义"等内容成为时人对卫生的理解。

　　这些观点分别涉及卫生的内涵意义,在认识层面和伦理层面上都有别于传统卫生知识。知识精英出于治病救国的考量,有意识地将卫生与民族、文明相关联,与国家、种族相关联。通过报刊上的阐述,人们对西方卫生知识的理解发生了变化。在这种思路的观照下,"卫生"一词偏离了传统中国的宇宙观,进而转变为包含国家权力、科学标准、种族健康的元素。这种发展的结果是,报刊上呈现出关于卫生知识的新内容,诠释西方卫生知识的话语逐渐走入科学与政治、科学与文明的叙事体系。

　　在版面设置方面,不同于 19 世纪初外文报刊以摘录外报、英文报译、杂俎等形式呈现西方卫生知识,也有异于 19 世纪中叶新闻报道、广告、读者来信中频繁涉及西方卫生知识,现代报刊开始集中阐述、发表论说甚至设立专栏来传播卫生知识,鞭辟入里的文字与观点推动人们展开对卫生与国家富强的广泛讨论。

19 世纪末,卫生话语作为国家、民族话语的重要面向,得到了官方和知识群体的认可。现代报刊的观点表达、版面变化及舆论引导逐步推进了晚清政府与知识精英对西方卫生知识体系的构建。卫生知识本身也在这个过程中被报刊重新塑造,在地理空间上呈现为从港口城市向内陆地区逐渐扩散的趋势,知识的内涵也完成转型,与传统意义上的卫生概念渐行渐远。

不论西方还是中国的卫生知识,从来就不是关于卫生含义的单独论述,它总是与其他知识网络相联系,借助媒介形成意义网络,使得新现象可以被解释,并在文化体系中获得合法性。"卫生"一词除了包含传统的保卫生命的意思,逐渐加入了摆脱传统、求取现代文明等意义。报刊塑造的卫生观念不仅蕴含西方生理学、公共卫生学等学科知识,更包括对西方卫生行政理念的肯定与认同。

第五章

课程、期刊、工具书： 西方卫生知识的分类

如涂尔干所言,分类的系统是经过不断地创造、取消和再创造的过程①。在看待西方卫生知识传入中国的过程时,应特别注意这种新知识是如何被纳入传统框架的。

第一节　学科教学： 改变课程设置

新文化运动后,传统道德观念已无法为国家强盛提供合法性话语,诸多有识之士开始意识到唤醒民众、改造公民的重要性。被视为爱国求存符号的卫生,在民国时期由象征性的符号演变为具体可述的内容,并成为科学生活的一部分。

传统中国的卫生知识是为少数官员和统治阶级服务的,地方医学教育都建有医学学校,以满足地方官员的需要②。进入民国时期,

---

① [英]彼得·柏克:《知识社会史:从古腾堡到狄德罗》,贾士蘅译,台湾麦田出版社2013年版,第149页。
② [英]李约瑟:《中国科学技术史:第六卷　生物学及相关技术　第六分册　医学》,刘巍译,科学出版社、上海古籍出版社2013年版,第96页。

在改造新民的背景下,卫生课程的设置贯穿学前教育、中小学教育及高等教育,在每一个教育阶段都备受关注,卫生科学教育也逐步专门化与学科化。

一、明确卫生知识要义

不同教育阶段的课程大纲指明了卫生知识的重点。在教育新闻中,小学卫生课程大纲被定为"以养成儿童之卫生习惯为主。关于生理解剖只须略示数例",初中卫生课程的教育目标为"除养成卫生习惯外。更及于人体生理解剖大意。及预防医学。社会卫生等"[1]。大纲明确了中小学课程的具体标准,"在教育部颁行之中小学课程暂行标准第一二两册、已分别规定、(关于幼稚园及小学者见第一册六页至八页社会和自然课中四五页至四七页小学社会课中、与五四页至五六页小学自然课中、关于初中者见第二册一〇三页至一〇八页初中生理卫生暂行课程标准中)"[2];对于高等教育中的卫生,则命令"一于大学教育学院内设立卫生教育为必修学程、于必要时、得设卫生教育系……四师范学校及高中师范科应设卫生教育一科、定为必修学程、……五教育部通令各省于选派留学生时、须注意选派习卫生教育之学生"[3]。

从课程大纲中可以看出,教授公民卫生常识,尤其是关于幼童的卫生习惯,是教育界的重中之重。俞凤宾论及卫生常识于公民教育之重要性时说道:

---

[1] 金宝善:《第二届全国教育会议特刊第九号·卫生教育》,《申报》1930年4月23日第20499号,第12版。

[2] 同上。

[3]《要闻:卫教两部会议学校卫生教育》,《申报》1929年4月23日第20147号,第10版。

既为公民。须知此身非为自己所专有。不可不保重生命。其对于家庭。有仰事俯畜之责任。其对于社会。有共同维持之责任。是以此身之一部分。属于社会。一部分。属于家庭。其属于自己者。仅一小部分耳。若因不合卫生。致罹疾病。或成废人。或中途夭折。其对于自己无由发展其能力。且于家庭社会。既食其供养。而无所报施。乃蜂与蚁之不如。

返顾吾国。其因未具卫生常识。而自濒于危。无形之中自伐者。不知凡几。顾彼彼自伐者。岂自愿为之。实乃缺乏常识之所致也。①

胡定安与俞凤宾持相同看法，认为卫生须合乎科学，传统观念中的修身正心演变成科学的生活习惯。卫生教育须合乎科学准则，从而影响国家、民族的前途。

洎乎现代，人类生活上之需要，与科学上之应用，因物质文明，而互生密切关系。思想愈繁复，则动作愈勤劳；交通愈便利，则欲望愈奢求。衣、食、住、行，无一不须合乎科学的卫生原则。他如精神上之愉快，情感上之兴趣，又均与个人的健康与否相因果。因此由个人的健康，常影响于整个民族的健康，与一国之衰荣；试以强健之国民，与孱弱之国民相较，即可显见国民健康之重要。但欲普及一种智识于全民族，思培其始基，则非从幼小国民施以相当之教育，

---

① 俞凤宾：《卫生丛话》（第一集），商务印书馆 1927 年版，第 2 页。

别无其他途径。[①]

二、细分卫生知识类别

为大力普及卫生常识,课程设置将卫生的落脚点放在家庭和学校这两个空间。家庭被赋予新的教育功能,学校里学生被分配在不同的班级,不同的教材用于不同的学习阶段。

俞凤宾将卫生常识与个人、家庭、社会相关联。家为国之本,身为家之本,立己之道,首在卫生,强调卫生不仅是个人私事,更是社会、国家之公事,有卫生的观念才能竞存于世界。在 20 世纪 20—30 年代,以家庭为单位,重视卫生的思想尤为突出,家庭被认为是组成社会的单位,讲求公共卫生或个人卫生须以家庭为中心。《家庭卫生》在此基础上阐述了卫生的内涵[②]:

> 家庭是人类结合的份子,也是社会国家的基础。所以家庭卫生,不独影响个人的健康,而且关乎民族的强盛,自应群策群力,共同注意。家庭卫生的范围至广,举凡日常衣食住的如何卫生,妇孺各时期的如何摄养,疾病的如何预防,治疗急救的如何设备实施,看护的如何准备诊察等,都包括在内。[③]

---

① 胡定安、何焕奎编:《新中华健康教育》,中华书局 1936 年版,前言。

② 1933 年 4 月,普益书局出版范铨、汪静庐编的《家庭卫生》,书中认为家庭卫生包括日常卫生习惯、妇孺各时期的摄养、疾病的预防、治疗急救的设备等;1936 年 6 月,中华书局出版王世伟、陈志潜编的《家庭卫生》,内容包括家庭卫生概要、营养与健康、传染病之预防、医药常识、家庭急救、个人卫生、性卫生与优生等。

③ 范铨、汪静庐编:《家庭卫生》,仲靖澜校,普益书局 1933 年版,第 1 页。

学校是卫生教育备受关注的又一空间。从中小学至高等教育机构,无不尽心尽力地普及卫生设施,采取多种形式普及卫生常识,强调学校卫生的必要性及现代科学对于学校卫生的重要性。

> 近代一切新事业,莫不随科学以俱兴,然亦无一不肇端于数千年前,此固世所公认者也,学校卫生亦然。……返观我国一般舆论及教育名家,对于学校事业与健全之身体发育间之关系,素为漠视;直至今日,即理论上尚未见识学校卫生之为必要,遑论实际。即或有一二忧时之士,以为学校卫生应加注重,然曲高和寡焉能遂充分之进步发展哉。……且国家之第一义务,为其民族之保存。而确实保存民族之方法,不仅望其民族之生存,同时且欲令其发达;不论男女皆使成为有用之才。盖今日之儿童,即他年之国民,国家之运命,尽在其仔肩者也。故学校卫生上种种佳良之设施,直可谓为关系于国家富强之重要任务。[1]

经教育部审定,中学师范生理卫生教授要目中写明,在师范第二学年第二、三学期和中学第二学年第二、三学期,老师应为学生讲授生理卫生常识的主要内容:

> 各器官之卫生及普通疾病应分列前记各系之后教授其关于全体卫生如体温新陈代谢疲劳恢复发育等个人卫生如节制清洁运动休息睡眠救急疗法烟酒之毒等公众卫生如居住地交通集会传染病等应各从其性之相近附入各该系统内

---

① 程瀚章编:《学校卫生行政》(第1册),商务印书馆1930年版,第1—2页。

或另列为专章亦可。①

通过课程内容对卫生常识的介绍和对卫生教育要目的罗列,卫生学科的内涵与标准逐渐明晰。

第一,明确卫生与医学的关系。大纲明确了卫生学的含义,同时指出卫生学属于医学的范围。对于卫生学的解释,有说法为"研究保卫此躯体之道是之卫生学"②;"卫生学是增进健康,保持身体的正常的生活机能,并防止疾病的工事。所以从字面上讲起来,有保卫生命安全的意思。研究这种工事的学问叫作卫生学"③;"故卫生学者无他。不则体中诸器官之工作。得以适宜而达最佳之度。俾气体康健。疾病减少。而未成熟之死亡。得以免耳"④;"斯宾塞而区别人类事实。凡五种。其最要者曰行为之直接保存生命。即卫生生理体育学是也"⑤;"现在医学范围,一为个人卫生,所以保持身体之健康;一为预防医学,所以避免疾病;一为治疗医学,所以救治疾病。现在能外出以上三种使命者,即近世公共卫生学事也"⑥;等等。

第二,限定了卫生知识的范围。首先,大部分教科书将卫生划分为个人卫生与公共卫生。个人卫生主要指人们应知、应会的个体保健卫生,包括运动、休息、饮食、沐浴及衣服等内容;公共卫生包括国家的卫生设施,依靠政府权力实施,包括家室卫生、传染病之微生物、传染病之防免法等方面。其次,大部分教科书将生理与卫生知识相

---

① 《教育部审定中学师范生理卫生教授要目》,《教育杂志(安庆)》1915 年第 3 期,第6—7 页。

② 王兼善编:《生理及卫生学》,商务印书馆 1924 年版,第 3 页。

③ 程瀚章编:《生理卫生学》,商务印书馆 1937 年版,第 1 页。

④ 王兼善编:《生理及卫生学》,商务印书馆 1924 年版,第 204 页。

⑤ 俞凤宾:《个人卫生篇》,商务印书馆 1927 年版,第 1 页。

⑥ 《医学教育之进化》,《中华医学杂志(上海)》1931 年第 17 期,第 596—598 页。

结合,如《个人卫生篇》的目录包括"卫生学小史""消化器之大纲""皮肤须发指甲之大要""胃肠之卫生""呼吸器之大纲""胸与肺之组织""耳之组织与卫生""视观之大纲""肌肉与运动"等。"不知生理,则卫生之学,仅属皮相。不能卫生,则生理之学,如同赘疣。两者相因,不可偏废。"①可见,生理学与卫生学知识的联系密不可分,共同构建起民众卫生知识的普及教育。

随着民国教育的改革,卫生常识课程形成由学前教育到高等教育的网络,处于任一教育层次的学生都能够接受统一标准的卫生教育。比较初级的课程是基础教育中关于卫生习性养成、生理构造分析等方面的内容,比较深入的课程则关于预防医学、社会卫生等。知识的专门化使公众对卫生知识有了前所未有的认知,而卫生作为一门学科开始独立,被用以应对和解决生活中的问题,它的内容与标准逐步固定下来。

三、树立卫生教育标准

知识的选择、组织与陈述体现着社会政治与经济的关系。出版机构大范围生产书籍,催生了渴望接受新思想的阅读型公众,他们通过书店或图书馆来加强联系,通过阅读教科书形成对知识的共识,各类出版物的印刷使得传统社会中原本通过口语传播的知识转化为书面形式。

1905 年,科举制度被废弃,教育改革的主动权逐渐由官方转移到民间,新式现代教育机构取代了书院,成为新型教育的提供者。到

---

① 王兼善编:《生理及卫生学》,商务印书馆 1924 年版,编辑大意第 1 页。

20 世纪 20 年代初,在校小学生与中学生的数量达 680 万[1];到 1936 年,小学在读学生数量达到 1 830 万,中学就读学生达 50 万[2]。1911 年,160 万学生花费了 2 100 万元学费;1937 年,不到 1 300 万学生花费 7 300 万元[3]。教育的变革激发了国人对现代教育的兴趣,现代教科书由此受到关注,成为传递知识的重要媒介。

新式出版环境下的教科书发行,为 20 世纪初的卫生知识教育树立了新的价值与标准。民国时期,由于西方卫生知识的普及,各类医学校得以建立。到了 1912 年,全国公立、私立医学校数量已超过 10 所;1933 年,全国有 28 所西医学校[4]。1912 年,《教育杂志》第 4 期刊登了《教育部审定教科图书暂行章程》,为教科书的编印提供了保障。时人评论道:"民国新制,教科书由国家审定,不由教育部专编专卖,许民间以编辑发行之自由,法至善也。又恐上级机关,独负重要责任,未必完美,特许各省组织图书审查会以辅助之,意至美也。"[5]教科书的发展历程从传统的《四书》《五经》拓展到译介的西方教科书,再到国人自编教科书,打破了传教士点对点的教学模式,使点对面的卫生教育成为可能。

在这样的背景下,出版商通过重构教科书中关于卫生教育的内容,树立起卫生教育标准。根据《民国时期总书目(中小学教材)》《中国近代中小学教科书总目》《北京师范大学图书馆馆藏师范学校及中小学教科书书目》的数据,1902—1937 年,我国共出版中小学生理卫生教科书 53 种。其中,1904 年清政府颁布并实施《奏定学堂章程》

---

[1] 中国教育改进社编:《中国教育统计概览》,商务印书馆 1923 年版,第 1—2 页。
[2] 中国第二历史档案馆编:《中华民国史档案资料汇编》(第五辑 第一编 文化),江苏古籍出版社 1994 年版,第 579—589 页。
[3] 王云五:《商务印书馆与新教育年谱》,台湾商务印书馆 1973 年版,第 44 页。
[4] 《中国的医学教育》,《大公报》1933 年 5 月 9 日第 10709 号,第 11 版。
[5] 帅群:《论采用教科书》,《教育杂志》第 5 卷第 1 期,第 13—15 页。

后，1906—1907 年共出版 10 种卫生教科书；1922 年，北洋政府颁布《壬戌学制》后，次年出版数量为 4 种；1932 年，国民政府教育部颁布《初级中学卫生课程标准》后，出版数量达到了最高峰，1932—1937 年共出版 39 种卫生教科书[①]。

政府的推动加快了卫生教育的普及。1904 年 1 月，清政府颁布《奏定学堂章程》，将医学卫生知识纳入正规的教育体制，新式学校成为卫生教育的核心场所。《奏定大学堂章程》要求京师大学堂八科全设，其中医科设医学、药学。《奏定高等学堂章程》将课程分为三类，其中第三类为进入医科的预备课程[②]。1913 年，政府又颁布《中学校课程标准》，要求中学课程讲授"人身之构造、个人卫生、公众卫生"等知识[③]。新学制颁布后，官方多次确立卫生课程的教学标准，新式出版机构出版了多套卫生教科书，课程纲要可见一斑。根据小学课程标准纲要，小学课程分为国语、算数、公民、卫生、历史、地理等十二个科目，其中的卫生、公民、历史、地理分属于社会科。在初中课程纲要中，课程分类为社会科、语文科、体育科、算术科、自然科、艺术科，卫生、生理、体育组成体育科的内容[④]。

1904 年，由商务印书馆出版的《最新中学教科书生理学》为"最新教科书"系列书籍之一，该书由美国人史砥尔著，谢洪赉译。1907 年，商务印书馆继续出版《生理卫生新教科书》，共计印 22 次，成为清

---

① 卢媛：《近代中学生理卫生教科书的出版与内容特点分析》，《生物学教学》2016 年第 10 期，第 20 页。

② 中国历史大辞典·清史卷编纂委员会编：《中国历史大辞典·清史卷（下）》，上海辞书出版社 1992 年版，第 123 页。

③ 课程教材研究所编：《20 世纪中国中小学课程标准·教学大纲汇编：化学卷》，人民教育出版社 2001 年版，第 2—5 页。

④ 陈学恂主编：《中国教育史研究·现代分卷》，华东师范大学出版社 2009 年版，第 12 页。

末最畅销的卫生教材。该书由孙佐翻译,全书共分十二篇,内容分别为总论、运动器、消化器、新陈代谢、循环器、呼吸器、皮肤和体温、泌尿器、神经器、五官器等,讲述了各系统的器官组成、形态结构、生理功能和卫生保健知识,以及常见的疾病与防治知识①。

1931 年,全国医师代表大会国字第三号提案提出,学校卫生应加授卫生学常识以资普及,理由如下:

> 查今之岘人国是者恒以其国内之道路居处人民之服食习惯为其文野之标准我国教育既不普及卫生常识尤为幼稚个人卫生全不讲究公众卫生莫由推进而于疾病之原因及疫疠之预防更无论矣以致每年枉死于病者不知凡几枉死于疫者又不知凡几究其原因小学教育不能灌输卫生知识养成良好习惯中等教育亦不加授医学常识纠正不良习惯凡此类者均视为不足轻重遂相沿迄今积重难返似应普及卫生知识加授医学常识以说明疾病之起因及卫生之注意扩而充之事或有济②

根据此次会议提案,教育部会同卫生署改订小学卫生教育纲要,针对普及卫生常识给出一系列建议,并通令各地各学校一体设置并使用中学的生理卫生和医学常识等课程、教材。

1936 年,商务印书馆编印复兴初级中学教科书《生理卫生学》,该书由程瀚章编著,于 1937 年初版,累计印 339 次,成为民国最畅销

---

① 张晓编著:《近代汉译西学书目提要:明末至 1919》,北京大学出版社 2012 年版,第 543 页。
② 《第二次全国医师代表大会提案 国字第三号提案 学校卫生加授卫生学常识以资普及案》,《医事汇刊》1931 年第 9 期,第 28—29 页。

的中学生理卫生教科书①。全书共分十七章,开篇阐明了卫生的意义,其余章节分别讲述人体生理系统、心理卫生、免疫意义、病原概论、急救常识、学校卫生、卫生习惯、公共卫生、卫生行政等内容。

总体来看,由新式出版机构印行的国民教科书在新文化运动科学思想的指引下,按照现代科学的门类进行编撰提倡自然科学,引入大量科学知识,为民众普及科学精神。在教科书中,或曰卫生可见文化之进退,认为"卫生之学随着人群进化而发达。世界愈文明。人命愈贵重。保卫生命之学。亦愈精"②;或曰"故现今各国卫生之学。不独为人民所注意。且亦为政府一极大保民之天职也"③。或曰"非极力讲求卫生,无以救既往之积弱。非灌输青年卫生常识,无以造就健康之国民"④。在科学救国、教育救国的趋势下,各系列教科书(见表5-1)倡导实施卫生教育,提高国民健康,以达强身救国的目的。

表5-1　卫生教科书出版概要(1911—1937)⑤

索引	书名	作者/译者	时间	出版机构
市政/地方行政	《学校卫生概要》	李延安	1930年11月	商务印书馆
市政/地方行政	《学校卫生论》	程瀚章	1930年4月	商务印书馆
市政/地方行政	《学校卫生行政》	程瀚章	1930年12月	商务印书馆

---

① 吴艳兰编:《北京师范大学图书馆馆藏师范学校及中小学教科书目:清末至1949》,北京师范大学出版社2002年版,第256页。
② 俞凤宾:《个人卫生篇》,商务印书馆1927年版,第1页。
③ 王兼善编:《生理及卫生学》,商务印书馆1937年版,第205页。
④ 曹非编:《初中实用生理卫生学》,分丰社1928年版,第1页。
⑤ 《商务印书馆图书目录(1897—1949)》,商务印书馆1981年版,第156—159页;中华书局编辑部编:《中华书局图书总目》,中华书局1987年版,第505—517页。

（续表）

索引	书名	作者/译者	时间	出版机构
市政/地方行政	《学生健康的检查》	麦克乐、胡宜明	1931 年 1 月	商务印书馆
体育/运动	《体育卫生》	刘纪元	胜利年 9 月	商务印书馆
生理学/生理卫生	《生理卫生学》（中学教材）	程瀚章	1923 年	商务印书馆
生理学/生理卫生	《生理卫生学》（实用教科书）	顾寿白	1924 年	商务印书馆
生理学/生理卫生	《开明生理卫生学教本》	顾寿白	1932 年	美成印刷公司
生理学/生理卫生	《生理卫生学》（初中教科书）	顾寿白	1923 年	商务印书馆
生理学/生理卫生	《生理及卫生学》	王兼善	1927 年 1 月	商务印书馆
生理学/生理卫生	《生理卫生学》	罗庆堂译	1928 年 10 月	商务印书馆
生理学/生理卫生	《学生之生理卫生》	林寿康	1935 年 3 月	商务印书馆
个人卫生	《学校卫生行政》	程瀚章	1930 年 12 月	商务印书馆
个人卫生	《公共卫生浅说》	程瀚章	1927 年 1 月	商务印书馆
个人卫生	《卫生》（师范学校教科书）	赖斗岩	1935 年 10 月	商务印书馆
个人卫生	《卫生学》（初中复习丛书）	毛震伟	1936 年	商务印书馆
个人卫生	《卫生丛话》	俞凤宾	1927 年 1 月	商务印书馆
个人卫生	《卫生常识问答》	黄子方	1937 年 1 月	商务印书馆

（续表）

索引	书名	作者/译者	时间	出版机构
个人卫生	《个人卫生篇》	俞凤宾	1927 年 1 月	商务印书馆
个人卫生	《日用卫生》（通俗教育丛书）	孙佐	1920 年 6 月	商务印书馆
个人卫生	《旅行卫生》（通俗教育丛书）	庄适	1916 年 8 月	商务印书馆
食物卫生	《营养概论》（职业学校教科书）	吴宪	1934 年 10 月	商务印书馆
食物卫生	《食物卫生》（通俗教育丛书）	张鋆	1933 年 9 月	商务印书馆
食物卫生	《饮食与健康》	张恩廷	1936 年 4 月	商务印书馆
公共卫生	《军队卫生学》（国学基本丛书）	杨鹤庆	1925 年	商务印书馆
自然/常识/卫生	《小学卫生课本教学法》	徐允昭	1933 年 8 月	中华书局
自然/常识/卫生	《小学卫生课本教学法》	徐允昭	1933 年	中华书局
医药/卫生	《家庭卫生》（初中学生文库）	王世伟、陈志潜	1936 年 6 月	中华书局
医药/卫生	《新中华健康教育》	胡定安	1936 年 6 月	中华书局
医药/卫生	《健康指导》（初中生文库）	丁捷臣	1934 年 9 月	中华书局
医药/卫生	《学生卫生宝鉴》	吴传绂	1916 年 12 月	中华书局

（续表）

索引	书名	作者/译者	时间	出版机构
医药/卫生	《卫生法及急救法摘要》	—	1935 年 2 月	中华书局

民国时期,新式教科书是普及知识、启蒙国民的重要媒介。教科书作为教育改良和传授知识的重要载体,承担了塑造近代国民的使命,是民众与权力间知识生产的链接,担负着塑造新国民以及灌输国家意识的任务[①]。在新式出版和教育机构的共同作用下,知识传播逐渐出现新局面。晚清卫生的"强国保种"时代主题发展为"科学救国""教育救国"的理念,并成为中国知识分子的共识。学者们充分意识到常识教育对于建立科学卫生观念的重要性,将重点放在对民众卫生意识的普及上,通过教科书实施学校卫生教育,增进国民健康意识并提高他们的身体素质,从而将民众塑造成现代国民。

第二节　专业期刊：提升学术意识

专业化的期刊能够鼓励学科自觉意识的产生,近代中国出版业的繁荣也印证了这一推理。近代专业科学期刊的普及是形成现代科学启蒙的重要条件。这些与出版机构合作的作家致力于制定学科标准,用通俗语言进行写作,以吸引业余爱好者获得新学科的知识。

---

① [美]季家珍:《改造国家——晚清教科书与国民读本》,孙慧敏译,《新史学》2001 年十二卷第 2 期,第 1—38 页。

一、建立良好公众关系

民国时期的专业期刊是知识界沟通的重要工具，有助于建立良好的公众关系，为宣传新卫生知识体系发挥了一定的作用。卫生期刊既有专业期刊，又有综合杂志，发行部门包括政府机构、学术团体、医疗机构及出版机构(表 5 - 2)。在医药类报刊蓬勃发展下，关于卫生的知识共同体逐渐形成，为新知识传播创造了氛围。基于对日常生活概念的解释，各类知识以专业化的方式被重新分类，以科学为参考标准的思维方式影响了普通人对社会的理解。据统计，五四运动前的 20 余年，已创刊的科技类专业期刊有 100 余种，辛亥革命至五四运动前期，这个数字较过去翻了两番[1]。其间，出版的卫生专业期刊数量可观(表 5 - 2)。这些专业期刊积极地宣传卫生领域的知识及其重要性，引起了民众的关注。

表 5 - 2　卫生专业期刊一览(1911—1937)[2]

期刊名称	创办时间	发行单位
《卫生年刊》	1924 年 6 月	—
《福建省卫生消息》	1937 年 2 月	福建省政府卫生科
《卫生丛报》	1916 年 2 月	
《通俗卫生月刊》	1922 年 4 月	中央防疫处
《体育与卫生》	1924 年 3 月	—

---

[1] 汪晖：《现代中国思想的兴起》(下卷　第二部　科学话语共同体)，生活·读书·新知三联书店 2015 年版，第 1108 页。

[2] 参见读秀中文学术搜索数据库，https://www.duxiu.com。

期刊名称	创办时间	发行单位
《卫生杂志》	1925 年 1 月	北京中央防疫处
《卫生月刊》	1928 年 1 月	—
《卫生公报》	1929 年 1 月	国民政府卫生行政院
《中国卫生杂志》	1929 年 9 月	中国卫生杂志编辑部
《医学卫生旬刊》	1932 年 5 月	博学医院
《卫生事业消息》	1933 年 1 月	—
《医学卫生月刊》	1934 年 4 月	博学医院
《卫生教育周刊》	1935 年 1 月	新江苏报
《大众卫生》	1935 年 1 月	北京第一卫生区事务所
《卫生通讯》	—	江西全省卫生处编

卫生部规定,卫生刊物应注重事实,以改进民众不卫生的习惯为主要目标,并采取白话等易于普及卫生教育的形式,廉价发行,推广卫生知识。1935 年,新生活运动中的重要刊物《卫生杂志》出版,由国医张子英主编,风行全国,内容既涉及推广医学研究的文章,又有介绍卫生常识的内容。

> 卫生杂志、为新生活运动时代重要刊物、出版三载、已风行全国、现闻该刊第二十九期(即一卷五期)已出版、选稿益加精采、关于学术研究方面、有《耳病各论》《六气致病之原理》《大蒜研究》《谈脏器疗法之紫河车》《温热症之白㾦》等题、关于卫生常识方面、有《理发的卫生》《沐浴之种类与功效》、怎样预防砂眼等题、每册另售 角二分、订阅全年、连邮一元、闻自本期起、归本埠文庙路金城杂志公司为总发

行云。①

其他刊物还有《卫生月刊》《卫生报》等，以传递知识为目的，针对社会中的各个群体，如市民、学生、村民、儿童、女性等，进行知识普及与报道。这些期刊内容广泛，主要介绍卫生常识，普及卫生法令，发布与卫生相关的文章和著作。对比早期期刊，专业期刊显著的特征是通俗用语的增加，早先流传于知识精英之间的专业话语被转化为通俗性语言，浅显易懂。1922 年 11 月 28 日，《无锡新报》全文刊登了卫生专业期刊《卫生月刊》的序言，言明创刊是为了解决民众不知"卫其生""卫生之道"的问题：

> 天下人罔不有生。罔不爱其生。当罔不知卫其生。卫生者。勿害其生而已。天下人匪丧心病狂。罔有自害其生者也。然而卒不能无害生者。不知卫生之道也。中国卫生会诸君戚焉忧之。爰属王生世伟辑为是刊。……卫生抑丧。其所以为我矣。是故卫生者。存我之道也。②

掌握卫生知识的专业人士为了普及卫生知识，积极地通过在专业卫生期刊发表文章进行宣传，且大部分在显著位置，提醒民众专业期刊免费附送，分文不收。北京协和医学院教师胡鸿基认为专业期刊对卫生宣传大有裨益，这样描述专业卫生期刊与卫生教育的关系：

> 凡关于卫生智识之宣传者。编有卫生周刊二种。卫生

---

① 《出版界》，《申报》1935 年 7 月 21 日第 22355 号，第 14 版。
② 钱基博：《卫生月刊序》，《无锡新报》1922 年 11 月 28 日，第 4 版。

季刊一种。关系卫生教育之实施者。已与市教育局接洽。先自市立三十八校着手。添设卫生教育一课。其教材已在预备之中。兹因卫生著作。逐渐丰富。卫生事业。逐渐发达。得有扩充卫生宣传之机会。乃将原有之卫生季刊。自十七年一月起。改为月刊。内分图书论著,译述,卫生局工作报告,各种规则,世界各国卫生新闻,等类。已约定国内中外卫生学专家多位。担任常年义务编辑。[①]

在普及卫生常识的过程中,这些内容大致体现在以下三个方面。

第一,依旧延续晚清知识分子对卫生与民族的关注,阐明卫生对于国家的意义,此项内容始终处于公共话题的中心地位。中央防疫处技师金宝善坚定地认为,一切疾病能由公共卫生防疫而减灭,此为国家之幸、人民之福,并且公共卫生能促进公民健康,使他们延年益寿[②]。同时,他还认为卫生是国家各种弱点的中心问题,借此提出今后努力的途径:

> 还有卫生这一个问题——也可以说是各种弱点的中心问题。……环顾国际对于卫生工作之勇往迈进的情形,再审视我们自己的弱点所在,亟应分别缓急,力求改进。我们觉得今后努力的途径,除一面提倡体育和促进卫生教育的实施,以锻练民众的身体,而振奋人民的精神以外;同时还须注重提高卫生行政的效率,推广卫生事业的建设,籍以医疗救济人民疾病之痛苦,普及防疫保健等工作,以免挽救人

---

① 胡鸿基:《卫生月刊之希望》,《卫生月刊》1928 年第 1 卷第 1 期,第 10 页。
② 金宝善:《公共卫生》,《卫生月刊》1928 年第 4 期,第 12—24 页。

口之超格死亡。①

第二，大力开展对卫生运动的解释与报道，主张卫生运动的作用在于使民众达到适当的生活标准，维持健康（图5-1）。王世伟以20世纪20年代在上海开展的卫生运动为例，明确其目标是使市民都能明了卫生的真义和重要性，即卫生不独为自己，也是为公众谋利益，人们有健全的身体才能有希望。以此呼吁市民互相勉励、督促，共同养成良好的卫生习惯②。军人政客陈调元则强调了卫生运动与民族复兴的关系，他

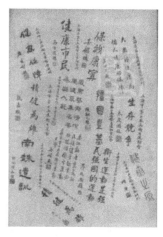

图5-1　卫生运动题词②

认为民众应通过卫生运动深切地意识到卫生对于保卫个人和复兴民族的重要性，要切实践行，并且讲求卫生并非难事，人们只需使生活简单、整齐、清洁即可④。上海中医学院院长、中医学会会长丁济万从迷信与卫生角度强调："迷信与卫生。决难并立。使道士而可驱瘟疫。公醮而可保太平。则吾国社会。早无时疫之发生矣。奈何民众尚不悟及之耶。余望自今而后。实行'破除迷信运动'。'提倡卫生运动'。是则岂特社会之幸。而亦民众之福也。"⑤上海市卫生局所长尤济华提出，卫生运动即提供公共卫生，应有别于传统的卫生，围绕

---

① 金宝善：《卫生与救国》，《卫生月刊》1934年第10期，第7—8页。

② 王世伟：《"卫生"之真义与"卫生运动"之真正目标》，《卫生月刊》1935年第7期，第42—43页。

② 图片来源于《卫生月刊》1936年第6卷第7期，第19页。

④ 陈调元：《卫生运动与民族复兴》，《卫生月刊》1936年第7期，第17—28页。

⑤ 丁济万：《迷信与卫生》，《卫生报》1928年第19期，第4页。

科学方法和常识展开的才是真正的卫生运动①。

从以上社会言论可以看出，卫生成为民众打造新生活的关键要素，能够维持个人生命、保障群众安宁、发展社会经济。李延安从理论、内容、需要三个角度阐述了卫生与新生活的关系：

> 所以礼义廉耻就是新生活的中心理论，凡合乎礼义廉耻的行为就是新生活，但是这与卫生有多少关系？我应当说明卫生不仅限于身体，心理也得包括在内，身心都健全才是健康的人。

> 再就内容来说明"新生活"与"卫生"的关系，新生活里面所包含的德目有整齐、清洁、简单、朴素、迅速、确实等项，而实际生活上的各种公约很多，其中有关卫生的大约至少占三分之一以上，尤其是食、衣、住、行、娱乐这五种生活中的卫生信条为多。

> 3. 按需要来评量末了说到需要上面来，我可以讲"新生活"是当前的需要，而"卫生"是人生基本的要求，在我国的健康状况之下尤其应当注意，不独籍以预防疾病、增进个人幸福、而且足以减少死亡，延长寿命，增加生产，增进国际地位。②

第三，从提倡卫生普及的文章中已经可见新旧医学观念的冲突。民国卫生教育专家杨峻如认为，先进卫生学家提倡的卫生法则不过是拾孔子之余，"食饐而餲。鱼馁而肉败不食。色恶不食。臭恶不

---

① 尤济华：《什么叫做卫生运动》，《卫生月刊》1934 年第 4 期，第 27—28 页。
② 李延安：《新生活与卫生》，《卫生月刊》1936 年第 12 期，第 20—23 页。

食。失饪不食。不时不食。沽酒市脯不食。此岂非卫生之要道乎。今之卫生家言。不外通空气。透日光。慎寒温。洁饮食。然亦不过拾孔子之唾馀耳"①。上海名中医秦之济以伯未为笔名，以中医是否知道卫生方法为中心，提出对改进卫生事业的见解，认为推进卫生建设应注重本国实际，不应盲目采用各国之措施。他还说道："西生的卫生。表面上似较吾国为长。但吾们采取的时候。对于本国的人情。社会的状况。和现时的经济。不可不有切实的考虑。"②弦外之音即指中医能切实考虑本国现状，提供符合社会实际的卫生方法，开展卫生教育。在社会大力提倡卫生运动时，中医界也呼吁应组织有规模的宣传与演说：

> 最近我在报纸上。看见西医方面有发起卫生运动的事情、各处响应的人很多。因为卫生运动。是关于公众的。并不是个人的，对于社会上。很有益处。我们中医。也是医界一份子。所以我希望中医界全体同人。快快组织一个大规模的卫生运动。一方面在报纸上宣传。一方面到路上去演说。使得民众大家知道卫生是很重要的。③

随着专业期刊的日趋成熟，用报纸、演说去组织加强公众卫生常识教育日趋容易。针对非学术群体的普通读者，通俗性语言改变了传统知识的传播形式，吸引普通读者吸收新的知识，越来越多的人清楚地认识到卫生知识的含义。可见专业期刊催生了一批主动接受新知识的读者群体，提升了民众的学科意识。

---

① 杨峻如：《论说：卫生论》，《广济医刊》1929 年第 6 期，第 14—15 页。
② 伯未：《怎样去改进吾国卫生事业》，《卫生报》1927 年第 1 期，第 7 页。
③ 大仁：《谈话：卫生运动》，《卫生报》1928 年第 18 期，第 6 页。

二、塑造大众卫生专家

卫生学专业期刊日渐成为医学界与政府部门普及卫生常识的重要途径。民国时期,医学界与卫生行政部门的工作人员纷纷发表文章,以求推进普通民众对卫生乃至新生活观念的塑造。他们逐渐成为卫生领域的专家和意见领袖,涉及医学专业人士、医学刊物编辑、卫生行政人员等职业。

民国时期,医学专业学者有俞凤宾、程瀚章、胡定安等。他们多有在医学专业学校学习或担任医学刊物编辑等职务的经历。俞凤宾1907年于上海圣约翰大学医学院毕业,后自费赴美留学,获医学博士学位。1915年他回国行医,兼南洋大学校医,1923年任圣约翰大学教授,曾任中华医学会会长、《中华医学杂志》主编等职[1]。胡定安以第一名毕业于浙江省立医药专科学校医科,后于德国柏林大学医科及普鲁士公共卫生学院学习,获得医学博士学位。回国后历任南京特别市卫生局局长、中央政治学校卫生行政教授、考选委员会医学组主任专门委员等[2]。程瀚章毕业于江苏省立医业学校,曾担任北立高等女子师范学校生理学教授,1923年在商务印书馆任医学编辑。学科背景使得专业学者们懂得运用教科书、专业期刊等媒介,最优化地普及卫生常识。邹韬奋曾评价俞凤宾为最热忱的医学顾问,积极地答复读者来信中的疑难问题,以一己不怨不倦的精神,为普通读书普及卫生知识[3]。

---

① 马学新等主编:《上海文化源流辞典》,上海社会科学院出版社1992年版,第511页。
② 王东胜、黄明豪主编:《民国时期健康教育文集》,江苏人民出版社2008年版,第305页。
③ 中国韬奋基金会韬奋著作编辑部编:《韬奋全集》(第三卷),上海人民出版社1995年版,第260页。

第三节　工具丛书： 规划卫生图谱

　　工具丛书的编撰一方面系统化地展现了知识；另一方面协助教育机构，提供了教科书替代品或自修课程辅导资料，使人们自学知识成为可能。

　　出版的标准化催生了新编目与索引的出版，每一个索引的编制过程就是重新分析未被索引过文本的过程。版式的合理化有助于学术的系统化，版面安排和表现形式对读者的思维会产生影响，书籍形式的变化也可能导致读者思维模式的变化。

　　《万有文库》被视为民国时期的百科全书。1929 年，这套丛书将此前十余年出版过的各类丛书整合在一起，形成综合性丛书。该丛书分为两集，共收录图书 1 700 余种，装订为 4 000 册，1929—1934 年由商务印书馆排印，包含自然科学、社会科学、人文艺术等各方面的书籍及参考书，系统分明，方便实用[1]。

　　当时的《万有文库》风靡一时，受到民众的广泛喜爱。其中，《百科小丛书》是第一集中书籍种类最多的丛书，对现代科学主题进行介绍，每一本书专门介绍一个学科，内容广泛且深入[2]。该系列丛书收录了由俞凤宾、程瀚章著的《万有文库》第一集一千种《卫生要义》，内容分为营养卫生、维生素、食品与消化、动作机能、脑部卫生、口部卫生、疾病预防、传染病、免疫原理等十一个章节。在导论中，作者开门

---

① 瞿冕良编著：《中国古籍版刻辞典》，齐鲁书社 1999 年版，第 16—19 页。
② 高哲一：《为普通的读者群体创造"知识世界"——商务印书馆与中国学术精英的合作》，载于张仲民、章可编：《近代中国的知识生产与文化政治——以教科书为中心》，复旦大学出版社 2014 年版，第 83 页。

见山地提出了卫生要旨：

> 卫生学，乃保持健康之学。其要旨有二：（一）在于巩固自己之体质，使各脏腑发展其适宜之本能。（二）在于杜绝传染病之侵袭，使病原微生物不得侵入我体内。[1]

> 卫生非空谈可以了事，非如何志愿，如何期望，即可达到目的；必须切实躬行，以身作则，使举止行为，合乎学理，养成一种有益于身心之习惯；知行合一，利益无穷焉。[2]

系列丛书对卫生知识、卫生学进行了明确定义，将重点放在健康、预防等方面，通过对人体机能及运行的介绍和对传染免疫等知识的普及，期望达到使人保持健康的目的，并显示医学与卫生学的边界。虽然同属医学卫生栏目，但两者的内容各有侧重。医学注重疾病诊断、治疗、医学技术的发展，以及中西医的冲突；卫生学则关注预前，通过对生理构造的了解，避免疾病的发生。两者分别独立成为医学卫生下的栏目，这一点通过民国时期出版的书籍索引目录有所体现（表5-3）。

表5-3 卫生丛书一览(1911—1937)[3]

索引	书名	作者/译者	时间	出版机构
学校卫生	《学校卫生》（医学小丛书）	上官悟尘	1934年2月	商务印书馆

---

① 俞凤宾、程瀚章：《卫生要义》，商务印书馆1930年版，第1页。

② 同上书，第2页。

③ 《商务印书馆图书目录(1897—1949)》，商务印书馆1981年版，第157—162页；中华书局编辑部编：《中华书局图书总目(1912—1949)》，中华书局1987年版，第505—517页。

（续表）

索引	书名	作者/译者	时间	出版机构
地方行政	《学校卫生要旨》（医学丛书）	俞凤宾	1925 年 9 月	商务印书馆
地方行政	《市卫生论》（市政丛书）	宋介	1926 年 3 月	商务印书馆
地方行政	《苏联保健事业》（苏联小丛书）	王师复译	1937 年 11 月	商务印书馆
个人卫生	《个人卫生论丛》（医学丛书）	俞凤宾	1934 年	商务印书馆
个人卫生	《学校卫生要旨》（医学丛书）	俞凤宾	1925 年 9 月	商务印书馆
个人卫生	《通俗卫生》（医学小丛书）	金子直	1935 年 7 月	商务印书馆
个人卫生	《公民卫生》（新知识丛书）	程瀚章	1924 年 12 月	商务印书馆
个人卫生	《儿童之卫生》（医学小丛书）	张任华	1924 年 3 月	商务印书馆
个人卫生	《卫生学通论》（医学丛书）	宋健	1931 年 8 月	商务印书馆
性卫生	《性欲卫生论丛》（家庭丛书）	俞凤宾	1933 年 5 月	商务印书馆
性卫生	《性欲卫生》（医学小丛书）	胡定安	1925 年 11 月	商务印书馆
妇女卫生	《女性卫生》（医学小丛书）	郭人骥	1922 年 12 月	商务印书馆
妇女卫生	《妇女卫生新论》第 1 集（妇女丛书）	景逊译	1927 年 2 月	商务印书馆
公共卫生	《公共卫生概论》（医学丛书）	胡鸿基	1929 年 10 月	商务印书馆

（续表）

索引	书名	作者/译者	时间	出版机构
医药、卫生	《公共卫生概要》（中华百科丛书）	赖斗岩	1937 年 4 月	中华书局
医药、卫生	《非常时期之公共卫生与救护》（中国新论社非常时期丛书）	金宝善	1937 年 11 月	中华书局
医药、卫生	《工厂卫生浅说》（民众工业丛书）	施穆	1930 年 10 月	中华书局

其他工具书如《新医药辞典》，由程韵章、庄畏仲合编，世界书局 1935 年出版，收录医学卫生常用名词 7 300 余条，内容包括内科学、外科学、儿科学、妇私学、产科学、眼科学、耳鼻咽喉科学，口腔科学、皮肤科学、精神病学、法医学、解剖学、生理学、生化学、药理学、寄生虫学、卫生学等学科，为 20 世纪 30 年代较有影响的医药辞典①。

可见，以工具丛书为形式的知识传播为权力机构和知识精英提供了强大的技术支持，以加快实现教育国民、普及科学的目标。同时，反映了传统知识体系分类从以儒家思想为核心向西方的以科学为中心的知识体系的转化。

标准化出版的图书促使知识强化效应的出现。20 世纪 20 年代，出版商与知识精英、大学学者合作，通过向知识界派发出版任务，形成了一系列专业学科书籍的出版类目，生产出大量展现现代学术知识的出版物。新的图书生产方式在学者与出版商的关系中，塑造了

---

① 盛广智、许华应、刘孝严主编：《中国古今工具书大辞典》，吉林人民出版社 1990 年版，第 914 页。

一种新型的角色，他们既能熟练地运行机器，又能编辑图书，建立学会。这些兼学者和印刷商角色于一身的人，转瞬又成为百科全书、词典和编年史的编撰者。在加工文本以备出版的过程中，他们选择并实施内部的运作规范，并最终形成一套标准。这样的决策要求学者、出版者等有学问的人互相沟通，无形中使出版机构成为学术中心。正是由于学者与出版机构的协作，大规模的丛书出版活动得以大范围地开展。王云五曾经期许：

> 我为补此缺憾，首先拟从治学门径着手，换句话说，就是编印各科入门之小丛书。大体言之，计有《百科小丛书》《学生国学丛书》《国学小丛书》《新时代史地丛书》《农业小丛书》《工业小丛书》《商业小丛书》《师范小丛书》《算学小丛书》《医学小丛书》《体育小丛书》等，拟于三四年内陆续编印各百十数种，务期各科各类具备。①

对卫生知识的分类于此时初见端倪。近代出版的工具书的编者大都具有较高的知识修养，既上通中国社会的权力阶层，又与底层民众相连，并希望通过出版活动在中国建立相关的研究领域。就内容而言，这些书籍可为普通读者提供基本知识，既包括西方的学术思想，又囊括中国传统的文献资料②。克提乌斯（E. R. Curtius）曾认为，可将百科全书及其类别视为对知识的表现或体现③。彼得·柏克

① 转引自张仲民、章可编：《近代中国的知识生产与文化政治——以教科书为中心》，复旦大学出版社2014年版，第79页。
② 李家驹：《商务印书馆与近代知识文化的传播》，商务印书馆2005年版，第345—351页。
③ E. R. Curtius, *European Literature and the Latin Middle Ages*, Harper Torchbooks, 1963, pp. 302–347.

也认为,百科全书最初所指的是教育性课程,能够协助高等教育系统中的学生,或者作为教育组织系统的教育用品,以帮助人们完成自修的过程①。

民众通过工具丛书进行自学、自修,完成了知识的世俗化过程,削弱了空间地理对西方卫生知识传播的影响。学生在新式学堂学习时不得不聚在一起聆听;阅读专业期刊时,知识的连贯性又无法得到满足。工具丛书无疑提供了另一种学习路径,标准化的知识通过出版物广泛流传,详实的内容及其不受空间限制的特点为互不相识的人提供了更丰富的选择,有利于卫生知识的系统化传播。

总体看来,民国初年,国人自主编撰教科书、专业期刊、工具丛书,这些出版物内容更丰富,价格更低廉,出版速度更快,传播范围更广。这些出版物的流通改变了技术与社会关系,同时改变了社会结构,影响了大部分民众的日常生活②。

各教育阶段的课程设置包括经过知识精英选择的西方卫生基础知识。在1913年,《大学令》和大学规程对学科门类进行规范时,整个西方学科分类系统及知识呈现都被重新整合了③。教科书提供给个体读者更多规范的知识,流通教科书数量的增加和内容的体系化,加强了权力阶层对民众知识获得的控制和引导。

专业期刊及工具丛书的出版为卫生知识提供了初步的价值标准。20世纪20年代,由商务印书馆出版的《万有文库》成为民国时期

---

① [英]彼得·柏克:《知识社会史:从古腾堡到狄德罗》,贾士蘅译,台湾麦田出版社2013年版,第165页。

② [美]芮哲非:《谷腾堡在上海:中国印刷资本业的发展(1876—1937)》,张志强等译,商务印书馆2014年版,第8页。

③ 左玉河:《从四部之学到七科之学——学术分科与近代中国知识系统之创建》,上海书店出版社2004年版,第197页。

中国学术精英与最大的商业出版机构紧密合作的产物①。王云五等出版商重新审视了文本与思想间的关系，推动了学术知识的标准化。这个过程不仅有益于中国各大现代出版机构，也对初涉新知识圈的知识精英大有裨益。

各类印刷物的流通使社会上的读者构成发生重大变化，他们一方面深受传统文化影响，另一方面又饶有兴趣地对新学等产生关注②。在这样的背景下，随着西学知识传播的深入，卫生知识得以大范围、多产量印刷出版。民众被塑造成阅读型公众，关注出版物中种种关于卫生的问题，积极参与讨论，并发表自己的观点。

---

① 高哲一：《为普通的读者群体创造"知识世界"——商务印书馆与中国学术精英的合作》，载张仲民、章可编：《近代中国的知识生产与文化政治——以教科书为中心》，复旦大学出版社 2014 年版，第 83 页。

② 郭平兴：《技术的社会文化史：论印刷与近代中国社会变迁——兼及对近代印刷史研究的若干思考》，《中国出版史研究》2017 年第 2 期，第 41—57 页。

第六章

被教化的民众： 养成卫生观念

知识论争是文化冲突的结果,即处于支配地位的文化成为普遍的文化①,媒介一定意义上加速或协助了这一过程。同时,媒介对全民关注的事件的影响使媒介本身成为承载集体记忆的重要角色,西方卫生知识通过媒介与普通民众的生活习惯相连接,形成了新的知识网络。

第一节　可视、可听： 卫生的形象化

民国时期,大部分普通民众的卫生意识淡薄,个人在生活中不注重卫生,体弱多病,公共环境也脏乱不堪。为塑造现代国民,政府开始着力进行卫生知识普及,民众运动成为普及群众卫生知识教育的重要手段之一。新生活运动是近代中国第一次由政府主导的改良民众日常生活的运动。在这场运动中,"规矩"和"清洁"被视为复兴国

---

① 汪晖:《现代中国思想的兴起》(下卷　第二部　科学话语共同体),生活·读书·新知三联书店 2015 年版,第 1330 页。

民道德的第一步。

针对国人现实生活状况，《新生活纲要》第一条便为新生活之准则："生活须知，礼义廉耻。整齐清洁，简单朴素；迅速确实，共同一致。食衣住行，依此为据；既适卫生，又合规矩。民族复兴，但看此举！"①从准则内容可以看出，讲究清洁是卫生的重要内容，清洁与礼义廉耻紧密相连，成为道德养成的基础工作。政府希望通过卫生运动改变长期以来民众不重视卫生的状态，培养国民的卫生意识，继而从整体上提升民族的健康状况。《申报》刊登评价关于新生活运动的广告："体虚多病，在于漠视卫生，人民羸弱，遑言强国，新生活运动，督促注重卫生，法良意美。"②

对于读写能力较低的普通民众，抽象的卫生知识如何转换为具体形象的知识成为传播过程中亟待解决的问题，即政府、学者应使用何种方式呈现卫生知识的现代性，并将其转化为普通民众所能接受的形式。

诸多卫生专业期刊对卫生教育的宣传方式进行了讨论，为理解当时卫生知识的普及方式提供了资料。有观点认为，地方卫生宣传可以采取悬挂卫生标语牌、设置定期卫生布告栏、举行卫生运动会、举办卫生展览会、设置卫生陈列所、组织学生演讲队、推广卫生电影、发行卫生刊物等方式③；也有看法提出，卫生教育无外乎文字、图画与演讲三种方法，图画最普遍、易懂，讲演效力较大但覆盖面有限，而文字传播则不及图画传播范围广泛④；另有观点指出，专业社团对于卫

---

① 《新生活运动纲要》，读秀网，http：//book. duxiu. com/EncyDetail. jsp? dxid = 403606942588&d = 43746EFAD9BC9881390B5309E6A97738，最后浏览日期：2021 年 3 月 16 日。
② 《注重卫生》，《申报》1935 年 10 月 4 日第 22430 号，第 2 页。
③ 《地方卫生宣传大纲》，《卫生月刊》1929 年第 1 期，第 36—39 页。
④ 《卫生教育的三种法子》，《卫生月刊》1928 年第 9 期，第 10 页。

生教育的重要性,认为中华卫生教育会是中国卫生运动的创始者,应担负起协助并指导各地卫生运动的责任①。可见,普及卫生知识的过程中,通俗易懂的传播方式,如文字、图画和演讲等代替了往常以单纯文字为主的传播渠道。

一、口语媒介:听懂卫生

在口语文化中,语词受语音约束,决定了人们的表达方式和思维过程。为了有效地保存和再现思想,知识传播者必须用有助于人们记忆的模式来思考问题②。

对于如何普及文明,梁启超曾言:"大抵国民识字多者,当利用报纸;国民识字少者,当利用演说。"③在演说的诸多公共议题中,宣传卫生占据着不可忽视的位置。为推广新式卫生,演讲是民众易于接受的重要方式之一。

> 惟仰仗医生将公共卫生之要旨著成论说或用演说法以布告大众且督促警察以实行之则庶几其有济乎(乙)社会缺乏普通知识致医生能力减少迩来普通社会渐知西医之益故求治于西医者渐多然往往以误传讹致信仰者尚在少数之列是由于社会缺乏普通知识故也欲祛此弊仍仰西医将慈善家之本心实行教育家之手段引人研究普通卫生及生理等学则

---

① 《协助卫生运动》,《卫生月刊》1928年第4期,第10页。
② [加]戴维·克劳利、保罗·海尔编:《传播的历史:技术、文化和社会》(第五版),董璐、何道宽、王树国译,北京大学出版社2011年版,第81—85页。
③ 付祥喜、陈淑婷编:《梁启超集》,广东人民出版社2018年版,第228页。

将来收效当亦未可限量也①

　　演讲以卫生行政机关为主导，组织卫生演讲队，在公共娱乐场所和民众聚集地设立讲演所，进行卫生要义演讲，解释各项卫生章程。演讲材料除卫生部颁行的刊物，还包括卫生学者的相关著述。从 20 世纪 20—30 年代《申报》的新闻报道中可见一斑。报道称"以卫生运动。为公民运动中最要之急务"，更将"组织卫生演讲团往各茶园街衢间宣传"②，即以演讲的形式推进现代卫生知识的普及与宣传。

　　演讲定期举行，主讲者既有政界官员，也有专业人士；既有行政部门、专业社团，又有教育机构。如上海市卫生局举行公开卫生演讲，"放映市政及卫生影片、任人前往参观听讲、张市长亲莅主席、敦请公共卫生博士俞凤宾、胡宣明二君莅会演讲《平民的冬季》等题"③；青年普益社每届夏季有卫生演讲会，"请富有卫生学经验之士担任演讲并用影灯以表演之俾"④；沪北五区商业联合会义务夜学所设卫生演讲会，"由会长主席报告开会宗旨后请青年会童子部宋福华演说影灯卫生之要旨并做影戏"⑤；西华德路民福学校举行露天卫生演讲，"首由校长翁国勋报告宗旨。继请周梅村及该路卫生处陈安澜次第演讲卫生之大要并用青年会卫生影片逐片详解直接间接传染病之害"⑥；中华医药学会年会开展通俗卫生演讲，"中国卫生会商请海上名医及卫生家组织演讲会、准于七月二十日至八月十五日间、借昆山

①《沈金事对于医学之演说》，《申报》1917 年 4 月 18 日第 15866 号，第 11 版。
②《地方通信·宁波》，《申报》1928 年 7 月 31 日第 19890 号，第 10 版。
③《本埠新闻二·明日开始卫生运动》，《申报》1928 年 12 月 14 日第 20025 号，第 15 版。
④《本埠新闻·普益社之卫生演讲队》，《申报》1919 年 8 月 7 日第 16691 号，第 11 版。
⑤《本埠新闻·义务夜学之卫生演讲会》，《申报》1920 年 5 月 20 日第 16980 号，第 11 版。
⑥《本埠新闻·各学校消息汇纪》，《申报》1921 年 7 月 14 日第 17382 号，第 15 版。

路东吴第二中学大礼堂、除星期六星期日外、每日下午八时至九时、分门演讲、凡志愿听讲者、无论会员非会员、均得入座、并不收纳会费……"[1];等等。

演讲内容多为与民生相关的卫生知识,以直白易懂为特点,促进普通民众自我卫生意识的觉醒。一方面,将卫生演讲纳入通俗教育团的行程,"青年会童子部举行通俗教育团之卫生演讲、童星门为演讲员题为《卫生是什么》到会听讲者百余人"[2];另一方面,将现代卫生知识细致到方方面面,青年会卫生运动纪实中将卫生防疫分为五种方法,以普及卫生知识:(一)断病根,如杀兽灭菌之类;(二)杀病势,如锁疯兽及病人隔离而居之类;(三)杜病媒,如临时断绝铁路等交通扑杀一切昆虫之类;(四)自卫,如在疟疾盛行之地,睡时一律用帐幕以防蚊虫之类;(五)自强,如用种毒法(如种牛痘),时常训练最能杀菌之白血轮之类[3]。

除演讲外,歌曲、格言等口头媒介也被运用于现代卫生知识的普及。歌曲被刊行之后,吟诵、歌唱和创作的方式随之变化,付诸印刷的歌谱使大规模集体吟唱卫生歌曲成为可能。此外,知识传播过程中会使用许多别称或其他套语,便于人们回忆[4]。卫生习惯(图6-1、图6-2)被写进歌曲、格言里(图6-3、图6-4),伴随着音调,有助于增强话语的节奏感,有助于人们记忆,最终构成知识的实质。

---

① 《中国卫生会组织卫生演讲会》,《申报》1922年7月12日第17738号,第16版。
② 《本埠新闻·通俗教育团之卫生演讲》,《申报》1920年5月10日第16960号,第10版。
③ 《本埠新闻二·青年会之卫生演讲纪》,《申报》1921年6月20日第17358号,第10版。
④ [加]戴维·克劳利、保罗·海尔编:《传播的历史:技术、文化和社会》(第五版),董璐、何道宽、王树国译,北京大学出版社2011年版,第83—85页。

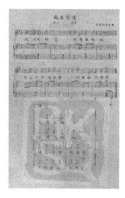

图6-1 《卫生习惯》①

图6-2 《卫生信条歌》②

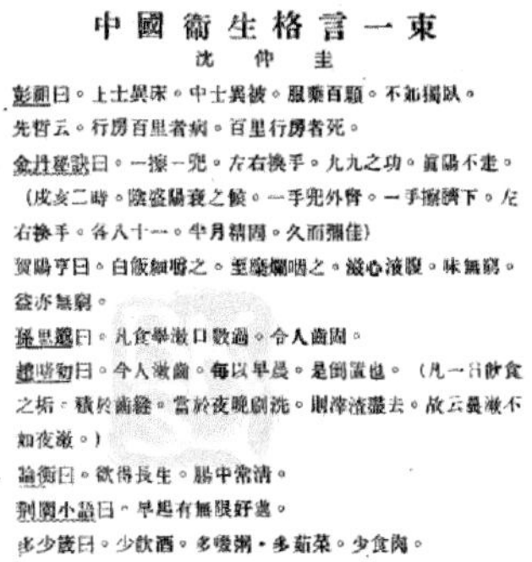

中國衛生格言一束

沈仲圭

彭祖曰。上士異床。中士異被。服藥百顆。不如獨臥。

先哲云。行房百里者病。百里行房者死。

金丹秘訣曰。一擦一兜。左右換手。九九之功。真陽不走。（戌亥二時。陰盛陽衰之候。一手兜外腎。一手擦臍下。左右換手。各八十一。半月精固。久而彌佳）

賀陽亨曰。白飯細嚼之。至糜爛咽之。潤心滋腹。味無窮。益亦無窮。

孫思邈曰。凡食畢漱口數過。令人齒固。

趙嗜菊曰。今人漱齒。每以早晨。是倒置也。（凡一日飲食之垢。積於齒縫。當於夜晚刷洗。則滓渣盡去。故云晨漱不如夜漱。）

論衡曰。欲得長生。腸中常清。

剡園小語曰。早起有無限好處。

多少箴曰。少飲酒。多啜粥。多茹菜。少食肉。

图6-3 《中国卫生格言一束》③

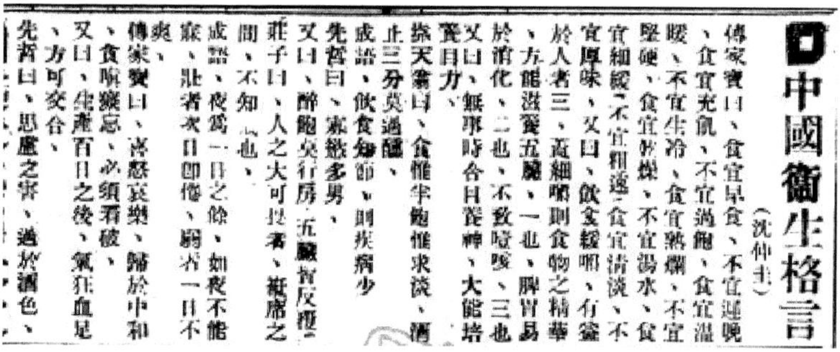

中國衛生格言（沈仲圭）

傳家寶曰、食宜早食、不宜遲晚、食宜充飢、不宜過飽、食宜溫暖、不宜生冷、食宜熟爛、不宜堅硬、食宜軟燥、不宜湯水、食宜細緩、不宜粗速、食宜清淡、不宜厚味、又曰、飲食緩嚼、有益於人者三、蓋細嚼則食物之精華、方能滋養五臟、一也、脾胃易於消化、二也、不致噎嗆、三也、又曰、無事時合目養神、大能培養目力、

蔡天齋曰、食惟半飽惟求淡、酒止三分莫過醺、

成語、飲食知節、則疾病少

先哲曰、寡慾多男、

又曰、醉飽莫行房、五臟皆反覆、

莊子曰、人之大可畏者、袵席之間、不知戒也、

成語、夜為一日之餘、如夜不能寐、壯者次日即倦、弱者一日不爽、

傳家寶曰、喜怒哀樂、歸於中和、貪嗔癡忘、必須看破、

又曰、生產百日之後、氣狂血足、方可交合、

先哲曰、思慮之害、過於酒色、

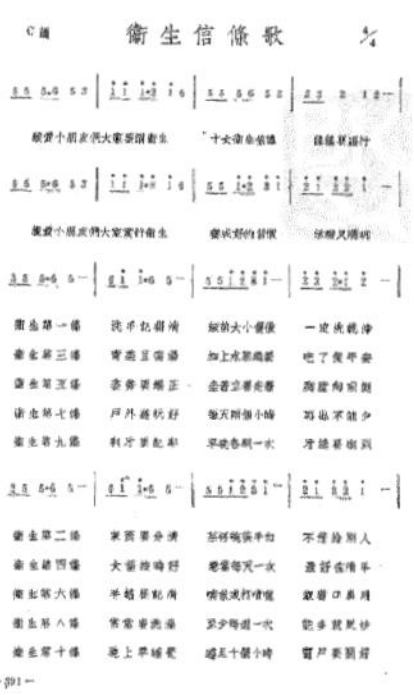

图6-4 《中国卫生格言》④

行政部门、民间社团和教育机构大规模普及现代卫生观念，从一定意义上来说，普通民众虽能够获得倾听卫生演讲的自主权，但他们是否接受知识，还需要传播效果来证实。

---

①《妇女新生活月刊》1937年第5期，第10页。

②《卫生月刊》1936年第6卷第8期，第34页。

③《广济医刊》1926年第3卷第4期，第55—57页。

④《幸福报》1928年第5卷第1期，第40—41页。

二、视觉媒介：看见卫生

新知识的传播通过文字、声音、图像等多种媒介的大量复制来达成，文字传达的信息与知识更为抽象，图像等视觉性媒介适于将抽象的知识形象化。彼得·柏克认为，图像材料能提供文字所忽略的社会真实面向的证据[①]。视觉既能记录运动，又能记录静止的状态，形成一种解剖式的感官，适用于将各种观念传达给识读水平低下的民众。

在推广新卫生观念的过程中，知识和信息大多通过文字印刷刊发，印刷技术的发展使这些书刊常配有插图、漫画等元素，使抽象的知识形象化。如在《新生活运动纲要》中，卫生被划分为个人家庭卫生与社会卫生，涉及衣食住行的要求多达几十条。在个人与家庭方面，纲要要求人们穿戴整洁、食物洁净、饮食清洁等；在公共场所，纲要提出应注重公园、车站、码头等人群聚集地的卫生；在公共卫生方面，纲要提倡清扫街道、规范垃圾倾倒、预防传染疾病等。

传播卫生清洁理念的过程实际就是普及与传递知识的过程，即告知普通民众如何参与这项运动，幻灯、电影、布告、标语、展览会、新闻图片等视觉性媒介以图像为中心，以启蒙普通底层民众近代卫生知识观念为目的，提升了民众对卫生的系统性认知。1935 年，《卫生月刊》报道了以运动推进卫生知识普及的相关要闻：

> 本局为促进平市卫生起见，会于去年春间举办第一次卫
> 生运动大会，及儿童健美比赛，使市民重视日常卫生。自举

---

① 陈建守：《图像的历史重量——引介彼得·柏克著〈目击——当作历史证据的图像用途〉》，《新史学》2007 年第 3 期，第 197—203 页。

办以来,迄已匝年,环顾市面卫生业务,确有相当进步。经本局为循去年成例,拟于五月十二日起至十九日止,举行北平市第二次卫生运动大会八日,以资普遍,推进卫生知识。[1]

其中,大会项目的第三、四、五条提及应充分运用视觉性媒介普及卫生知识。例如,开办展览会,陈列革新卫生物品任市民自由参观;让人们观看关于卫生的戏剧及电影;出版刊物,制作卫生标语,张贴于各街市。正是通过此类潜移默化的普及,关于现代卫生的知识和观念逐渐渗透至人们的日常生活,建立起视觉行为与科学新知的联系,将知识传递给民众,加深了他们对现代卫生知识的认知。

第一,幻灯电影。在近代中国视觉文化中,幻灯与电影是广泛流行的影像放映活动,两者均面向公众,形成一种剥夺性的视听效果,影像逼真,变幻无穷[2]。在幻灯电影传递的视觉感官中,普通民众仿佛身临其境。

20 世纪媒介技术的进步使卫生幻灯电影成为各省市卫生行政主管部门大力推广的媒介,通过免费放映,任人观影,宣传影片及幻灯中包含的卫生标语。幻灯电影的复制保存功能使得知识在展示和传达的过程中更容易被民众接受。因此,它们能有效地吸引民众的注意力,伴之以卫生宣讲人员的引导解释,使抽象的卫生知识更易于理解和接受。

天津鼓楼西福音堂订于本月二十日(星期四)晚八点钟

---

[1]《筹办第二次卫生运动大会》,《卫生月刊》1935 年第 7 期,第 39—40 页。
[2] 唐宏峰:《虚拟影像:中国早期电影媒介考古》,《电影艺术》2018 年第 3 期,第 3—10 页。

有幻灯讲演家庭卫生。约请各界人士前往观听云。①

本路夏令卫生运动委员会为唤起员工民众注意夏令卫生起见,特于本月一二两日午后八时至十时先后在浦口浦镇举行电影宣传。由中央摄影场派员映放关于新生活运动卫生事项影片以及最新摄制之中外新闻片二十余卷。②

昨日下午七时,本市一区党部宣传部、领道所辖分部及各团体、各工会举行卫生宣传运动,提灯游行大会、……沿途皆高呼口号。演讲地点为小东门及老西门,听众非常踊跃。浦东方面由第五区党部领道。昨日开映电影。③

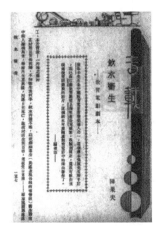

图6-5 《饮水卫生　教育电影剧本》⑤

1915—1919年,民国教育部颁布了《通俗教育讲演规则》《全国教育计划书》,其中提及幻灯及活动影片作为通俗教育用品对社会有最良之功用④。幻灯电影为人们深入理解与接受现代卫生知识提供了途径,各地各部门在纳聚人气的同时,常举办幻灯讲演及电影播放活动来普及卫生知识(图6-5),

① 《时闻:幻灯讲演家庭卫生》,《通俗教育丛刊》1922年第15期,第146页。
② 《夏令卫生运动会举行电影宣传》,《津浦铁路日刊》1937年第1866期,第36页。
③ 《卫生运动宣传昨日开始》,《时报》1929年8月11日,第5版。
④ 刘英杰主编:《中国教育大事典(1840—1949)》,浙江教育出版社2001年版,第710—724页。
⑤ 《民众教育通讯》1934年第3卷第10期,第157—161页。

向民众传递与灌输卫生要义，通过影像阐释现代卫生知识，并建构健康国民的政治想象。

> 对于实施卫生各事。成绩颇著。兹悉该会为宣传卫生常识起见。分期举行幻灯演讲。七号下午七时起在齐门外齐贤学校。八号在潘儒巷东四校。九号在养育巷耶稣堂。十号在大儒三巷高小学校。并备音乐。幻术。歌曲等。以增兴趣云。[1]

变革时期，知识精英强调卫生与强国复兴的关系，政府强调卫生与现代国民的关系，这些知识与观念多局限于有阅读能力的识字人群，或中小学教科书、工具丛书、专业期刊中。由于内容多空泛抽象，普通民众常常无法理解并运用。幻灯电影作为重要的视觉性媒介之一，使抽象知识形象化。同时，由政府各部门审核的版本加入了意识形态内容，便于融入民众的日常生活，以达到教化普通民众的目的。

第二，标语布告。标语布告指标示于公共场合的格言或句子，通过简短的语句吸引社会群体的注意力，引导公众关注特定的目标，具有动员、激励、劝说等功能[2]。标语布告有助于公众获取知识，缺乏阅读能力的民众可以从张贴者的朗读中得知标语布告的内容。虽然这种方式并未直接提高普通民众的识读能力，却增加了信息与知识的流动，使越来越多的信息与知识被人们接收并广泛流传。

宣传卫生知识的标语栏常悬挂于街巷口的墙壁上，材质以木头或白铁为主，颜色以鲜明醒目的白底红字或蓝底白字为主。《申报》

---

[1] 《卫生会幻灯演讲》，《时报》1922年8月8日，第6版。
[2] 韩承鹏：《标语口号的功能研究》，《思想理论教育》2008年第15期，第56—61页。

曾记录了两路新生活运动推进会用于宣传的十条标语：（一）重组织，要服从；（二）迅速准确；（三）遵时刻，惜光阴；（四）见义勇为，合作互助；（五）节物质；（六）生活军事化；（七）尚劳动，讲卫生；（八）规矩清洁；（九）简单，朴素；（十）明礼义，知廉耻①。这些标语分别被悬挂于铁路沿线各站的醒目之处。

布告栏与标语栏类似，常悬挂于街巷墙壁上或其他适当场所，为专栏刊登各项卫生公告及卫生宣传材料，内容多以文字、图表为主，鲜明美观。此外，卫生部还专门颁发了关于设置布告栏的管理办法，对布告设置地点、样式、类别、注意事项作了明确规定。

设置布告栏管理办法②

一、设置卫生布告栏地点如下：

（1）街道适当处所；（2）公园；（3）体育场；（4）图书馆；（5）讲演场；（6）学校、工厂、矿厂等公共场所附近；（7）戏院、游艺场等娱乐场所附近；（8）车站；（9）船埠；（10）公路旁；（11）各乡村；（12）其他认为适当之地点。

二、布告栏式样如下：

1. 框式　用木边制成一框形。附于墙壁上，即利用墙壁作底面。

2. 平面式　制成一平面板，下作二脚，以便插入土内，板二面皆可用。

3. 三角式　用三面合成三角形，下作三脚以便插入土内，三面皆可用。

---

① 《路局各站悬挂新生活标语》，《申报》1935 年 9 月 16 日第 22412 号，第 12 版。
② 王东胜、黄明豪主编：《民国时期健康教育文集》，江苏人民出版社 2008 年版，第 36 页。

4. 十字式　用二板交叉成十字形,有八面可用,下作四脚,以便插入土内。

5. 其他就地设施认为适当之形式,可酌量规定。

三、各种布告栏式样可因地点之适合与否而择用之。

四、布告栏大小可因地点及需要而规定。

五、布告栏张贴布告类别如下:

1. 地方主管卫生行政机关所制卫生宣传品及公告等项。

2. 复印中央所颁发卫生宣传材料及公告等项。

3. 地方卫生政令、通告等项。

六、张贴布告须注意事项如下:

1. 前项一二两款布告除一般者外,须分别地方、季节及当地需用情形张贴。

2. 前条一二两款布告除单件外,其可成系统者,须按照系统依次张贴。

3. 前条一二两款布告须随时更换。

七、卫生刊物除文字表示之外,须注重图画表示或插图表示。

八、编制卫生刊物应注意事项如下:

1. 须浅要明显用白话语体以一般人均能了解为准。

2. 须用不同之颜色写画,或用不同颜色之纸张,或用图案、花边,务期鲜明美观,能促起观者注意。

3. 须切合事实,以引人入胜。

4. 须注重反式,以资警惕。

标语布告采用正面宣传的方式对普通民众进行教化,语句通俗易懂,成为目不识丁的群众了解现代卫生知识的重要途径。标语布告的意义生产与接受需要在一定的时空中得以实现,其作为在公共空间的物化形式,承接了构建国家与民族现代性的诉求,以最直接、迫切的语言表明了当时中国对现代性诉求的决心和目标①。作为视觉性媒介,布置于人群集中之处的标语布告以熟悉的语句便于人们识别、记忆,从而了解宣传内容,以达到政府规范、约束群众思想的目的。

第三,展览会、博览会,这是政府宣传积极政策的重要渠道②。民国初期,大部分民众的阅读能力不高,为了能让民众更直观地理解卫生知识,卫生行政主管机关常举办展览会、博览会(图 6-6),由医学卫生专家指导,每年举办,每次展览为期 1—2 个星期,免费对市民开放。

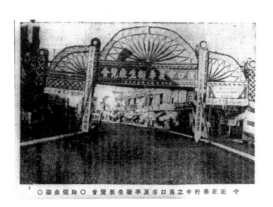

图 6-6　汉口市夏季卫生展览会③

在展览会和博览会上,政府善于利用多种视觉媒介,如图片漫画、标语图标、摄影作品(图 6-7)、标本模型及医药用品等,并安排有

---

① 韩承鹏:《标语口号的功能研究》,《思想理论教育》2008 年第 15 期,第 56—61 页。
② 夏松涛:《塑造新延安:抗战时期共产党举办的展览会与延安形象的构建》,《党史研究与教学》2013 年第 3 期,第 91—97 页。
③ 《正在举行中之汉口市夏季卫生展览会》,《益世报》(天津版)1936 年 7 月 26 日,增刊第 2 版。

各类关于卫生的电影、幻灯及游艺表演，以深入浅出、简单直白为目标，形象化地解释卫生知识，对大众进行卫生科学教育。

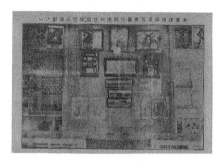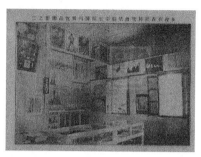

图 6-7　西湖博览会卫生馆陈列的禁烟展览品摄影①

展览会、博览会所传递知识的直观性与教育性不可替代，使文化水平低的群众直接处于现代卫生知识的情境中。1935 年 6 月 4 日，《申报》记载了卫生运动展览会的筹备经过，就展览会设计、会址、议程、节目等十一项议程进行讨论：

> 昨日下午二时。举行首次设计委员会议。到卫生局沈谔。胡昌治。牙医公会毛志端。黄义。青年会凌希陶。女青年会薛章佩。等十余人。由沈谔主席。讨论(一)开幕典礼布置上设计。议决。请教育局令公私小学。各派高级学生代表至少二十名参加(二)函借公共体育场为会址。议决通过(三)中小学代表与童子军代表。为卫生劝道员。同时宣传誓不吐痰。谇决通过(四)各代表应转劝其他学生加入为卫生劝道员。(五)规定卫生劝道员规程。由市教育局通

---

① 《禁烟公报》1929 年第 11 期，第 14—17 页。

令各校遵照办理(六)推定(七)展览会。上午九时至下午六时。星期日二时半至四时半(八)卫生剧。设于京剧场(九)展览会址。广告费由中华广告公司代办。除费用外。结余之百分之六五。归筹备会(十)游艺节目。由李局长请万竹。西成。和安。比德。务本附小。尚文。旦华。各校担任(十一)展览品。须经本会审查。①

展览会将抽象的卫生知识转化为具体的、视觉化的实物,通过一定的组织方式与规则,在特定的空间和时间进行展示,以达启蒙民众、唤醒人们新生活习惯的目的。

第四,漫画图片。图像,尤其是照片,比文本更为直观,传递的信息一目了然,能够超越语言文化的藩篱,便于读者理解与接受。关于卫生知识的图像在一定程度上能反映民国初期民众生活最真实的面貌,它涵盖日常生活的方方面面,如饮食起居、居住环境、生活习惯等。

漫画的流行与现代报业的发展有密切联系,它通过虚构、夸饰、写实、比喻、象征、假借等手法,用图画来叙事达意,其生动、直接的视觉特点有利于转述文字表达的抽象内容②。漫画具有"低调启蒙"的社会功能,以夸大、变形的"丑"作为审美起点,通过对人性弱点、社会黑暗等丑陋事物的揭露、唾弃和鞭笞,引起人们对这些问题的关注③。

知识普及的效果与民众的阅读能力息息相关。一方面,出版界的大部分科普读物以文字叙述为主,图片是文字的附庸;另一方面,

---

① 《卫生运动展览会定十五日开幕》,《申报》1935年6月4日第22308号,第10版。
② 胡正强:《论中国近现代漫画中的媒介批评及其表达》,《中国出版》2016年第6期,第64—68页。
③ 董广安、冯鑫:《清末民初报刊讽刺画的新闻表达技法及其社会功能》,《编辑之友》2018年第3期,第103页。

政府希望普通民众了解并在生活中践行卫生知识，却无法迅速提高普通民众的识字水平与阅读能力。在普及知识的诉求与读写水平限制的矛盾中，漫画提供了解决问题的方法。现代报刊刊载的漫画改变了以文字叙述为主的卫生知识传播模式，打破了传统的知识传递方式，将抽象的卫生知识要点直接转化为形象的画面，迎合了普通民众的需求，使他们快速、便捷地掌握知识成为可能。20 世纪 20—30年代，《新闻报》《时报》等大力运用漫画阐述现代卫生知识，有的内容还指出了一些不合乎现代卫生观念的行为（图 6-8—图 6-11）。

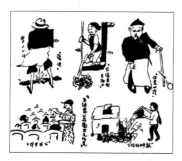

图 6-8　《不注意公共卫生之所见》①

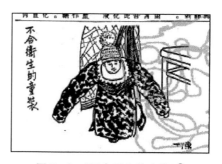

图 6-9　《不合卫生的童装》②

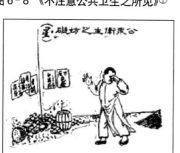

图 6-10　《公共卫生之妨碍》③

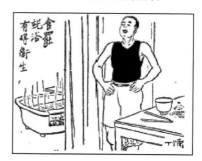

图 6-11　《食罢就浴有碍卫生》④

① 《新闻报》1933 年 5 月 15 日，第 5 版。
② 《新闻报本埠附刊》1934 年 12 月 19 日，第 6 版。
③ 《新闻报》1928 年 5 月 1 日，第 5 版。
④ 《新闻报本埠附刊》1933 年 8 月 12 日，第 6 版。

　　另有漫画内容明确地勾勒出卫生具体指什么，包含哪些方面，以及现代卫生生活应是怎样的（图6－12—图6－15）。

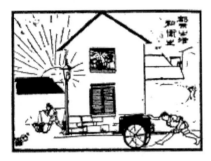

图6－12　《都市生活和卫生》①

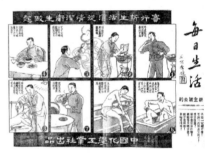

图6－13　《每日生活实行新生活
清洁卫生做起》②

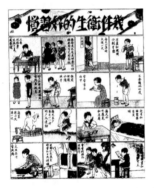

图6－14　《几件卫生的好习惯》③

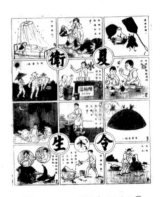

图6－15　《夏令卫生》④

　　相对于文字报道中的抽象知识，新闻图片凭借其视觉优势受到大众的喜爱。戈公振曾言："图画先于文字，为人类天然爱好之物。

① 《新闻报》1933年5月1日，第5版。
② 《时报》1934年6月24日，第1版。
③ 《儿童晨报》1933年1月16日，第1版。
④ 《儿童晨报》1933年6月15日，第1版。

虽村夫稚子，亦能引起兴趣而加以粗浅之品评"；"图画为最妙之有形新闻，任何人能直接了解，不必经过思考，且不限智识高深，即妇人孺子亦能一目了然"①。因此，比起文字，以新式影像技术为基础的新闻图片透视卫生知识的能力越来越强大。

新闻图片将真实世界透明化，重塑了人们对于现实的想象，在新闻摄影（图6-16、图6-17）这种新兴的视觉媒介发展之下，传统的卫生知识被抛弃，逐渐成为现代公民诟病的对象，而西方主导的卫生知识则成为宣传教育的核心。

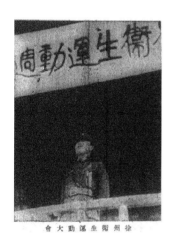

图6-16 徐州卫生运动大会②

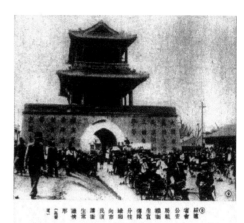

图6-17 卫生宣传队向市民演讲的现场③

新闻图片伴随着现代报纸流通，影响广泛。图片结合新式印刷产业，使现代卫生知识以前所未有的速度覆盖全国。此时，政府倡导

① 转引自唐海江、刘欣：《近代中国新闻界对摄影术的认知与运用考》，《现代传播（中国传媒大学学报）》2018年第5期，第37—46页。

② 《徐州卫生运动大会》，《大公报（天津）》1936年5月24日，第9版。

③ 《绥远省会公安局组织卫生宣传队分往城厢向市民演讲卫生常识情形》，《申报》1934年6月18日，图画特刊第1版。

的西方现代卫生知识已不仅是跃然纸上的符号,更是鲜活立体的直观写实,与人们的日常生活习惯息息相关。这种知识建构不仅拓展了政府阶层构建现代国民的路径,而且赋予它教育、动员民众的功能,从而最终达到认知解放的效果。

可视、可听的传播方式以实用、贴近生活的方式进行教化,展现了政府部门对现代卫生知识的构建,意味着全民卫生时期的到来。无论民众是主动还是被动地接触这些媒介,都有效地将近代传入中国的西方卫生知识传递给他们,潜移默化地改变了普通民众对卫生的认识。

第二节　信任与否：遗失的传统卫生

中国近现代思想的一个主要特征是把科学技术的进步与社会政治、道德信仰和审美领域的发展在知识上联结成一个整体。这种世界观为现代中国社会的体制变革和文化发展提供了思想依据和意识形态基础[①]。

一、新媒介环境的影响

20 世纪初,媒介宣传卫生事业与卫生知识已经不再是新鲜事。随着教科书、广告、期刊、工具书出版数量的增长,出版物的角色从西方新物转变为普及知识、开启民智的重要工具,成为政府与知识精英的宣传工具,新知识与观念得到大范围的传播。

---

① 汪晖:《现代中国思想的兴起》(下卷　第二部　科学话语共同体),生活·读书·新知三联书店 2015 年版,第 1281 页。

从印刷术开始广泛应用时起，以纯文学或治国才能闻名的学者便开始关注医学卫生问题①。晚清民初，报纸、期刊等出版物的印发加快了西方医学卫生知识的扩散。知识精英们处于"卫生救国"的时代，在卫生能够救国、强国思路的观照下，政治精英们利用报刊、教科书、工具书和专业期刊来引导民众获得知识，并影响他们的思想与生活。从这个角度来看，"媒介即讯息"的描述是合理的，使民众掌握的知识、思想及生活带来变化的并不是西方卫生知识本身，而是新近传播知识的报纸、期刊、工具书这些新媒介。在传统时代，书籍或报刊并未被广泛复制和传播，它们仅仅掌握在少部分人手中。当报刊发行点遍布全国，教科书大量发行，工具丛书进入图书馆，专业期刊使用通俗用语后，越来越多的人通过接触媒介获得知识。这些知识往往是士人阶层早已掌握，但通过新方式复又出现的知识。此时，利用媒介推广、普及医学卫生知识的重要性已被广泛认知：

> 医学的不进步固然是医学界不努力的过错，但是医学并不是医学界的私产，它应当是全世界各民族共有的一种保健却病的学术。所以不但政府应当负责提倡，民众也当共同合作。至少智识界是应当与医学界站在同一的战线上。可敬可畏的新闻家们！你们是号称为智识界的领袖，社会的先觉，是据有左右舆论的威权的，是负有启发民智的使命的。你们若是带上那有色的眼镜，颠倒了黑白，就足以诱导社会走入迷途。你们若开一次倒车，做了他人绊脚的石头，就足以使社会的进化延迟若干的年数。②

---

① ［英］李约瑟：《中国科学技术史：第六卷　生物学及相关技术　第六分册　医学》，刘巍译，科学出版社、上海古籍出版社2013年版，第38页。
② 猷先：《为医学请愿于新闻界》，《医学周刊集》1931年第4期，第253页。

　　出版物以开启民智、灌输卫生知识的居多，报刊舆论希望借出版物普及新的医学知识，从而使医界人士得以更好地从事研究，致力于发明，并争雄于世界①。在这样的基础下，教科书、广告、专业期刊等出版物中的西方医学卫生知识体系开始与时代背景相结合，逐渐演变成科学与媒介的结合，即媒介普及了卫生话语，而卫生话语使媒介成为传播科学的载体。以丙寅医学社创办的《医学周刊》为例，它的发刊词写道："愿于医学上有所供献于读者。顾以素乏医学智识有心无力。今兹医学界同人。愿牺牲其宝贵之精神与光阴以助成之仁心仁术。"②丙寅医学社成立两载后，于《新中华报》第一期刊登《丙寅医学社今后努力之方向》，阐述了工作方向。其中，在民众工作方面提出"为民众解除误解，使民众享受培植专门人材之利益，是该社同人义不容辞的责任"。一方面，"灌输民众医学常识，使民众与现代医学日渐接近"；另一方面，"以普及近世医学以保持民众健康为目的，使民众自觉今日医学设施确民众化之必要"③。

　　在报纸、期刊、书籍等出版物出现之前，师徒之间或家庭相授的知识传承体系一直未有太大的改变④，卫生知识只属于医界精英，普罗大众长时间处于被医治、被教育的位置。到了20世纪，媒介发展营造的新环境使底层人群走进了普及化的卫生事业，卫生知识也因出版物的发展渐渐失去了其隐秘的特性而趋于平常。

　　这些出版物营造出一种言论，即新医学卫生事业是知识界的真知、真解，能领导民众走上趋向光明的路⑤。同时，这些言论围绕着政

---

① 《新医界之中文出版物》，《医学周刊集》1932年第5期，第192—194页。
② 天笑：《医学周刊发刊词》，《时报》1919年5月14日，第13版。
③ 陈志潜：《丙寅医学社今后努力之方针》，《医学周刊集》1930年第3期，第13—14页。
④ 朱现平：《中医学传承体系的形成》，《中华医史杂志》1991年第4期，第207—209页。
⑤ 缦君：《怎样铲除中国新医学的障碍》，《医学周刊集》1932年第5期，第176—180页。

府欲将民众改造为现代国民的方向展开，舆论体现出传统与现代的对立和社会民众与统治阶级的对立。

> 社会事业之应建设者颇多，而于"民众"关系最密切的莫过于医学卫生事业。国民政府是实现"三民主义"的政府，"三民主义"的目标在"民众"。假如说社会成了病菌的培养基，"民众"都是病夫，就是有"三民主义"亦何用处？所以，要想使我中华民族强盛起来，必先增进民众健康，要求增进民众健康，舍发展医学卫生事业外，别无他法。
> 办理卫生事业尤其是要"唤起民众"的注意，征求民众的合作，方能收事半功倍的效果，本刊发行底目的在说明卫生行政之种种设施，与医学卫生事业于社会"民生"之重要，一方面使民众能激底了解此项建设事业，与以相当的合作；一方面引起执政当局对于医生卫生事业之注意，选用专门人才，采取最完美而切实的组织法，尽量积极的发展医学卫生事业，革命前途幸甚，国家前途幸甚。①

媒介在唤醒民众的过程中发挥的作用与扮演的角色至关重要，出版物的繁荣使政府与精英对普通民众的思想控制更加有效。借助这些途径，可以使国民摆脱传统社会的认知局限，达成现代国家与国民的共识。这意味着民众对日常生活概念的认识与养成的习性将随着媒介发生深刻的变化，即人们的生活习惯改变了，开始遵循不同于传统卫生体系的家庭卫生知识、学校卫生知识、监狱卫生知识、夏令卫生知识和女性卫生知识等西方学识。政府借助多种媒介宣传占主

---

① 《卫生行政特刊：海萨博士演讲辞》，李方邑译，《医学周刊集》1929 年第 2 期，第 277 页。

导地位的生活方式,民众通过接触媒介得到更多的知识与信息后,渐渐地步入舆论所宣传的新生活。

二、传统卫生意义的淡出

对西方卫生知识的提倡与强调首先是在上层的知识精英中发起并推行的,新媒介加速了这一外来知识的普及过程。在这个过程中,新的知识被逐步建构起来,旧的知识也逐渐被遗忘或忽视。

教科书、期刊、工具书的出现并不意味着新媒介引发了这场关系国计民生的知识革命,但毋庸置疑的是,媒介为这场知识革命的到来提供了技术支持。甲午战败后,中国知识界被撼动,几十年间,印书馆、出版公司印刷发行了大量的报纸、书籍、期刊,发行网点遍布全国,彻底改变了以往以通商口岸为发行中心的局面。这些报刊、书籍、期刊在某种程度上为学习、效仿西方以求富强的改革精英们提供了一个能够反复阐述、宣传想法的平台。

视觉化的媒介有助于读写能力较弱的公众获得信息,诸如传单、布告等使没有阅读基础的民众通过海报张贴者的朗读获取内容或知识。视觉媒介通过语言将卫生理念传递给不识字的民众,也更频繁地向有阅读基础的公众传递了丰富的信息。这样的方式增加了新知识的流动,使知识被当时更大范围的群众接受。如此看来,新媒介的作用引人注目,它使精英提倡的新卫生知识被世人听闻、了解、接受。

新知识通过视觉与听觉的传播形式广泛传播。一方面,图书、教科书、幻灯片、演讲和歌曲使民众的读写能力得以提高;另一方面,出版机构经由书籍、期刊等出版物的发行可以获得较高的利润,刊有新知识的出版物从出版地发行到全国各个角落,大大普及了新的卫生知识。值得注意的是,发行网点由上海、厦门、北京等中心城市逐渐发散至全国各地，对新卫生知识的宣传普及也因此从中心城市扩散到乡村。正是通过这些媒介，教科书、工具书、专业期刊、布告等印刷物直接加快了中国普通民众、农民对新卫生知识的认识与理解速度。

传教士来华后，通过书籍和报刊将西方知识从欧洲带到中国，知识精英又出于求强求富的目的通过出版物对西方知识进行普及，这必然带来传统知识的式微和西方知识的增加。在这样的普及过程中，西方卫生知识的不断积累使得传统中国的卫生知识逐渐被认为是无用或不可信的知识。

新媒介加速了传统卫生知识的褪色。吴汝纶极力贬低中医："近日五洲医药之盛，视吾中国含混谬误之旧说，早已一钱不值。近今西医书之译刻者不少，执事曾不一寓目，颛颛焉惟素问、灵枢、伤寒、金匮、千金、外台等编，横亘于胸而不能去，何不求精进若是！"[①]严复认为传统医学源自臆想："中国九流之学，如堪舆、如医药、如星卜，若从其绪而观之，莫不顺序。……无他，其例之立根于臆造而非实测之所会通故也。"[②]梁启超在《我的病与协和医院》中写道发表该文的微意："我们不能因为现代人科学智识还幼稚，便根本怀疑到科学这样东西。……不能像中国旧医那些阴阳五行的瞎猜，这是毫无比较的余地的。"[③]

彼得·柏克对知识丢失的讨论很恰当地概括了这一过程。知识丢失的形式是淘汰的结果，或者说是某些人或团体认为这些知识需要淘汰了。知识的增长与所谓的选择性遗忘有关，换言之，即"去除

---

① 转引自赵洪钧：《近代中西医论争史》，学苑出版社 2012 年版，第 4 页。
② 同上书，第 11 页。
③ 同上书，第 19 页。

过去错误过时的信念"①。传统医学卫生知识的压力来自社会舆论、知识精英以及医者自身的认知,人们不得不在时代的新要求下面对科学,同时也逐渐在面对科学的过程中沉默。

当西方卫生知识被视为科学时,其他医学知识就遭到了排斥,政府的推进、学者的倡导、媒介的普及等助力不断提及现代卫生知识的重要性,无疑助长了现代卫生知识即科学这一信条。与此同时,传统医学卫生知识的命运则从衰减的过程渐退至沉默,其传统意义也消失在知识传递的过程中。

新的技术与媒介环境加速了人们对传统卫生意义的遗忘。这种遗忘是大范围的,西方卫生知识在出版物和人们实际生活中的空间范围越来越大。图书馆收集了数量庞大的教科书、系列丛书,博物馆举办了各类与卫生知识相关的展览,西方卫生学知识也成为中小学堂、大学的一门必修课程。若说传统卫生学科知识分类是在中国传统文化的框架下完成的,那么现代卫生知识的引进则完全背离了传统思想体系的逻辑,颠覆了古学在中国社会的地位,传统卫生范式也随之被摒弃。

三、媒介呈现国医争论

报纸、书籍、期刊的出现与发展为大众打开了知识之门,促进了卫生知识的普及与传播,也为 20 世纪医学事业的争论埋下了伏笔。数量剧增的新出版物加深了广泛人群在传统卫生知识与西方医学卫生知识之间的鸿沟,争论由专业领域蔓延至社会层面。渐渐的,西方

---

① [英]彼得·伯克:《知识社会史(下卷):从〈百科全书〉到维基百科》,汪一凡、赵博囡译,浙江大学出版社 2016 年版,第 158—160 页。

卫生知识的广泛传播导致争论上升至对于社会医学卫生事业的讨论。

关于清末卫生事业的争论，即国医与新医的争论，大致可分为三个阶段。第一阶段是 1851—1894 年，出现了如唐宗海等的早期汇通医家，此时虽然对西医知识的传播已经比明末更为广泛，但影响不大，中医教育体系仍承袭传统思想。第二阶段是从 19 世纪末至民国，引进的西方医学卫生知识开始受到社会关注，思想学术界与部分中医人士意识到，中西医需兼收并蓄、融会贯通，"这种附会是两面的，一面任意解释中国古书，一面变更西洋学说的意义，西洋如有尚未成立或错误的学说，倘与中国古书相合，则亦不妨引来作证，务期中西适合而后已"[1]。其间也出现了中西医关系的论争，不过这些论争并未扩及社会层面。第三阶段，民族危机加深导致了在仿效西学的浪潮中，西医知识大肆传播，社会影响力日渐扩大[2]，促进了民众的科学教育，为大众普及科学知识成为当时媒介宣传的主要趋势。中西医间的争论被看作新势力反抗旧势力迫压的一种表现，其论争日渐白热化并备受舆论关注[3]。1929 年"废止中医案"的提出，标志着论争进入最为激烈的阶段。

1929 年年初，国民政府中央卫生委员会第一次会议上，委员余岩提出《废止旧医以扫除医事卫生之障碍案》的提案，认为"旧医一日不除，民众思想一日不能变，新医事业一日不能向上，卫生行政一日不能进展"[4]。1929 年 2 月，南京卫生部又召开两个会议，召集各省

---

① 李振翩：《西医的什么就是中医的什么》，《医学周刊》1929 年第 104 期，第 1 页。

② 盛亦如、吴云波主编：《中医教育思想史》，中国中医药出版社 2005 年版，第 265 页。

③ 昱明：《新旧医学门争与复古》，《医学周刊》1929 年第 101 期，第 1 页。

④ 余岩：《废止旧医提案原文　中央卫生委员会会议议案选录：中央第十四号原文：废止旧医以扫除医事卫生之障碍案》，《全国医药团体代表大会特刊》1929 年，第 25 页。

卫生官介绍现代化的卫生工作,确定第一届中央卫生委员会①。废止
旧医提案以一种强烈的方式昭告着学术界对卫生的关注已提升到整
个卫生行政事业。20 世纪 30 年代,学术界关于"国医科学化"争论使
近代中医存废讨论白热化。

> 最近中央卫生会议决几项消灭旧医的办法,于是乎就
> 引起了为饭碗及个人生计问题而发生的野蛮冲动,在上海
> 开"全国中医药代表大会"。读了报上的记载令人又笑又
> 气。……
> 我国有"中医"中药已经几千年了,民众的康健也促进
> 到驼背,咳嗽,皮青,骨立的地步。得到"东亚病夫"的一个
> 好头衔,如果再这样的促进下去,民众的康健恐怕都要促进
> 到棺材里去了,"东亚病夫"的头衔也要升到"东亚死鬼"了。
> "中医"是什么? 民众康健是什么? 要想由"中医"去促进民
> 众健康,岂不是"缘木求鱼"!②

这场始于学术界的争论在报纸的推动下掀起轩然大波,提案一
出,舆论哗然。1929 年 3 月 7 日《申报》刊发报道:"窃按中国医药,
垂数千年,保障民生,蕃衍民族,至术懋功,世莫兴拟,不图少数西医,
未究中国医学之深奥,滥施党同伐异之攻击,竟敢摧残国粹,罔顾民
生,若不立予纠正,则国医覆亡,其事尚小,民族前途,所关至
大。"③1931 年,中央国医馆学术整理委员会提请《国医药学术整理大

---

① 王吉民、伍连德:《中国医史》(第二版),全国海港检疫管理处 1936 年版,第 162 页。
② 朱季青:《旧医的末日》,《医学周刊集》1930 年第 3 期,第 26 页。
③《卫委会决议废置旧医之反响》,《申报》1929 年 3 月 7 日第 20099 号,第 14 版。

纲草案》，号召用科学的方式整理中医，使我国医学的科学化有阶梯可循①。报刊舆论认为，旧医是我国野蛮遗迹之一，要想促进我国的一切文化，改良社会事业，提高国际地位，就不应该保存这类的野蛮遗迹②；挂起国医牌子只不过是想保存封建，不想建设革命，用中医现在的一切与欧美各国医学相比较、竞争，只会自取灭亡，国医应当采纳进步方法加以研究改良③。

在当时知识界的观念中，科学是系统整体的学理，不因国界而不同，既然没有"中国化学"与"西洋化学"和"中国物理"与"西洋物理"的区别，自然也不应有"中医"与"西医"的区别。"国医科学化"便是以"科学无国界"为前提，强调真理的普遍性④。这场中西医之争，实质上是知识分子对中医的激烈否定，以科学主义的话语挤压传统医学话语体系。在知识分子眼中，旧医是与封建迷信同类的事物，理当废除。

> 现代的智识界先生们！和执政当局！如果承认"卜"，"相"一类事物为迷信，应该废除，（河北省政府已有命令废除"卜""相"一类的迷信事业），那就也应当排斥与"卜""相"同类性质的旧医，即中医。如果承认旧医为"千年古宝"有保存的必要，那末与旧医同宗的亲兄弟"卜""相"也不应当废除。⑤

---

① 余岩：《与陆君渊雷论国医药学术整理大纲草案书》，《社会医报》1931 年第 156 期，第 2548—2549 页。

② 朱季青：《旧医的末日》，《医学周刊集》1930 年第 3 期，第 34—36 页。

③ 潘兆鹏：《且慢谈所谓国医》，《医学周刊集》1931 年第 4 期，第 199—201 页。

④ 李秉奎：《民国医界"国医科学化"论争》，《历史研究》2017 年第 2 期，第 57—72 页。

⑤ 朱季青：《旧医的末日》，《医学周刊集》1930 年第 3 期，第 25 页。

随着争论的不断发展,论争中心从学术界蔓延至思想界,并影响到整个社会。在论争的历史上,梁启超留下的印记令人深刻。作为清末民初的新式知识分子,他曾先后在报刊上发表文章来高举科学大旗,如 1897 年《时务报》的《医学善会序》。即便到晚年岁月,他仍不遗余力地提倡科学,相信科学是建立新中国的必要元素,强调西方医学知识的重要性。

以梁启超晚年"血尿"病案论述民初新旧医学纠葛的故事最恰当不过。梁启超于 1926 年入住德国医院开始治疗,由于其入院消息在社会迅速传开,随后梁启超转入中国医学的最高平台——协和医院诊治。他在协和医院治疗过程中割去一肾,引发社会舆论大哗,这就是著名的协和医案,社会上对梁启超"血尿"病案的评述与观点多有着墨。当时,陈西瀛在《现代评论》、徐志摩在《晨报副刊》、鲁迅在《世界日报》上分别发表有对此事的评论,这些声音激发出不同的社会反应,可见报刊对重大事件的第一手论述在事件转化为社会记忆的过程中举足轻重[1]。1926 年,梁启超在当时的著名刊物《晨报副刊》上发表《我的病与协和医院》,再次重申自己对西医乃至科学的立场与看法。

> 近来因为我的病,成了医学界小小的一个问题。北京
> 社会最流行的读物——现代评论,晨报副刊——关于这件
> 事,都有所论列。我想,我自己有说几句的必要!一来,许
> 多的亲友们,不知道手术后我的病态如何,都很担心,我应
> 该借这个机会报告一下。二来,怕社会上对于协和惹起误

---

[1] 孙正一:《病人、病体与医疗——以梁启超"血尿"诠释为例的讨论》,《洞澜春秋》2010 年第 7 期,第 1—18 页。

会，我应该凭我良心为相当的辩护。三来，怕社会上或者因为这件事对于医学或其他科学生出不良的反动观念。应该把我的感想和主张顺带说一说。[①]

报纸副刊最初的目的是编辑为填补正刊新闻不足而在报纸末端增加的一些文人诗歌、随笔、游记等补白材料，是传统文人雅士抒写诗词歌赋的园地[②]。梁启超的这篇文章平静道来，浅显易懂，与1897年梁启超在《时务报》上的《医学善会序》一文风格迥异。

继专业期刊频繁采用通俗用语拉近与大众距离后，白话文与报刊的结合催生了新的具有阅读能力的读者群体，使知识分子与大众的关系越发紧密。新文化运动促进了报纸副刊的改革，以《晨报副刊》为代表的新型副刊凭借日报的发行优势将白话文运动推广至全国，为白话文取代文言文成为通用语体奠定了坚实的基础。《晨报副刊》自扩版独立发行后，除每日出版外，每月还采取结集出版的方式，被社会各界人士钟爱，每月销量10 000份有余，创当时出版界之高峰[③]。不仅如此，它还将已在副刊上发表的作品整理成册，作为丛书刊印出售，有利于新知识在社会的普及与传播。从1921年年初开始，《晨报副刊》加大了科学普及内容的比例，相继设立了《科学谈》《卫生浅说》等栏目，介绍科学知识、宣扬科学精神，内容关注民生，立足实际。1934年以前，《大公报》的评论基本采用文言文，自胡适1934年发表《报纸文字应该完全用白话》后，白话文开始在《大公报》

---

① 梁启超：《我的病与协和医院》，《晨报副刊》1926年6月2日，第1页。

② 岳亮：《传媒、知识分子与五四白话文运动——以〈晨报副刊〉为例》，《现代传播（中国传媒大学学报）》2016年第11期，第45页。

③ 赖斯捷：《〈晨报副刊〉的产业化运作与现代文学的发展》，《中国文学研究》2008年第2期，第82—84页。

关于公共卫生的评论中兴起。正因为如此,这场关于医学专业领域的论争已经波及全社会,达到了白热化,从 1920 年余云岫与杜亚泉的争论,1929 年关于"废止中医案"的争论,发展至《大公报》与《独立评论》上关于"所谓国医问题"的争论①。

为了普及西学知识,专业期刊竭力使用通俗用语来拉近与民众的距离。在新生活运动当中,组织者也竞相采用电影、幻灯、展览等平民化媒介,这些都是政府与知识精英经常采用的宣传手段。白话文与报刊的结合将这一趋势发挥到极致。若上一阶段的宣教目的是普及西方医学卫生知识,那么白话文写作环境下的中西医争论则彻底将大部分民众引导至西医即科学的道路上来。傅斯年于 1934 年 8 月 5 日—10 月 7 日在《大公报》《独立评论》发表文章,抨击中医。在这样的话语中,中医在与西医的论争中演变成阻碍民族进步、阻碍国家富强的罪魁祸首。

> 中国现在最可耻最可恨最可使人短气的事,不是匪患、不是外患,而应是所谓西医中医之争……只有中医西医之争,真把中国人的劣根性暴露得无所不至!以开了四十年学校的结果,中医还成问题!受了新式的教育的人,还在那里听中医的五行六气等等胡说!②

与《晨报副刊》的影响类似,《独立评论》的流通发行亦加速了这场争论的传播。《独立评论》初创时,发行点仅设北平、天津、上海等

---

① 马金生:《发现医病纠纷:民国医讼凸显的社会文化史研究》(Kindle 版),社会科学文献出版社 2016 年版,第 3212—3220 页。
② 刘珍:《百年守望——颜德馨:一个人的中医史》,中国中医药出版社 2014 年版,第 107 页。

大城市，到 20 世纪 30 年代发展至 118 个点，东至沿海，西至兰州，南至琼州，西北至绥远、宁夏，西南至昆明，除主要大中城市之外，还有一些小城镇，如平凉、南阳、仪真、平西等①。除发行点遍及全国之外，《独立评论》还阶段性地发布各期要目，出版合订本，为传播知识搭建舞台。如"本刊前十二期的要目""独立评论自一号至一百号目录""独立评论自一号至一百号人名索引"等②。

新旧医学知识之间的竞争与冲突有效地解释了卫生观念在中国的变迁，报刊舆论扩散了知识的争论，报刊遍布各地的发行也使泛化为意识形态的中西医争论传播至整个社会，将民众引导至认识、了解西方卫生知识及医学知识的层面，使西医医学卫生知识在民国时期迅速增长，关于医学卫生的争议随之尘埃落定。

---

① 李文才：《评耿云志先生的〈黎昔非与《独立评论》〉一文》，《史学月刊》2004 年第 5 期，第 85—91 页。
② 马寒梅：《论〈独立评论〉的另一个核心——黎昔非主持的发行所》，《北京社会科学》2007 年第 6 期，第 106 页。

第七章

结　语

　　媒介与知识观念传播的关系匪浅。彼得·柏克在书写知识社会史时曾以知识与印刷物之间的关系来阐述新媒体的重要性,它不限于在时空中散布和公开知识,同时也便于不同知识之间的交流①。

　　西方卫生知识进入中国的过程并非一蹴而就,不同历史阶段的人群通过媒介获取了西方卫生知识,媒介形态的演变与叠加让西方卫生观念广泛传播,并逐步成为政府机构与知识精英倡导的现代卫生常识。

一、转型呈现:知识、社会、媒介多重交织的过程

　　着眼西方卫生知识在华传播各阶段的比较分析,可以发现其知识性质、受众群体、社会影响等方面与媒介的发展息息相关。

　　西方卫生知识早在明末清初就传到中国,但并没有取代传统知识体系获得话语权。明季输入的西学知识以天文历象为首,其次为

---

① 〔英〕彼得·柏克:《知识社会史:从古腾堡到狄德罗》,贾士蘅译,台湾麦田出版社 2013 年版,第 41 页。

算数、物理和其他实用之学,西方卫生知识所占的比例并不显著。在耶稣会士初到中国的时候,西方卫生知识处于西学的边缘地带,以夹杂在医学知识中的方式零散呈现。17世纪中叶以前,西方对卫生的认识与中国传统医学水平都处于经验性医学阶段。耶稣会士来华之后,通过译著将西方医学观念介绍给中国士人,一方面,在引介陌生的西方医学知识时对传统医学卫生知识持肯定态度,以减少中国文人的疑惑,便于将传教群体塑造为可靠的知识传播者,士人和耶稣会士所持的卫生观念和知识在当时的中国尚无冲突。另一方面,明代的中国士大夫以格物致知为核心,展开了何为正确知识理论的辩论。在士人观望的态度下,传教士带来的如解剖生理学、药物学、病理与治疗、医事教育等方面的西洋医学译著,在上层文人士大夫群体中反响不一,西方新知识并未引起太多的争论。提倡以科学为中心的士大夫选择性地接受了一系列西方医学知识,接受的观点集中在"记性在脑说"、西方生理学、制药学等方面。而其他文人士人则多持抗拒或折中的态度,且这一群体在当时人数众多。

耶稣会士译著中卫生知识的主要内容是西方古典医学理论与卫生相关的知识点,且未成体系。其一,耶稣会士意识到书籍传播的优势,但传播范围仅局限于朝堂,甚至范围更小,集中于对西方知识感兴趣的士大夫及专业人士中;其二,书籍传播的特性同样制约了耶稣会士对于知识的更新,对卫生知识点的照搬及传统士大夫的文化制度自信,导致明季中西交流中的卫生知识影响甚微,并未引起大范围士大夫的注意,尚未影响传统卫生观在国内的主导地位。

知识迁移意味着知识从一处传递至另一处,一般来说,这个过程的发生既与人员的流动相联系,又受到传播媒介的限制。当19世纪初西方知识在新教传教士的努力下再次在中国传播时,传教士创办的各种新机构埋下了提升西方卫生知识地位的种子。

19世纪初,西方卫生知识随新教传教士的行医及印刷活动再次获得生机,此次东渐卫生知识的主体是文艺复兴后的医学卫生理论知识。创办医院、印刷出版成为以马礼逊为代表的新教传教士的传播策略,目的在于挑选适合中国人接受的内容,继而使西方世界观在中国得以确立。因此,这些活动在1840年后日益频繁。

与耶稣会士相似,这一时期的新教传教士同样采取人际传播与书籍传播结合的方式,其效果却大不相同。作为新机构的医院、书馆、学会、报馆不仅创造了不同的传播环境,更建构了以卫生知识为联系的新型人际关系,这种新关系对接下来西方卫生知识在中国的传播影响尤甚。

首先,医院将西方卫生知识物化为与传统医学迥异的处方和宽敞明亮的就医环境,受众范围大大扩展,平民百姓被纳入这个群体,打破了原先以士大夫为核心的传播局面。其次,有别于耶稣会士作为译著搬运工的角色,新教传教士聘请中国传统知识分子对译著进行润色,使西方卫生知识更符合中国实际,而这群率先接触新知识的人后来逐渐成为传播西方卫生知识的主力,由教会主办的书馆成为印刷西方卫生书籍的主要机构。本土刊刻印刷的译著更贴近国人阅读习惯,使国人对西方卫生的内涵有了初步的了解。

在这个过程中,西方卫生知识的推广还有赖于印刷技术的进步。技术革新扩大了书籍印刷对知识传播范围的影响,使知识摆脱空间限制而流传开来,由开埠城市向内陆蔓延。在这一轮知识传播的过程中,传教士开设的医院、书馆和报馆成为国人认识、体验西方卫生知识的媒介,有效地扩大了西方卫生知识对普通民众的影响力。不过,新教传教士带来的西方医学卫生知识依旧是碎片化的,在地理概念上仅辐射医院、诊所周围的地区,内容集中体现在用水卫生、环境卫生和疾病防疫方面。

报刊的出现是西方卫生知识传播的重要节点，它改变了国人对西方卫生知识的认知。自 19 世纪 50 年代起，报刊的创办使西方卫生知识正式走进大众视野，人们能够在新闻报道和广告版面常常看到关于西方用水、环境、防疫卫生等方面的内容。鸦片战争后，中国近代报业率先在香港、上海等沿海口岸发展起来，报刊成为中国境内影响最大的传播媒介，如《时报》《申报》《江苏》《集成报》《大公报》《清议报》《上海新报》《东方杂志》《医事春秋》《光华医学报》《中国卫生杂志》《中西医学报》《医潮》《遐迩贯珍》《中外新报》《六合丛谈》《中西闻见录》《格致汇编》等。报刊使西方卫生知识不再局限于译著的学说理论，它还可以关注发生在人们身边或远处的卫生事件，权威人士或普通民众的卫生观点。这些事件观点鲜活、形象具体，虽未带来传统中国文化知识体系结构上的变化，却为改变中国士人群体的思考方式作了铺垫。报刊迅速发展带来的结果是，以中国哲学为基础的传统卫生与以近代科学为基础的西方卫生之间的关系开始失衡。

1898 年是中国知识体系的重要分界点。1898 年前，西方文化知识对中国的文化核心谈不上根本性的冲击，中国社会的转变与西方新知的接受大都集中在上海、广州等通商口岸，影响并未大范围辐射至中国内地。1898 年后，知识话语出现救亡转向，出于对变革的渴望，政府官员、时代精英开始争相发表自己对西方卫生知识的见解，并形成了一定的社会舆论。现代报刊在这个过程中扮演了主要角色，西方卫生知识在报刊的助力下于 1898 年达到最高峰。

与上一阶段不同，西方卫生知识的传播者和支持者已由新教传教士转变为挽救国家危局的知识精英，由被动认识转为主动宣扬。民族危机的加深使有社会抱负的知识分子成为西方卫生知识的主要鼓吹者，在人际传播与书籍传播的影响下，加之现代报刊的影响力与渗透力，将西方卫生标准下对中国不卫生的诟病化为唤醒民众的话语。梁启超等先进人士被视为可信度高的知识传播者,他发表的《医学善会序》提出西方医学卫生知识乃存中国保种族之办法①。此外,大部分主张变革的知识精英也都接受西方卫生知识有助于民族复兴这一观点,并着力使之融入中国传统知识体系。通过报刊表达观点及引导舆论,西方卫生知识被塑造成政治观点,其意义发生了质的变化,即与民族、文明和国家相关联。

这种关联无法脱离近代中国的报业实践。报刊独有的政论功能使其成为社会舆论的公共领域,国人在报刊的论说、专栏等版面围绕卫生展开实现中国现代化生活方式的讨论,西方卫生知识作为参照,被界定为现代与传统、文明与野蛮、进步与落后的标准,被认为是近代中国现代化进程中的关键要素,由社会变革带来的西方卫生知识的快速传播逐渐被更广泛的群体接受。伴随报刊的出版发行,新概念传播的地理空间从港口城市向内陆地区逐渐扩散,影响范围越来越大。

如麦克卢汉所言,任何一种新的媒介都会带来一种新的感性内容,产生一种新的时代氛围②。社会变革下的报刊繁荣使西方卫生知识成为西方优越性的重要体现,并建立了其知识的合法性。此时,知识精英观念中的西方卫生知识与传教士传播的观念已产生一定差距。传教士认可的西方卫生知识一直建立在四元素、解剖学、细菌学、临床医学、预防医学、药理学、诊断学等多学科的基础上,是知识体系与建构上的认知;中国知识精英理解的西方卫生通过现代报刊已经被标榜为现代与传统、文明与野蛮、进步与落后的标准,是民族情感上的抽象观点。可见,在社会变革与媒介环境的双重影响下,西

---

① 梁启超:《医学善会序》,《时务报》1897 年第 38 期,第 1 页。
② [加]马歇尔·麦克卢汉:《理解媒介:论人的延伸》(增订评注本),何道宽译,译林出版社 2011 年版,第 18 页。

方卫生知识已经不是单纯关于预防保健的学科,而开始与社会系统相互联系。改革者通过媒介将外来知识与民族道德相关联,使西方卫生知识在中国获得了自身话语的合法性。

进入20世纪,教科书成为卫生教育的核心,新式出版环境下的卫生教科书发行以西方卫生知识为主体,为20世纪初的卫生教育树立了新的价值与标准,这意味着西方卫生知识被社会全面认同。以商务印书馆、中华书局为首,新式出版机构把握了卫生知识的普及方向,国人自主编撰的教科书和工具丛书囊括经知识精英选择的西方卫生基础知识,并发展成现代卫生常识的基础。

新式教科书在新文化运动科学思想的指引下,按照现代科学的门类被编撰。书中大力提倡自然科学,引入大量科学知识,为普通民众普及科学精神。在权力阶层看来,知识表现为新政下塑造新民的政治实践,受众范围扩展至国内受教育国民。在新式出版的普及下,被认同的西方卫生知识有了更加明确的分类,工具丛书罗列了卫生常识、卫生教育要目等。自此,卫生学科的内涵与范围开始明晰,如完善地定义了卫生学的含义、卫生与文化的关系等,明确了卫生知识侧重健康和预防等方面,通过对人体机能及运行的介绍和对传染免疫等知识的普及,使人们达到健康的目的。卫生学虽然与西医学同属医学卫生,但此时两者的内容已泾渭分明,各有侧重,即卫生学关注预前,通过对生理构造的了解,避免疾病的发生,医学则注重疾病诊断、治疗和医学技术的发展。两者分别独立,成为医学卫生下的栏目。与此同时,西方卫生知识结合中国国情已被塑造成现代卫生知识。

普通民众成为卫生常识普及的对象,大众化媒介如报纸、期刊上关于卫生知识的文章中,通俗用语大量出现,早先流传于知识精英间的专业话语被通俗易懂的白话取代,改变了传统知识领域的表达方式,吸引了更多普通读者接受新的知识。为加强卫生普及,政府积极运用各类视听媒介进行辅助,如幻灯、电影、展览会、博物会、标语栏、布告栏等,以实用、贴近生活的方式进行主民教化,大力开展卫生教育。视觉化媒介有助于读写能力较差的公众获得信息,没有阅读基础的民众也可以通过海报张贴者的朗读或公告标语获知信息或知识。这些媒介上的现代卫生知识一方面通过语音传递给不识字的民众;另一方面,向有阅读基础的公众传递信息,增加了新知识的流动,使越来越多的知识能被当时更大范围的群众接受。

当没有文化基础的人聚集在一起接收张贴在街头巷尾的通知信息时,由西方卫生知识衍变而来的现代卫生知识被世人需要、了解并接受。不同的媒介形态赋予近代西方卫生知识各异的呈现,这些呈现是知识与媒介环境和社会背景共同作用的结果。西方卫生知识在译著、报刊、新式出版等多重媒介交织的环境中完成了自身从外来新知到国民行为准则的转变。

二、卫生释义:选择、融合和遗失相互作用的结果

媒介的发展为知识传播提供了技术支持。这些媒介促进了新思想的结合与转换,它重组了知识的对话与转化,彻底改变了中国知识生产和传播的社会基础,有效地推动了对普通民众的思想启蒙。在这一场文化知识变迁中,讲究现代卫生逐渐成为一代人的新常识。

现代对卫生的理解是两种不同知识博弈的结果。知识在特定的历史背景中产生,它的建构过程往往与当时的社会背景息息相关。当西方卫生知识由于救亡图存被视为科学时,传统卫生知识不可避免地遭到排斥。传统观念中关于卫生的概念与理解由于社会舆论、医者认知、时势要求等因素,逐渐沉默、消失在人们的生活中。

今日人们所言的卫生既与传统卫生知识大相径庭,又与西方卫生知识有所差别,人们关于现代卫生常识的认知与近代西方卫生知识的传入有关。现代卫生知识是权力机构对西方卫生知识的选择和对传统卫生知识重新阐述的结合。西方卫生知识观念在 19 世纪初以传教士行医为媒传入中国,在中西知识碰撞的背景下逐渐转化成对科学生活的新认知。

传统卫生观念的核心被理解为养身,西方卫生的中心被定位为防疫。对照现代对卫生的理解,现代卫生常识的内容范围与 20 世纪初被教科书广而告之的卫生知识大致相同。这些关于人们衣食住行的知识是经过精英和权力机构选择的,他们选取了近代传入的西方卫生知识中有关保持个体健康的那一部分内容,强调卫生在日常生活中的有用性,而非跃然书本的学科学理。

各种媒介介质进入知识传播环节后也使传统卫生观念也发生了具体的变化,首先便是养生观念附着的思想体系发生了变化。传统卫生仍有养生之义,而它的构建基础却由以天为核心的中国传统哲学体系转变为以科学为核心的现代医学知识体系。其次,传统卫生知识体系中关于个人卫生与环境卫生的内容逐渐被西方卫生释义中关于公共卫生的内容代替,这也是目前大部分研究将公共卫生等同于卫生的原因。

观念的变化是由媒介环境传承和社会结构变革的相互影响造成的。媒介作为记录载体逐渐扮演起集体记忆和社会档案的重要角色,整体意义上的物质性载体和符号手段确保了每个时代的社会存在[1]。由媒介带来的传承在时空中选择并传递信息与知识,同时联系

---

[1] ［法］雷吉斯·德布雷:《普通媒介学教程》,陈卫星、王杨译,清华大学出版社 2014 年版,第 9 页。

时空,促使社会形成对新知识的认同。于是,媒介的蓬勃发展、权力机构的政策导向及社会变革的需求成为近代西方卫生知识在近代中国流通中不可或缺的因素。当媒介的历史、知识的历史与社会政治文化等时空背景交织时,由媒介发展所带来的变化使这段历史更加立体丰富。

1874—1907 年
《万国公报》上关于医学卫生的篇目①

日期	卷册号	栏目	题名	其他信息
1874 年 9 月 19 日	第 7 年 303 卷	智利国	《痘症大行》	—
1874 年 9 月 26 日	第 7 年 304 卷	大美国事	《妇女劝禁饮酒》	—
1874 年 10 月 31 日	第 7 年 309 卷	—	《皮肤诸症论》	［美］嘉约翰
1874 年 12 月 12 日	第 7 年 315 卷	大清国	《上海禁酒会冬季初次开讲》	—
1874 年 12 月 19 日	第 7 年 316 卷	—	《在沪西医略见金星过日》	—
1875 年 1 月 2 日	第 7 年 318 卷	大美国事	《论克制煤油药方》	—
1875 年 1 月 9 日	第 7 年 319 卷	大清国	《皇帝初天花》	—
1875 年 1 月 16 日	第 7 年 320 卷	大日本国事	《东洋天花大盛》	横滨来信七则

---

① 参见上海图书馆编:《中国近代期刊篇目汇录》(第一卷),上海人民出版社 1965 年版。

（续表）

日期	卷册号	栏目	题名	其他信息
1875 年 1 月 16 日	第 7 年 320 卷	大日本国事	《东华医院十月结报呈览》	横滨来信七则
1875 年 1 月 23 日	第 7 年 321 卷	大法国事	《养肉体不烂新法》	—
1875 年 2 月 13 日	第 7 年 323 卷	大日本国事	《天花盛行》	—
1875 年 3 月 6 日	第 7 年 326 卷	大日本国事	《天花症已息》	—
1875 年 3 月 6 日	第 7 年 326 卷	大北德意志国事	《学医得名》	—
1875 年 3 月 13 日	第 7 年 327 卷	—	《印度治大麻疯症新法》	—
1875 年 3 月 27 日	第 7 年 329 卷	—	《女医馆启》	选自《郇山使者报》
1875 年 4 月 10 日	第 7 年 331 卷	—	《粤东西医院施医清单》	—
1875 年 4 月 17 日	第 7 年 332 卷	大美国事	《伤脑异疾》	选自三十一号《中西见闻录》
1875 年 5 月 22 日	第 7 年 337 卷	—	《论牛痘来历》	赵兰亭先生新编增补牛痘三要序
1875 年 7 月 3 日	第 7 年 343 卷	—	《止血补伤仙丹》	—
1875 年 7 月 24 日	第 7 年 346 卷	—	《取肝肺就医笑谈》	—
1875 年 7 月 31 日	第 7 年 347 卷	—	《同仁医馆清单》	—

（续表）

日期	卷册号	栏目	题名	其他信息
1875 年 8 月 28 日	第 8 年 351 卷	—	《同仁医馆清单(续)》	—
1875 年 10 月 2 日	第 8 年 356 卷	—	《西医论以血治血法》	—
1876 年 1 月 15 日	第 8 年 371 卷	大日本国事	《天花甚行》	—
1876 年 2 月 5 日	第 8 年 373 卷	大清国	《戒鸦片药丸发售》	—
1876 年 3 月 18 日	第 8 年 379 卷	大清国	《奇病时行》	—
1876 年 3 月 25 日	第 8 年 380 卷	—	《复苏堂戒鸦片药丸发售》	—
1876 年 10 月 21 日	第 9 年 410 卷	大清国	《洋药船捐内地等税总数单》	—
1876 年 11 月 25 日	第 9 年 415 卷	大美国事	《黄热病盛行》	—
1877 年 1 月 13 日	第 9 年 422 卷	高丽国事	《托请西法医生》	—
1877 年 2 月 24 日	第 9 年 427 卷	—	《种牛痘之始行》	—
1877 年 4 月 21 日	第 9 年 435 卷	瑞士国事	《西女习医》	录自 1876 年 9 月 14 日《伦敦考报》,选自第十卷《益智新录》
1877 年 4 月 28 日	第 9 年 436 卷	—	《请医预言》	曹子渔

（续表）

日期	卷册号	栏目	题名	其他信息
1877 年 5 月 5 日	第 9 年 437 卷	—	《医生预言》	曹子渔
1877 年 8 月 11 日	第 10 年 451 卷	—	《论内科阐微之益》	［美］嘉约翰
1877 年 9 月 1 日	第 10 年 453 卷	—	《广东近今利病论》	—
1877 年 12 月 29 日	第 10 年 470 卷	—	《上海虹口同仁医院年单》	—
1877 年 1 月 5 日	第 10 年 471 卷	—	《上海虹口同仁医院年单》	—
1878 年 1 月 12 日	第 10 年 472 卷	大清国事	《时疫未息》	选自《闽省会报》
1878 年 1 月 19 日	第 10 年 473 卷	—	《卖药笑谈》	—
1878 年 2 月 23 日	第 10 年 477 卷	大清国事	《时症已平》	录自《闽省会报》
1878 年 4 月 6 日	第 10 年 483 卷	—	《哀彭娘娘兼慰医生文》	寓鄂杨用之
1878 年 4 月 13 日	第 10 年 484 卷	大英国事	《防牲畜染病》	—
1878 年 4 月 27 日	第 10 年 486 卷	大清国事	《江湖良医》	—
1878 年 5 月 11 日	第 10 年 488 卷	大清国事	《除秽水以免致病论》	泉塘叟
1878 年 5 月 11 日	第 10 年 488 卷	大清国事	《论饮水清洁之法》	—

（续表）

日期	卷册号	栏目	题名	其他信息
1878 年 5 月 18 日	第 10 年 489 卷	大日本国事	《禁民染病》	—
1878 年 5 月 18 日	第 10 年 489 卷	大日本国事	《议立仁医馆》	—
1878 年 5 月 25 日	第 10 年 490 卷	大日本国事	《防病新章》	—
1878 年 5 月 25 日	第 10 年 490 卷	高丽国事	《开设医院》	—
1878 年 5 月 25 日	第 10 年 490 卷	葡萄牙国事	《远离恶病》	—
1878 年 7 月 13 日	第 10 年 497 卷	政事	《劝施茶药》	槎溪小宋
1878 年 7 月 20 日	第 10 年 498 卷	政事	《避疫保身论》	槎溪小宋（附:《黄军门翼什急救时症神验良方 苏垣传来急救治痧神方》）
1878 年 9 月 14 日	第 10 年 505 卷	各国近事大美	《因热患疮》	—
1878 年 10 月 5 日	第 10 年 508 卷	各国近事小吕宋	《疫异流行》	—
1878 年 10 月 19 日	第 10 年 510 卷	各国近事大美	《疫病流行》	—
1878 年 11 月 9 日	第 10 年 513 卷	要言八则	《喉科可救时症》	—
1878 年 11 月 9 日	第 10 年 513 卷	各国近事大美	《黄热时疫》	—

（续表）

日期	卷册号	栏目	题名	其他信息
1878 年 11 月 16 日	第 10 年 514 卷	各国近事大美	《疾病渐痊》	—
1878 年 11 月 30 日	第 10 年 516 卷	各国近事大美	《黄病渐痊》	—
1878 年 12 月 14 日	第 11 年 518 卷	教事	《美以美女医馆添一女医》	抄自《闽省会报》
1878 年 12 月 21 日	第 11 年 519 卷	杂言	《虹口同仁医馆清单（续第十一年五百十七卷）》	—
1879 年 2 月 1 日	第 11 年 524 卷	政事	《祈访牛痘实情》	澎湖岛奎璧湾林象寨
1879 年 2 月 22 日	第 11 年 527 卷	各国近事大清	《厦门天花盛行》	—
1879 年 3 月 1 日	第 11 年 528 卷	各国近事大清	《宁波牛痘局开施》	—
1879 年 4 月 12 日	第 11 年 534 卷	政事	《论牛痘有益》	香港李正高
1879 年 5 月 3 日	第 11 年 537 卷	各国近事大俄	《设法免传疫症》	—
1879 年 5 月 3 日	第 11 年 537 卷	各国近事土耳机	《瘟疫为灾》	—
1879 年 5 月 10 日	第 11 年 538 卷	各国近事埃及	《瘟疫趣语》	—
1879 年 5 月 17 日	第 11 年 539 卷	政事	《长老会设讲堂医院义塾于松江条规告示》（来稿）	—

（续表）

日期	卷册号	栏目	题名	其他信息
1879 年 5 月 17 日	第 11 年 539 卷	各国近事大俄	《瘟疫可望渐平》	—
1879 年 6 月 21 日	第 11 年 544 卷	各国近事大俄	《瘟疫消除》	—
1879 年 7 月 26 日	第 11 年 549 卷	各国近事大俄	《欧洲瘟疫流行》	—
1879 年 9 月 6 日	第 12 年 554 卷	各国近事大清国	《名医恶报》	—
1879 年 9 月 13 日	第 12 年 555 卷	—	《李爵相建立医院》	—
1879 年 9 月 20 日	第 12 年 556 卷	各国近事大美国	《黄病重来》	—
1879 年 10 月 3 日	第 12 年 558 卷	各国近事大清国	《疟疾盛行》	—
1879 年 9 月 20 日	第 12 年 559 卷	各国近事大美国	《黄病复述》	—
1879 年 10 月 25 日	第 12 年 561 卷	政事	《天津新立施医院事》	［英］艾约瑟
1879 年 11 月 29 日	第 12 年 566 卷	杂事	《喉症堪惊》	—
1880 年 2 月 21 日	第 12 年 577 卷	印度国	《建造疯院》	—
1880 年 2 月 21 日	第 12 年 577 卷	杂事	《囚犯多疯癫说》	—
1880 年 2 月 28 日	第 12 年 578 卷	政事	《通伤士林戒烟论》	—
1880 年 2 月 28 日	第 12 年 578 卷	杂事	《种痘珍言》	［英］德贞

(续表)

日期	卷册号	栏目	题名	其他信息
1880 年 3 月 12 日	第 12 年 580 卷	杂事	《观舌察病法》	—
1880 年 3 月 12 日	第 12 年 580 卷	杂事	《正饮论序法》	〔英〕夏察理
1880 年 3 月 19 日	第 12 年 581 卷	大清国	《禁烟风闻》	—
1880 年 3 月 27 日	第 12 年 582 卷	政事	《通伤严禁烟馆示》	—
1880 年 3 月 27 日	第 12 年 582 卷	杂事	《戒淫说》	赘翁
1880 年 4 月 3 日	第 12 年 583 卷	大美国	《烟害非浅》	—
1880 年 4 月 3 日	第 12 年 583 卷	大德国	《相国抱病》	—
1880 年 4 月 3 日	第 12 年 583 卷	大俄国	《易口预防》	—
1880 年 4 月 10 日	第 12 年 584 卷	大清国	《严禁鸦片告示》	—
1880 年 4 月 24 日	第 12 年 560 卷	大清国	《西报记禁烟馆》	—
1880 年 4 月 24 日	第 12 年 560 卷	瑞士国	《死者复苏》	—
1880 年 4 月 24 日	第 12 年 560 卷	杂事	《徐灵胎先生病家论》	徐大椿
1880 年 5 月 8 日	第 12 年 588 卷	大清国	《医院落成》	—
1880 年 5 月 15 日	第 12 年 589 卷	政事	《摘录美国医士嘉约翰奇症略述并践数语》	—

（续表）

日期	卷册号	栏目	题名	其他信息
1880 年 5 月 15 日	第 12 年 589 卷	教事	《汉口伦敦会医学馆条规》	—
1880 年 5 月 15 日	第 12 年 589 卷	杂事	《恶疾可警》	素民氏述
1880 年 5 月 22 日	第 12 年 590 卷	政事	《洋城俗惑食猫屎神茶》	李荣泰来稿
1880 年 7 月 3 日	第 12 年 596 卷	政事	《论中国鸦片烟之害恐不能除去》	—
1880 年 7 月 3 日	第 12 年 596 卷	波斯国	《鸦片畅销》	—
1880 年 7 月 12 日	第 12 年 597 卷	政事	《新设戒烟会记》	监理会人曹子实
1880 年 7 月 19 日	第 12 年 598 卷	大英国	《鸦片略言》	—
1880 年 7 月 19 日	第 12 年 598 卷	大日本国	《创造医院》	—
1880 年 7 月 24 日	第 12 年 599 卷	波斯国	《鸦片日盛》	—
1880 年 7 月 24 日	第 12 年 599 卷	杂事	《言行催闭烟馆论》	—
1880 年 7 月 31 日	第 12 年 600 卷	教事	《人无自救之法》	
1880 年 7 月 31 日	第 12 年 600 卷	大清国	《纵饮伤身》	
1880 年 7 月 31 日	第 12 年 600 卷	大清国	《举报施医告示》	—

（续表）

日期	卷册号	栏目	题名	其他信息
1880 年 7 月 31 日	第 12 年 600 卷	大清国	《会论鸦片》	—
1880 年 7 月 31 日	第 12 年 600 卷	大法国	《医术精妙》	—
1880 年 7 月 31 日	第 12 年 600 卷	大德国	《记食烟数》	—
1880 年 8 月 7 日	第 13 年 601 卷	大英国	《医士仁心》	—
1880 年 8 月 21 日	第 13 年 602 卷	教事	《治心》	山西复生席子直
1880 年 8 月 21 日	第 13 年 602 卷	教事	《书治心后》	［英］艾约瑟
1880 年 9 月 4 日	第 13 年 604 卷	大清国	《监禁骡毙》	—
1880 年 9 月 11 日	第 13 年 605 卷	杂事	《中西病躯异同摘选》	［英］艾约瑟
1880 年 9 月 18 日	第 13 年 606 卷	教事	《戒烟》	—
1880 年 9 月 18 日	第 13 年 606 卷	教事	《书论戒烟后》	［英］艾约瑟
1880 年 9 月 18 日	第 13 年 606 卷	杂事	《戒烟良法》	—
1880 年 9 月 25 日	第 13 年 607 卷	大清国	《太后病痊》	—
1880 年 9 月 25 日	第 13 年 607 卷	大清国	《关道患病》	—

日期	卷册号	栏目	题名	其他信息
1880 年 10 月 23 日	第 13 年 611 卷	大清国	《从井救人》	—
1880 年 10 月 23 日	第 13 年 611 卷	大清国	《收养疯癫》	—
1880 年 11 月 20 日	第 13 年 615 卷	教事	《虹口同仁医馆劝捐启》	—
1880 年 11 月 27 日	第 13 年 616 卷	大俄国	《俄皇病痊》	—
1880 年 11 月 27 日	第 13 年 616 卷	杂事	《戒烟局条规》	施医院西医士订
1880 年 12 月 25 日	第 13 年 620 卷	大清国	《新迁医馆》	—
1881 年 1 月 1 日	第 13 年 621 卷	政事	《天津新建养病院开院记》	张逢源
1881 年 1 月 8 日	第 13 年 622 卷	大清国	《新建养病院碑记》	张逢源
1881 年 1 月 15 日	第 13 年 623 卷	大英国	《电音候病》	北京来稿
1881 年 1 月 15 日	第 13 年 623 卷	杂事	《蛐鳝导瘟》	北京来稿
1881 年 2 月 12 日	第 13 年 626 卷	大德国	《相体渐愈》	—
1881 年 2 月 26 日	第 13 年 628 卷	大清国	《西医新报》	—
1881 年 2 月 26 日	第 13 年 628 卷	杂事	《内科新论》	选自《西医新报》
1881 年 2 月 26 日	第 13 年 628 卷	杂事	《论医颠狂症》	—

（续表）

日期	卷册号	栏目	题名	其他信息
1881 年 3 月 5 日	第 13 年 629 卷	杂事	《论内痔》	—
1881 年 3 月 5 日	第 13 年 629 卷	杂事	《论外痔》	—
1881 年 3 月 12 日	第 13 年 630 卷	杂事	《紧刊药签示》	—
1881 年 3 月 19 日	第 13 年 631 卷	大英国	《生死数目》	—
1881 年 3 月 19 日	第 13 年 631 卷	大美国	《治疟要药》	—
1881 年 3 月 19 日	第 13 年 631 卷	杂事	《论小肠疝气》	录自《西医新报》
1881 年 4 月 23 日	第 13 年 636 卷	—	《续西医学举隅》（未完）	北京西医〔英〕德贞子固氏
1881 年 4 月 30 日	第 13 年 637 卷	—	《国政要论：治疾病》	〔德〕花之安
1881 年 4 月 30 日	第 13 年 637 卷	—	《续西医学举隅(续)》	〔英〕德贞
1881 年 5 月 7 日	第 13 年 638 卷	—	《续西医学举隅(续)》	〔英〕德贞
1881 年 5 月 14 日	第 13 年 639 卷	—	《续西医学举隅(续)》	〔英〕德贞
1881 年 5 月 21 日	第 13 年 640 卷	—	《续西医学举隅(续)》	〔英〕德贞
1881 年 5 月 21 日	第 13 年 640 卷	大美国	《烟酒害人》	—
1881 年 5 月 21 日	第 13 年 640 卷	吕宋	《请设医院》	—

（续表）

日期	卷册号	栏目	题名	其他信息
1881 年 5 月 21 日	第 13 年 640 卷	杂事	《病重受洗》	—
1881 年 5 月 28 日	第 13 年 641 卷	—	《台湾北淡沪仁济医馆年录》	—
1881 年 5 月 28 日	第 13 年 641 卷	—	《续西医学举隅（续）》	[英]德贞
1881 年 6 月 4 日	第 13 年 642 卷	—	《续西医学举隅（续）》	[英]德贞
1881 年 6 月 11 日	第 13 年 643 卷	—	《续西医学举隅（续）》	[英]德贞
1881 年 6 月 18 日	第 13 年 644 卷	—	《续西医学举隅（续）》	[英]德贞
1881 年 6 月 18 日	第 13 年 644 卷	土耳机	《瘟疫流行》	—
1881 年 6 月 25 日	第 13 年 645 卷	—	《染疫新说》	[英]艾约瑟
1881 年 7 月 2 日	第 13 年 646 卷	—	《续西医学举隅（续第十三年六百四十四卷）》	[英]德贞
1881 年 7 月 9 日	第 13 年 647 卷	—	《续西医学举隅（续）》	[英]德贞
1881 年 7 月 16 日	第 13 年 648 卷	—	《续西医学举隅（续）》	[英]德贞
1881 年 7 月 30 日	第 13 年 650 卷	—	《续西医学举隅（续第十三年六百四十八卷）》	[英]德贞
1881 年 8 月 6 日	第 14 年 651 卷	—	《续西医学举隅（续）》	[英]德贞

（续表）

日期	卷册号	栏目	题名	其他信息
1881 年 8 月 13 日	第 14 年 653 卷	—	《续 西 医 学 举隅(续)》	[英]德贞
1881 年 8 月 27 日	第 14 年 653 卷	—	《续 西 医 学 举隅(续)》	[英]德贞
1881 年 9 月 3 日	第 14 年 654 卷	—	《续 西 医 学 举隅(续)》	[英]德贞
1881 年 9 月 3 日	第 14 年 654 卷	大美国	《亲往问疾》	—
1881 年 9 月 10 日	第 14 年 655 卷	—	《续 西 医 学 举隅(续)》	[英]德贞
1881 年 9 月 17 日	第 14 年 656 卷	大美国	《圣体渐愈》	—
1881 年 9 月 24 日	第 14 年 657 卷	—	《续 西 医 学 举隅(续)》	[英]德贞
1881 年 9 月 24 日	第 14 年 657 卷	大清国	《星 使 病 势 续闻》	—
1881 年 9 月 24 日	第 14 年 657 卷	杂事	《公 会 内 宣 道友积劳成疾症求助小引》(代作)	—
1881 年 10 月 1 日	第 14 年 658 卷	—	《续 西 医 学 举隅(续)》	[英]德贞
1881 年 10 月 1 日	第 14 年 658 卷	大日本国	《送应入院》	—
1881 年 10 月 8 日	第 14 年 659 卷	—	《续 西 医 学 举隅(续)》	[英]德贞
1881 年 10 月 8 日	第 14 年 659 卷	大清国	《时疫多疟》	—

（续表）

日期	卷册号	栏目	题名	其他信息
1881 年 10 月 15 日	第 14 年 660 卷	—	《续西医学举隅(续)》	〔英〕德贞
1881 年 10 月 22 日	第 14 年 661 卷	—	《续西医学举隅(续)》	〔英〕德贞
1881 年 10 月 29 日	第 14 年 662 卷	—	《续西医学举隅(续)》	〔英〕德贞
1881 年 10 月 29 日	第 14 年 662 卷	大清国	《时疫大行》	—
1881 年 11 月 5 日	第 14 年 663 卷	—	《医说》	—
1881 年 11 月 5 日	第 14 年 663 卷	—	《续西医学举隅(续)》	〔英〕德贞
1881 年 11 月 12 日	第 14 年 664 卷	—	《续西医学举隅(续)》	〔英〕德贞
1881 年 11 月 19 日	第 14 年 665 卷	—	《续西医学举隅(续)》	〔英〕德贞
1881 年 11 月 26 日	第 14 年 666 卷	—	《续西医学举隅(续)》	〔英〕德贞
1881 年 12 月 3 日	第 14 年 667 卷	—	《续西医学举隅(续)》	〔英〕德贞
1881 年 12 月 3 日	第 14 年 667 卷	万国	《医院数目》	—
1881 年 12 月 10 日	第 14 年 668 卷	—	《续西医学举隅(续)》	〔英〕德贞
1881 年 12 月 10 日	第 14 年 668 卷	土耳机	《瘟疫略述》	—
1881 年 12 月 10 日	第 14 年 668 卷	杂事	《同仁医馆清单略录》	—

（续表）

日期	卷册号	栏目	题名	其他信息
1881 年 12 月 17 日	第 14 年 669 卷	大美国	《医药罔效》	—
1881 年 12 月 24 日	第 14 年 670 卷	—	《续西医学举隅（续）》	［英］德贞
1881 年 12 月 31 日	第 14 年 671 卷	—	《续西医学举隅（续）》	［英］德贞
1881 年 12 月 31 日	第 14 年 671 卷	大法国	《病多患病》	—
1882 年 1 月 7 日	第 14 年 672 卷	—	《续西医学举隅（续）》	［英］德贞
1882 年 1 月 14 日	第 14 年 673 卷	瑞典国	《酬荣医士》	—
1882 年 1 月 21 日	第 14 年 674 卷	近事要务（续）	《续西医举隅（续第十四年六百七十二卷）》	［英］德贞
1882 年 1 月 28 日	第 14 年 675 卷	近事要务（附设普书院条款）（续）	《续西医举隅（续）》	［英］德贞
1882 年 1 月 28 日	第 14 年 675 卷	大英国	《著论禁烟》	—
1882 年 2 月 4 日	第 14 年 676 卷	—	《续西医举隅（续）》	［英］德贞
1882 年 2 月 11 日	第 14 年 677 卷	—	《戒吸鸦片烟方法启》	马医生
1882 年 2 月 11 日	第 14 年 677 卷	—	《续西医举隅（续）》	［英］德贞
1882 年 2 月 11 日	第 14 年 677 卷	大英国	《鸦片宜禁》	—

（续表）

日期	卷册号	栏目	题名	其他信息
1882 年 2 月 18 日	第 14 年 678 卷	—	《续西医举隅（续）》	［英］德贞
1882 年 3 月 4 日	第 14 年 679 卷	—	《续西医举隅（续）》	［英］德贞
1882 年 3 月 4 日	第 14 年 679 卷	杂事	《马医生救服鸦片烟毒方法启》	—
1882 年 3 月 11 日	第 14 年 680 卷	—	《论烟馆愈开愈多丞宜设法限制》	选录自《申报》
1882 年 3 月 18 日	第 14 年 681 卷	—	《续西医举隅（续第十四年六百七十九卷）》	［英］德贞
1882 年 3 月 18 日	第 14 年 681 卷	大清国	《西女精医》	—
1882 年 3 月 18 日	第 14 年 681 卷	大英国	《禁烟未定》	—
1882 年 4 月 1 日	第 14 年 683 卷	—	《续西医举隅（续第十六年六百八十一卷）》	［英］德贞
1882 年 7 月 1 日	第 14 年 696 卷	杂事	《强种牛痘》	节录自《闽报》
1882 年 7 月 15 日	第 14 年 698 卷	杂事	《古医略论》	［美］惠亨通
1880 年 8 月 5 日	第 15 年 701 卷	—	《同仁医馆启》	吴虹玉
1880 年 9 月 9 日	第 15 年 705 卷	—	《神医万病罪根》	羊城浸信会

（续表）

日期	卷册号	栏目	题名	其他信息
1880 年 9 月 9 日	第 15 年 705 卷	大清国	《医院被焚》	—
1880 年 9 月 16 日	第 15 年 706 卷	—	《神医万病之根源》	羊城浸会
1880 年 9 月 23 日	第 15 年 707 卷	—	《神医万病之根源》	羊城浸会
1880 年 9 月 23 日	第 15 年 707 卷	杂事	《洋药赋》	于元朴
1882 年 10 月 27 日	第 15 年 712 卷	杂事	《湘痼求医》	—
1882 年 11 月 18 日	第 15 年 715 卷	大清国	《疾占勿药》	—
1882 年 12 月 23 日	第 15 年 720 卷	大法国	《瘟疫流行》	—
1883 年 1 月 27 日	第 15 年 725 卷	大法国	《大臣病故》	—
1883 年 3 月 17 日	第 15 年 731 卷	杂事	《中西医院启》	蓝华德、柏乐文
1883 年 3 月 24 日	第 15 年 732 卷	大清国	《论伤戒烟》	—
1883 年 3 月 24 日	第 15 年 732 卷	大法国	《良药广行》	—
1883 年 4 月 14 日	第 15 年 735 卷	杂事	《戒酒论》	—
1883 年 5 月 26 日	第 15 年 741 卷	—	《汉口公医院条议一章》	—
1883 年 5 月 26 日	第 15 年 741 卷	—	《劝戒鸦片烟启事》	—

（续表）

日期	卷册号	栏目	题名	其他信息
1883 年 5 月 26 日	第 15 年 741 卷	—	《汉口施医院规条十则》	—
1883 年 6 月 2 日	第 15 年 742 卷	杂事	《公医院送诊施药赋（以题为韵）》	李桐轩
1883 年 6 月 30 日	第 15 年 743 卷	大清国	《施诊开局》	—
1883 年 7 月 7 日	第 15 年 747 卷	大清国	《医局施药》	—
1883 年 7 月 21 日	第 15 年 749 卷	大清国	《黳伤参将》	—
1883 年 7 月 21 日	第 15 年 749 卷	杂事	《夏日保身养生法》	—
1889 年 3 月	第 2 册	—	《火炉煤毒害人说》	中西书院冯晶黎
1889 年 5 月	第 4 册	大俄国	《求免鱼瘟》	—
1889 年 6 月	第 5 册	—	《救灾要法》	［英］秀耀春来稿
1889 年 6 月	第 5 册	荷兰国	《王躬久病》	—
1889 年 7 月	第 6 册	—	《良法佐治论》	黄条污
1889 年 7 月	第 6 册	大英国	《痘禁须严》	以下各新闻在西四月各报摘出
1889 年 7 月	第 6 册	荷兰国	《王疾渐愈》	—
1889 年 8 月	第 7 册	—	《除污垢以免疫病论（续）》	袁曰显

（续表）

日期	卷册号	栏目	题名	其他信息
1889 年 8 月	第 7 册	大英国	《议禁种烟》	以下各新闻皆自五月报摘课
1889 年 9 月	第 8 册	大清国	《西医进京》	—
1889 年 9 月	第 8 册	大法国	《治疯狗毒》	—
1889 年 10 月	第 9 册	—	《罂粟源流考》（未完）	—
1889 年 10 月	第 9 册	—	《论铁与生命相关》	［英］德贞
1889 年 10 月	第 9 册	意大利国	《沙鱼防害》	—
1889 年 12 月	第 11 册	—	《罂粟源流考（续第九册）》	—
1890 年 1 月	第 12 册	—	《罂粟源流考（续）》	—
1890 年 1 月	第 12 册	—	《矾精》	［英］德贞
1890 年 2 月	第 13 册	大法国	《医局广行》	—
1890 年 3 月	第 14 册	—	《论饮食消化之理》（未完）	［英］德贞
1890 年 3 月	第 14 册	大英国事	《医院新章》	—
1890 年 3 月	第 14 册	大俄国	《时疫甚盛》	—
1890 年 3 月	第 14 册	大德国	《疫气至德》	—
1890 年 3 月	第 14 册	荷兰国	《吕宋种烟》	—
1890 年 4 月	第 15 册	—	《论饮食消化之理（续）》	［英］德贞
1890 年 4 月	第 15 册	大英国	《疫渐轻减》	—
1890 年 5 月	第 16 册	大德国	《议佣使药》	—

（续表）

日期	卷册号	栏目	题名	其他信息
1890 年 6 月	第 17 册	—	《罂粟源流考（续第十二册）》	—
1890 年 6 月	第 17 册	墨西哥国	《胎产怪异》	—
1890 年 7 月	第 18 册	—	《脉理论》（未完）	［英］德贞
1890 年 8 月	第 19 册	—	《脉理论（续）》	［英］德贞
1890 年 8 月	第 19 册	—	《幼学操身启》（附图）	莱阳师
1890 年 8 月	第 19 册	大英国	《狗皮治伤》	—
1890 年 9 月	第 20 册	—	《西医汇抄》（未完）	［英］德贞译辑
1890 年 9 月	第 20 册	大法国	《兴无烟药》	—
1890 年 9 月	第 20 册	大美国	《治疯宜早》	—
1890 年 9 月	第 20 册	大美国	《人马暴毙》	—
1890 年 10 月	第 21 册	—	《西医汇抄（续）》	［英］德贞译辑
1890 年 10 月	第 21 册	—	《生命大律》（未完）	［英］慕维廉
1890 年 10 月	第 21 册	大英国	《禁烟宜急》	—
1890 年 10 月	第 21 册	大德国	《邦君病痴》	—
1890 年 10 月	第 21 册	大德国	《群医大会》	—
1890 年 11 月	第 22 册	—	《万国药方自序并总录》	洪士提反
1890 年 11 月	第 22 册	中国近事	《电召良医》	—

（续表）

日期	卷册号	栏目	题名	其他信息
1890 年 11 月	第 22 册	中国近事	《浙抚崧中丞奏请赏给问善堂扁鹊疏》	—
1890 年 11 月	第 22 册	大法国	《时疫流行》	—
1890 年 12 月	第 23 册	—	《敬录盛杏蒋观察幼学操身序》	—
1891 年 1 月	第 24 册	—	《生命大律（续第二十一册）》	〔英〕慕维廉
1891 年 1 月	第 24 册	—	《西医汇抄（续第二十一册）》	〔英〕德贞译
1891 年 1 月	第 24 册	大法国	《论无烟药》	—
1891 年 1 月	第 24 册	大德国	《名医优赏》	—
1891 年 2 月	第 25 册	大德国	《良医锡俘》	—
1891 年 2 月	第 25 册	大德国	《礼召良医》	—
1891 年 2 月	第 25 册	大美国	《痘除狗毒》	—
1891 年 3 月	第 26 册	—	《生命大律（续第二十二册）》	〔英〕慕维廉
1891 年 3 月	第 26 册	大美国	《医学日精》	—
1891 年 3 月	第 26 册	大美国	《造华医院》	—
1891 年 3 月	第 26 册	荷兰国	《属地嗜烟》	—
1891 年 4 月	第 27 册	—	《生命大律（续）》	〔英〕慕维廉
1891 年 4 月	第 27 册	—	《生命大律（续第二十四册）》	〔英〕慕维廉
1891 年 4 月	第 27 册	大英国	《印女习医》	—
1891 年 4 月	第 27 册	大英国	《痘治黄病》	—

（续表）

日期	卷册号	栏目	题名	其他信息
1891 年 5 月	第 28 册	—	《生命大律(续)》	〔英〕慕维廉
1891 年 5 月	第 28 册	—	《西医汇抄(续)》	〔英〕德贞译
1891 年 5 月	第 28 册	大英国	《烟禁将成》	—
1891 年 5 月	第 28 册	大英国	《医捐踊跃》	—
1891 年 5 月	第 28 册	大美国	《医术通神》	—
1891 年 6 月	第 29 册	—	《生命大道(续)》	〔英〕慕维廉
1891 年 6 月	第 29 册	各西国近事 大俄国	《亲王病革》	—
1891 年 6 月	第 29 册	各西国近事 日本国	《俄储受伤》	—
1891 年 7 月	第 30 册	—	《思患预防论》	沪滨钓叟
1891 年 7 月	第 30 册	—	《生命大道(续)》	〔英〕慕维廉
1891 年 7 月	第 30 册	西国近事 大英国	《喉风流行》	—
1891 年 7 月	第 30 册	西国近事 大美国	《药毒蜇虫》	—
1891 年 7 月	第 30 册	西国近事 大美国	《医伤妙用》	—
1891 年 8 月	第 31 册	—	《生命大律(续)》	〔英〕慕维廉
1891 年 8 月	第 31 册	西国近事 大清国事	《养犬伤身》	—
1891 年 9 月	第 32 册	—	《防时疫传染论》	〔英〕艾约瑟
1891 年 9 月	第 32 册	—	《生命大律(续)》	〔英〕慕维廉
1891 年 9 月	第 32 册	西国近事 大英国	《西医集义》	

（续表）

日期	卷册号	栏目	题名	其他信息
1891 年 9 月	第 32 册	西国近事 大英国	《麻药误伤》	—
1891 年 9 月	第 32 册	西国近事 大美国	《新得矾精》	—
1891 年 9 月	第 32 册	西国近事 奥斯马加国	《新得轰药》	—
1891 年 10 月	第 33 册	—	《生命大律(续)》	[英]慕维廉
1891 年 10 月	第 33 册	—	《西医汇抄(续 第二十八册)》	[英]德贞译
1891 年 10 月	第 33 册	西国近事 大英国	《医捐踊跃》	—
1891 年 10 月	第 33 册	西国近事 大俄国	《欧洲荐饥》	—
1891 年 10 月	第 33 册	西国近事 大俄国	《欧洲防疫》	—
1891 年 10 月	第 33 册	西国近事 大俄国	《流民苦况》	—
1891 年 10 月	第 33 册	西国近事 大法国	《调侃医士》	—
1891 年 11 月	第 34 册	—	《重授心学论》	[英]艾约瑟
1891 年 11 月	第 34 册	—	《生命大律(续)》	[英]慕维廉
1891 年 11 月	第 34 册	—	《西医汇抄(续)》	[英]德贞译
1891 年 11 月	第 34 册	西国近事 大德国	《皇躬病愈》	—
1891 年 12 月	第 35 册	—	《生命大律(续)》	[英]慕维廉
1891 年 12 月	第 35 册	西国近事 大英国	《老将病殁》	—

（续表）

日期	卷册号	栏目	题名	其他信息
1891 年 12 月	第 35 册	西国近事 大德国	《外藩病毙》	—
1892 年 1 月	第 36 册	—	《禁鸦片》	王韬（见《弢园 文录外编》）
1892 年 1 月	第 36 册	—	《生命大律(续)》	［英］慕维廉
1892 年 1 月	第 36 册	西国近事 大法国	《畅论医药》	—
1892 年 1 月	第 36 册	西国近事 大美国	《德使病故》	—
1892 年 2 月	第 37 册	—	《生命大律(续)》	［英］慕维廉
1892 年 2 月	第 37 册	—	《西医汇抄(续 第三十四册)》	［英］德贞译
1892 年 2 月	第 37 册	西国近事 大英国	《人多感冒》	—
1892 年 2 月	第 37 册	西国近事 大英国	《太孙病终》	—
1892 年 2 月	第 37 册	西国近事 大美国	《大风成灾》	—
1892 年 2 月	第 37 册	西国近事 大美国	《陡发奇疾》	—
1892 年 3 月	第 38 册	—	《鸦片说》（来 稿）	—
1892 年 3 月	第 38 册	—	《重授心学论》	［英］艾约瑟
1892 年 3 月	第 38 册	—	《生命大律(续)》	［英］慕维廉
1892 年 3 月	第 38 册	各西国近事 大德国	《察见病源》	—

（续表）

日期	卷册号	栏目	题名	其他信息
1892 年 3 月	第 38 册	各西国近事 意大利国	《教皇病痊》	—
1892 年 4 月	第 39 册	—	《生命大律(续)》	［英］慕维廉
1892 年 4 月	第 39 册	西国近事 大英国	《疫气减息》	—
1892 年 4 月	第 39 册	西国近事 大德国	《议禁贩酒》	—
1892 年 4 月	第 39 册	西国近事 大德国	《酬医巨款》	—
1892 年 5 月	第 40 册	—	《西医汇抄（续 第三十七册）》	［英］德贞译
1892 年 5 月	第 40 册	西国近事 大英国	《医士禁烟》	—
1892 年 5 月	第 40 册	西国近事 大英国	《澳禁烟赌》	—
1892 年 5 月	第 40 册	杂事	《书医理略述 后》	万国公报馆主 人
1892 年 7 月	第 42 册	—	《西医汇抄（续 第四十册）》	［英］德贞译
1892 年 7 月	第 42 册	西国近事 大美国	《长人病殁》	—
1892 年 8 月	第 43 册	西国近事 大美国	《渐沾烟害》	—
1892 年 8 月	第 43 册	西国近事 大美国	《富人病亡》	—

(续表)

日期	卷册号	栏目	题名	其他信息
1892 年 8 月	第 43 册	西国近事 西班牙国	《药厂失慎》	—
1892 年 9 月	第 44 册	—	《救时刍议》	王韬（见《申报》）
1892 年 10 月	第 45 册	西国近事 大英国	《禁烟阂论》	—
1892 年 10 月	第 45 册	西国近事 大英国	《华兵虐医》	—
1892 年 11 月	第 46 册	—	《西医汇抄（续第四十二册）》	［英］德贞译
1892 年 12 月	第 47 册	大清国事	《设寿药堂》	—
1893 年 3 月	第 50 册	—	《劝戒继足》	抱拙子
1893 年 3 月	第 50 册	—	《西医汇抄（续第四十六册）》	［英］德贞译
1893 年 3 月	第 50 册	西国近事 大法国	《死亡人数》	—
1893 年 4 月	第 51 册	—	《西医汇抄(续)》	［英］德贞译
1893 年 4 月	第 51 册	西国近事 大英国	《议禁贩烟》	—
1893 年 4 月	第 51 册	西国近事 大英国	《澳运冰肉》	—
1893 年 5 月	第 52 册	—	《西医汇抄(续)》	［英］德贞译
1893 年 6 月	第 53 册	—	《西医汇抄(续)》	［英］德贞译
1893 年 9 月	第 56 册	—	《论鸦片烟之害》	［美］林乐知

（续表）

日期	卷册号	栏目	题名	其他信息
1893 年 9 月	第 56 册	杂事	《劝立除烟会启》	浙宁除烟会
1893 年 10 月	第 57 册	西国近事 大英国	《树脂医病》	—
1893 年 11 月	第 58 册	—	《西医汇抄（续第五十三册）》	［英］德贞译
1893 年 12 月	第 59 册	—	《西医汇抄（续）》	［英］德贞译
1894 年 2 月	第 61 册	—	《北洋西医学堂学规》（来稿/未完）	—
1894 年 3 月	第 62 册	—	《医理杂说》（未完）	［英］德贞
1894 年 3 月	第 62 册	—	《北洋西医学堂学规（续）》（来稿）	—
1894 年 3 月	第 62 册	大美国事	《华女习医》	—
1894 年 3 月	第 62 册	大俄国	《新设女医》	—
1894 年 4 月	第 63 册	—	《照译英员查办洋烟语》	—
1894 年 4 月	第 63 册	大美国	《女医外出》	—
1894 年 4 月	第 63 册	大法国	《广种牛痘》	—
1894 年 4 月	第 63 册	大俄国	《山膏息喙》	—
1894 年 5 月	第 64 册	—	《医理杂说（续第六十二册）》	［英］德贞
1894 年 5 月	第 64 册	土耳基国	《霍乱传染》	—
1894 年 5 月	第 64 册	土耳基国	《女医倡始》	—

（续表）

日期	卷册号	栏目	题名	其他信息
1894 年 6 月	第 65 册	—	《戒烟论小引》	上海中西书院掌教沈赞翁议
1894 年 6 月	第 65 册	—	《戒鸦片烟论（附忌酸断引神方）》	质庵氏
1894 年 8 月	第 67 册	—	《西医杂说（续第六十四期）》	［英］德贞
1894 年 8 月	第 67 册	—	《港疫总数》	—
1894 年 10 月	第 69 册	—	《医理杂说（续第六十七册）》	［英］德贞
1894 年 12 月	第 71 册	—	《西医杂说（续第六十九册）》	［英］德贞
1895 年 1 月	第 72 册	—	《西医杂说（续）》	［英］德贞
1895 年 4 月	第 75 册	—	《西医杂说（续第七十二册）》	［英］德贞
1896 年 8 月	第 91 册	大美国	《纸烟蚀利》	—
1897 年 1 月	第 96 册	—	《吸鸦片则不能有为论》	［英］山雅谷
1897 年 8 月	第 103 册	—	《请重征土药税厘疏》	户部
1897 年 10 月	第 105 册	—	《请免加征土药税厘疏》	李秉衡
1897 年 11 月	第 106 册	—	《遵议东抚请免加土药税厘事宜疏》	麟书等
1897 年 11 月	第 106 册	—	《议复变通土药税章疏》	户部

（续表）

日期	卷册号	栏目	题名	其他信息
1898 年 4 月	第 111 册	—	《户部遵议科收铺税并设立药牙疏》	—
1898 年 5 月	第 112 册	—	《贤王染疾》	—
1898 年 6 月	第 113 册	—	《请酌量缓办铺税药牙片》	户部
1898 年 7 月	第 114 册	中朝政典	《停办铺税药牙》	—
1898 年 11 月	第 118 册	—	《法华医案（附华医方）》	—
1898 年 11 月	第 118 册	—	《新出医书报书后》	万国公报馆主人
1899 年 2 月	第 121 册	—	《显微镜治病功用说》	—
1899 年 7 月	第 126 册	杂议	《监理会博习医院美医生柏君乐文劝禁鸦片烟集》	—
1899 年 8 月	第 127 册	杂事汇录	《谢惠燕窝糖精》	—
1899 年 10 月	第 129 册	—	《奏明捐资防设广仁堂片》	—
1900 年 1 月	第 132 册	光绪政要	《无妄之疾勿药有喜》	—
1900 年 1 月	第 132 册	光绪政要	《贞疾恒不死》	—
1902 年 5 月	第 160 册	英国	《痘症盛行》	—
1902 年 10 月	第 165 册	—	《论瘟疫之源》	东吴范伟

（续表）

日期	卷册号	栏目	题名	其他信息
1902 年 11 月	第 166 册	译谭随笔	《疫病之源》	［美］林乐知著，东吴范伟述
1903 年 4 月	第 171 册	译谭随笔	《论痘疫》	［美］林乐知译，东吴范伟述
1903 年 4 月	第 171 册	欧美杂志	《疫症穷源》	［美］林乐知译，东吴范伟述
1903 年 4 月	第 171 册	欧美杂志	《葡后习医》	［美］林乐知译，东吴范伟述
1903 年 5 月	第 172 册	欧美译闻	《考求医术》	［美］林乐知译，东吴范伟述
1903 年 5 月	第 172 册	欧美译闻	《药料价值》	［美］林乐知译，东吴范伟述
1903 年 6 月	第 173 册	英国	《原瘴病》	高葆真参译
1903 年 6 月	第 173 册	—	《论近百年来医学之进步》（未完）	山西大学堂译，书局来稿
1903 年 6 月	第 173 册	译谭随笔	《去病之喻言》	［美］林乐知译，东吴范伟述
1903 年 7 月	第 174 册	—	《论百年来医学之进步（续）》	山西大学堂译，书局来稿

（续表）

日期	卷册号	栏目	题名	其他信息
1903 年 7 月	第 174 册	译谭随笔	《东方病夫之伴侣》	〔美〕林乐知著，东吴范伟述
1903 年 7 月	第 174 册	各国杂志	《考求病母》	〔美〕林乐知译，东吴范伟述
1903 年 7 月	第 174 册	各国杂志	《除疫新法》	〔美〕林乐知译，东吴范伟述
1903 年 8 月	第 175 册	—	《论近百年来医学之进步（续）》	山西大学堂译，书局来稿
1903 年 8 月	第 175 册	各国杂志	《禁酒有益》	〔美〕林乐知译，东吴范伟述
1904 年 2 月	第 181 册	美国（欧美杂志）	《养身新物》	〔美〕林乐知译，东吴范伟述
1904 年 2 月	第 181 册	欧美杂志	《养身新物》	〔美〕林乐知译，东吴范伟述
1904 年 2 月	第 181 册	欧美杂志	《含矾各质》	〔美〕林乐知译，东吴范伟述
1904 年 3 月	第 182 册	欧美杂志	《医学进步》	〔美〕林乐知译，东吴范伟述
1904 年 4 月	第 183 册	—	《治病探源说》	忍尤子自直隶邮稿

（续表）

日期	卷册号	栏目	题名	其他信息
1904 年 4 月	第 183 册	美国（欧美杂志）	《制造樟脑》	［美］林乐知译，东吴范伟述
1904 年 6 月	第 185 册	格致发明类征	《附录：论微生物》	［英］马尔著，嘉兴曹庆五译
1904 年 7 月	第 186 册	格致发明类征	《疫虫毒鼠》	［美］林乐知译，东吴范伟述
1904 年 7 月	第 186 册	格致发明类征	《割胃异术》	［美］林乐知译，东吴范伟述
1904 年 8 月	第 187 册	格致发明类征	《飞猎消除疫法》	［美］林乐知译，东吴范伟述
1904 年 9 月	第 188 册	格致发明类征	《治疫清源》	［美］林乐知译，东吴范伟述
1904 年 9 月	第 188 册	格致发明类征	《割蜜奇法》	［美］林乐知译，东吴范伟述
1904 年 10 月	第 189 册	格致发明类征	《卫生要语》	［美］林乐知译，东吴范伟述
1904 年 10 月	第 189 册	格致发明类征	《名医受赏》	［美］林乐知译，东吴范伟述
1904 年 11 月	第 190 册	格致发明类征	《名药源流》	［美］林乐知译，东吴范伟述

（续表）

日期	卷册号	栏目	题名	其他信息
1904 年 11 月	第 190 册	格致发明类征	《驱疫要法》	［美］林乐知译，东吴范伟述
1904 年 12 月	第 191 册	格致发明类征	《新制毒药》	［美］林乐知译，东吴范伟述
1904 年 12 月	第 191 册	格致发明类征	《生育要理》	［美］林乐知译，东吴范伟述
1904 年 12 月	第 191 册	格致发明类征	《以光治疾》	［美］林乐知译，东吴范伟述
1905 年 1 月	第 192 册	格致发明类征	《光色治病》	［美］林乐知译，东吴范伟述
1905 年 1 月	第 192 册	格致发明类征	《洗血奇闻》	［美］林乐知译，东吴范伟述
1905 年 1 月	第 192 册	时局一览	《日本军医队之可法》	［美］林乐知译，东吴范伟述
1905 年 2 月	第 193 册	译谭随笔	《振兴中国之药言》	［美］林乐知译，东吴范伟述
1905 年 2 月	第 193 册	智能从话	《治脑功用》	［美］林乐知译，东吴范伟述
1905 年 3 月	第 194 册	智能从话	《医具精良》	［美］林乐知译，东吴范伟述

(续表)

日期	卷册号	栏目	题名	其他信息
1905 年 3 月	第 194 册	智能从话	《心胃相关》	〔美〕林乐知译,东吴范伟述
1905 年 4 月	第 195 册	杂志	《印度罂粟地》	〔美〕林乐知译,东吴范伟述
1905 年 5 月	第 196 册	智能从话	《生命界之关系》	〔美〕林乐知译,东吴范伟述
1905 年 5 月	第 196 册	智能从话	《腹内摄影》	〔美〕林乐知译,东吴范伟述
1905 年 5 月	第 196 册	智能从话	《微物功用》	〔美〕林乐知译,东吴范伟述
1905 年 6 月	第 197 册	智能从话	《毒杀微物》	〔美〕林乐知译,东吴范伟述
1905 年 6 月	第 197 册	杂俎	《公众医捐》	〔美〕林乐知译,东吴范伟述
1905 年 7 月	第 198 册	智能从话	《毒药杀虫》	〔美〕林乐知译,东吴范伟述
1905 年 8 月	第 199 册	智能从话	《烟草去毒》	〔美〕林乐知译,东吴范伟述

（续表）

日期	卷册号	栏目	题名	其他信息
1905 年 8 月	第 199 册	智能丛话	《中西药品之分》	［美］林乐知译，东吴范伟述
1905 年 8 月	第 199 册	杂俎	《最大之医院》	［美］林乐知著，东吴范伟述
1905 年 9 月	第 200 册	—	《论巴拿马卫生成效》	［美］贾本德原稿，林乐知译，吴江任保罗述
1905 年 9 月	第 200 册	智能丛话	《电光医病》	［美］林乐知译，东吴范伟述
1905 年 9 月	第 200 册	智能丛话	《铜能避疫》	［美］林乐知译，东吴范伟述
1905 年 10 月	第 201 册	智能丛话	《卫生要法》	［美］林乐知译，东吴范伟述
1905 年 10 月	第 201 册	智能丛话	《病由于虫》	［美］林乐知译，东吴范伟述
1905 年 10 月	第 201 册	智能丛话	《割症奇法二则》	［美］林乐知译，东吴范伟述
1905 年 10 月	第 201 册	杂俎	《种植毒草》	［美］林乐知著，东吴范伟述

（续表）

日期	卷册号	栏目	题名	其他信息
1905 年 11 月	第 202 册	智能丛话	《最新之麻药》	［美］林乐知译，东吴范伟述
1905 年 12 月	第 203 册	智能丛话	《研究肺病》	［美］林乐知译，东吴范伟述
1906 年 1 月	第 204 册	译谭随笔	《格致与医学之关系》	［美］林乐知译，东吴范伟、吴江任保罗述
1906 年 1 月	第 204 册	智能丛话	《接骨奇法》	［美］林乐知译，东吴范伟述
1906 年 1 月	第 204 册	智能丛话	《睡死病之传染》	［美］林乐知译，东吴范伟述
1906 年 1 月	第 204 册	智能丛话	《城市卫生》	［美］林乐知译，东吴范伟述
1906 年 3 月	第 206 册	智从	《腹病奇药》	［英］季理斐译，东吴范伟述
1906 年 3 月	第 206 册	智从	《保护牙齿》	［英］季理斐译，东吴范伟述
1906 年 3 月	第 206 册	智从	《治痨新法》	［英］季理斐译，东吴范伟述

（续表）

日期	卷册号	栏目	题名	其他信息
1906 年 4 月	第 207 册	社说	《论鸦片为中国之大害》	［英］季理斐译，东吴范伟述
1906 年 4 月	第 207 册	杂著	《北京合众大医学院开院志盛》	［英］季理斐译，吴江任保罗述
1906 年 4 月	第 207 册	智从	《预防霍乱》	［英］季理斐译，东吴范伟述
1906 年 5 月	第 208 册	智从	《以光治病》	［英］季理斐译，东吴范伟述
1906 年 6 月	第 209 册	智从	《德国医士之多》	［英］季理斐译，东吴范伟述
1906 年 7 月	第 210 册	译谭	《鸦片毒之源流》	［英］季理斐著，东吴范伟述
1906 年 9 月	第 212 册	社论	《美国治疠医院之历史》	［英］季理斐译，东吴范伟述
1906 年 9 月	第 212 册	译谭	《上海工部局卫生事宜之报告》	［英］季理斐著，东吴范伟述
1906 年 9 月	第 212 册	智从	《治疠要理》	［英］季理斐著，东吴范伟、山左潘桢述
1906 年 9 月	第 212 册	智从	《荷兰之治癫医院》	［英］季理斐著，东吴范伟、山左潘桢述

（续表）

日期	卷册号	栏目	题名	其他信息
1906 年 10 月	第 213 册	智从	《治痨新法》	〔英〕季理斐著，东吴范伟、山左潘桢述
1906 年 10 月	第 213 册	智从	《木乃为传染之源》	〔英〕季理斐著，东吴范伟、山左潘桢述
1906 年 10 月	第 213 册	附录	《为苏州福音医院拟建医疯院募捐册序》	东吴范伟
1906 年 11 月	第 214 册	智从	《电光治病》	〔美〕林乐知译，东吴范伟述
1906 年 11 月	第 214 册	时事	《酒与鸦片》	〔美〕林乐知译，东吴范伟述
1906 年 12 月	第 215 册	智从	《清洁空气（范述）》	〔美〕林乐知译，吴江任保罗、元和范伟述
1907 年 1 月	第 216 册	智从	《酒精之用》	〔美〕林乐知译，东吴范伟述
1907 年 3 月	第 218 册	杂俎	《西国医生之数》	〔美〕林乐知著，东吴范伟述
1907 年 5 月	第 220 册	智从	《自然之发明种牛痘》	〔美〕林乐知译，东吴范伟述

（续表）

日期	卷册号	栏目	题名	其他信息
1907 年 6 月	第 221 册	智从	《最新之麻药》	［美］林乐知译，东吴范伟述
1907 年 7 月	第 222 册	译谭	《医生与学堂》	［英］季理斐著，东吴范伟述
1907 年 7 月	第 222 册	智从	《除蚊害》	［英］季理斐译
1907 年 10 月	第 225 册	附录（本馆辑录）	《林文忠公戒烟丸方原奏》	—

1876—1892 年《格致汇编》
上关于医学卫生的篇目①

日期	卷号	栏目	题名	其他信息
1876 年	第一卷春	—	《医学论》	徐雪村来稿
1876 年	第一卷秋	—	《论牙齿》（附图）	
1876 年	第一卷夏	格物杂说	《乳母代婴儿服药》	
1876 年	第一卷秋	—	《论新译西药略释》	上海格致书室
1876 年	第一卷冬	格物杂说	《睡能补脑力》	
1876 年	第一卷冬	格物杂说	《出痘易染人》	
1877 年	第 1 卷冬	—	《论脉》	舒高第口译
1877 年	第 1 卷冬	—	《论脉（续）》	舒高第口译
1877 年	第二卷春	—	《论舌》	舒高第（自西国内科书译出）
1877 年	第二卷夏	—	《论呼吸气》	舒高第（自西国内科书摘出）
1877 年	第二卷夏	格物杂说	《格致家病癫》	—
1877 年	第二卷夏	—	《论呼吸气（续）》	舒高第口译

---

① 参见上海图书馆编：《中国近代期刊篇目汇录》（第一卷），上海人民出版社 1965 年版。

（续表）

日期	卷号	栏目	题名	其他信息
1877 年	第二卷秋	格物杂说	《法京有水浊之患》	—
1877 年	第二卷秋	格物杂说	《西医医学年精一年》	—
1877 年	第二卷秋	格物杂说	《人身加血之法》	—
1877 年	第二卷秋	格物杂说	《成人身之原质》	—
1877 年	第二卷秋	格物杂说	《食糖有害于牙齿》	—
1877 年	第二卷秋	格物杂说	《牙齿生微虫之病》	—
1880 年	第三卷春	—	《化学卫生论序》（附图）	—
1880 年	第三卷春	—	《化学卫生论（续第一卷）》（附图）	—
1880 年	第三卷春	—	《化学卫生论（续第二卷）》（附图）	—
1880 年	第三卷夏	—	《化学卫生论（续第三卷）》（附图）	—
1880 年	第三卷夏	—	《化学卫生论（续第四卷）》（附图）	—
1880 年	第三卷夏	—	《化学卫生论（续第5卷）》（附图）	—
1880 年	第三卷秋	—	《化学卫生论（续第6卷）》（附图）	—
1880 年	第三卷秋	—	《化学卫生论（续第7卷）》（附图）	—
1880 年	第三卷秋	—	《化学卫生论（续第8卷）》（附图）	—
1880 年	第三卷冬	—	《化学卫生论（续第9卷）》（附图）	—

（续表）

日期	卷号	栏目	题名	其他信息
1880 年	第三卷冬	—	《化学卫生论（续第 10 卷）》（附图）	—
1881 年	第 4 卷春	—	《化学卫生论（续）》（附图）	—
1881 年	第 4 卷夏	—	《化学卫生论（续）》（附图）	—
1881 年	第 4 卷秋	—	《化学卫生论（续）》（附图）	—
1882 年	第 4 卷第 12 期	—	《化学卫生论》（完）	—
1890 年	第 5 卷春	—	《脉表诊病论》	—
1890 年	第 5 卷春	—	《居宅卫生论》	—
1890 年	第 5 卷夏	—	《脉表诊病论（续）》	—
1890 年	第 5 卷夏	—	《居宅卫生论（续）》	—
1890 年	第 5 卷秋	—	《脉表诊病论（续）》	—
1890 年	第 5 卷秋	—	《居宅卫生论（续）》	—
1890 年	第 5 卷秋	—	《免晕船呕吐说》	［美］医士巴次
1890 年	第 5 卷冬	—	《脉表诊病论（续）》（完）	—
1890 年	第 5 卷冬	—	《居宅卫生论（续）》（完）	—
1891 年	第 6 卷春	—	《医理略述》	岭南尹端模笔译 ［美］嘉约翰校
1891 年	第 6 卷春	—	《医肺痨等病新说》	—
1891 年	第 6 卷夏	—	《医理略述（续）》	岭南尹端模笔译，［美］嘉约翰校
1891 年	第 6 卷夏	—	《延年益寿论》	［英］医士爱凡司

（续表）

日期	卷号	栏目	题名	其他信息
1891 年	第 6 卷夏	博物新闻	《聋哑非痴论》《良医述略》	［英］艾约翰
1891 年	第 6 卷秋	—	《延年益寿论（续）》	［英］医士爱凡司
1891 年	第 6 卷秋	—	《医理略述》	岭南尹端模笔译，［美］嘉约翰校
1891 年	第 6 卷秋	—	《万国药房后序》	赵静涵来稿
1891 年	第 6 卷秋	—	《易筋西经》	—
1891 年	第 6 卷秋	—	《新刻割症全书外序》	—
1891 年	第 6 卷冬	—	《延年益寿论（续）》	［英］医士爱凡司
1891 年	第 6 卷冬	—	《医理略述》	岭南尹端模笔译，［美］嘉约翰校
1892 年	第 7 卷春	—	《医药略论》	［英］稻惟德口译，王德言笔述

1904—1919 年《东方杂志》
上关于医学卫生的篇目①

日　期	题　　名
1904 年 7 月	《防疫篇》
1904 年 8 月	《教育　广步卫生书籍以强种类说》
1905 年 4 月	《社说　物质进化论》
1905 年 4 月	《医学与社会之关系》
1905 年 6 月	《社说　论中国前途与医学之关系上》
1905 年 6 月	《社说　论中国前途与医学之关系下》
1905 年 8 月	《卫生论》
1905 年 9 月	《北洋陆军卫生防疫章程》
1905 年 9 月	《北洋医院预拟设立战地医院章程》
1905 年 9 月	《北洋医院预拟征战时办理医务章程》
1905 年 11 月	《医科大学章程商榷》
1907 年 4 月	《论国人宜注意于公共事业》

---

① 参见大成故纸堆数据库,http://www.dachengdata.com/。

（续表）

日　期	题　　　名
1908 年 10 月	《万国红十字会新约》
1908 年 12 月	《小说　七医生案》
1908 年 4 月	《论群治受病之原因》
1909 年 1 月	《新知识　电气之返老还童》
1909 年 2 月	《新知识　近视摄生法》
1909 年 3 月	《新知识　尸体摄影之新法》
1909 年 5 月	《新知识　雌雄性分别之原因》
1909 年 8 月	《新知识　饮酒与人口》
1909 年 9 月	《新知识　漂白黑人》
1910 年 6 月	《新知识　鼠毁害疫猫》
1911 年 2 月	《菜蔬疗病之力》
1911 年 2 月	《惰为病之一种》
1911 年 2 月	《鼠疫之豫防看护法》
1911 年 3 月	《万国防疫会记》
1911 年 3 月	《美国国民卫生之成绩》
1911 年 4 月	《论病为与国之基》
1911 年 7 月	《性近习远之说以生理学上脑脊髓之作用释之》
1911 年 7 月	《论鲜果之滋补力》
1911 年 7 月	《睡醒后卧床中之练身法》
1911 年 8 月	《扑灭中国北方之瘟疫》
1911 年 9 月	《电话验病术》
1911 年 9 月	《运动之目的与效果》

（续表）

日　期	题　　名
1911 年 12 月	《女子救弱法》
1912 年 2 月	《蚊之驱除法》
1912 年 2 月	《米糠有效成分亚倍利酸之研究案》
1912 年 4 月	《假牛乳之制造》
1912 年 4 月	《用心减劳术》
1912 年 7 月	《心身修养之日本冈田氏静坐法》
1912 年 7 月	《论门外睡眠》
1912 年 10 月	《生体组织人造论》
1912 年 12 月	《生理学上生死之新分界》
1913 年 5 月	《美国种痘防疫事略》
1913 年 8 月	《老死之研究》
1913 年 8 月	《近视眼调护法》
1913 年 8 月	《瘰疬病及其治疗法》
1913 年 8 月	《论心理交通》
1913 年 8 月	《医学正名论》
1913 年 8 月	《痨病及其治疗法》
1913 年 8 月	《电治耳聋》
1913 年 8 月	《吾人将以何法治疗社会之疾病乎》
1913 年 9 月	《身心合一论》
1913 年 10 月	《人寿二百岁说》
1913 年 11 月	《观掌术》
1913 年 12 月	《免疫性》

日　期	题　　名
1914 年 7 月	《千里眼之科学解释》
1914 年 7 月	《卫生之研究》
1914 年 7 月	《欧美改良都市农村说》
1914 年 10 月	《追记满洲防疫》
1914 年 12 月	《中国不可救药之病》
1915 年 1 月	《论中国急宜谋进医学教育》
1915 年 2 月	《论中国当筹防病之方实行卫生之法》
1915 年 3 月	《论公众卫生之必要及其范围》
1915 年 3 月	《心音断病说》
1915 年 6 月	《纪苏州福音医院》
1916 年 1 月	《新发明诊定妊娠及鉴别胎儿男妇之法》
1916 年 2 月	《内服血清治愈赤痢实验谭》
1916 年 4 月	《新知识　关于死之新研究》
1916 年 4 月	《孪生子之研究》
1916 年 5 月	《蚤之豫防及驱除法》
1916 年 7 月	《饮酒之害》
1916 年 7 月	《童子与成人之身体》
1916 年 8 月	《机械疗病法》
1916 年 8 月	《火伤菌》
1916 年 10 月	《笑之研究》
1916 年 10 月	《微菌学大家梅儿尼各甫氏》
1916 年 12 月	《女医之昔观》

（续表）

日　期	题　　名
1917 年 1 月	《酿母菌病又名萌芽菌病》
1917 年 1 月	《论舌苔断病法》
1917 年 2 月	《中国催眠术》
1917 年 3 月	《人类嗜酒之秘因》
1917 年 3 月	《中国催眠术（续）》
1917 年 5 月	《关亡术（一）》
1917 年 5 月	《蝇与传染病》
1917 年 5 月	《养生捷径谭》
1917 年 6 月	《关亡术（二）》
1917 年 6 月	《医学进步之利弊》
1917 年 6 月	《病二日感书五言二篇》
1917 年 6 月	《饮酒为人体之害》
1917 年 7 月	《长生新论》
1917 年 8 月	《咯血之治法》
1917 年 9 月	《疲劳之研究》
1917 年 9 月	《防蝇虱蚤及臭虫法》
1917 年 10 月	《原梦》
1917 年 10 月	《蝇类之祸害及却除法》
1917 年 10 月	《病菌之二大发明》
1917 年 10 月	《晕船之原因》
1917 年 10 月	《素食与经济问题》
1917 年 11 月	《鼠咬症病原菌之新发明》

(续表)

日　期	题　　名
1917 年 11 月	《全欧大战争实地医家之经验》
1917 年 12 月	《战争时代多产男子之实据》
1917 年 12 月	《婴儿当由国家保护论》
1917 年 12 月	《食物之消化及吸收》
1917 年 12 月	《哺乳儿人工营养法》
1917 年 12 月	《论节食》
1918 年 1 月	《防疫略说》
1918 年 2 月	《解剖学及心理学上气质之研究》
1918 年 2 月	《最新诊断梅毒之路丁实验法》
1918 年 2 月	《论烟酒之害于后》
1918 年 2 月	《儿童齿牙卫生法》
1918 年 2 月	《美人丹尼演说癫病》
1918 年 2 月	《检疫委员设置规则》
1918 年 2 月	《鼠疫一夕话》
1918 年 2 月	《火车检疫规则》
1918 年 3 月	《鼠患》
1918 年 4 月	《鼠患(续)》
1918 年 4 月	《饥之研究》
1918 年 4 月	《人类体格长短之生理上研究》
1918 年 4 月	《长寿秘诀》
1918 年 4 月	《电机治疗之新发明》
1918 年 5 月	《霉菌于人生之利害》

（续表）

日　期	题　　名
1918 年 5 月	《晕船之防止法》
1918 年 5 月	《家庭看护法》
1918 年 5 月	《一千九百十八年之肺百司笃调查记》
1918 年 6 月	《近视远视治疗法之新发明》
1918 年 6 月	《饮水激动胃汁之研究》
1918 年 6 月	《呼吸与精神之关系》
1918 年 7 月	《中华民族体质之研究》
1918 年 7 月	《山西肺炎疫之蔓延及防御法》
1918 年 7 月	《避疫面具之治法及用法》
1918 年 8 月	《红十字事业与战争》
1918 年 8 月	《牛乳关于康健之研究》
1918 年 8 月	《燕窝谈》
1918 年 8 月	《原梦》
1918 年 9 月	《葫芦疗毒》
1918 年 9 月	《大战与性的道德破坏》
1918 年 9 月	《嗅觉与性欲之关系》
1918 年 9 月	《细菌致病说》
1918 年 9 月	《论早婚及婚属嫁娶之害》
1918 年 9 月	《纪法国巴斯德医学院》
1918 年 10 月	《色盲》
1918 年 10 月	《病院早起》
1918 年 10 月	《病起于家人》

（续表）

日 期	题 名
1918 年 10 月	《扁桃腺在人体之关系》
1918 年 10 月	《不消化症治疗法》
1918 年 11 月	《爱迭生之减食疗法》
1918 年 11 月	《海水浴之效能及其注意》
1918 年 11 月	《诗：病中作》
1918 年 11 月	《下等动物与人类疾病之关系》
1918 年 11 月	《食素与食荤之利害论》
1918 年 11 月	《催眠术概论》
1918 年 11 月	《病起后饭食》
1918 年 11 月	《脑膜发炎症之研究》
1918 年 12 月	《小学校教师与肺病》
1919 年 1 月	《战争与医生》
1919 年 2 月	《发秃之原因及预防》
1919 年 2 月	《深呼吸之习惯》
1919 年 2 月	《说吗啡》
1919 年 3 月	《劳动者疾病保险制度》
1919 年 3 月	《火车中之医院》
1919 年 3 月	《卫生之婴儿哺乳法》
1919 年 3 月	《疟疾之原因与防御治疗法》
1919 年 4 月	《伤风与咳嗽疗治法》
1919 年 4 月	《鼠疫之地理的分布》
1919 年 5 月	《劳动者疾病保险制度（续）》

（续表）

日 期	题 名
1919 年 6 月	《去年之流行性感冒》
1919 年 6 月	《土葬与公共卫生》
1919 年 6 月	《日光疗目法之新发明》
1919 年 7 月	《说细菌》
1919 年 8 月	《哺乳与梅毒》
1919 年 8 月	《霍乱之新治疗》
1919 年 8 月	《中国菌病之见闻录》
1919 年 9 月	《流行性感冒之历史的研究》
1919 年 10 月	《粗食健康法》
1919 年 11 月	《医药界之将来》
1919 年 11 月	《船晕病治疗之新方法》

其他报刊关于卫生的篇目①

日期	卷期号	栏目	题名	页码	译作者	其他信息
报刊名：《时务报》						
1896年9月7日	第4期	英文报译	《医生论脑》	第18页	张坤德译	译自日本《西字捷报》
1896年10月7日	第7期	英文报译	《除蝇虱法》	第15页	张坤德译	译自美国《格致报》
1896年10月7日	第7期	英文报译	《救生新法》	第15页	张坤德译	译自日本《西字捷报》

① 参见晚清民国期刊数据库。

（续表）

日期	卷期号	栏目	题名	页码	译作者	其他信息
1896 年 11 月 5 日	第 10 期	英文报译	《卫生琐谈》	第 18 页	张坤德译	译自美国《格致报》
1896 年 12 月 15 日	第 14 期	英文报译	《喉中物鲠》	第 18 页	张坤德译	译自英国《公论报》
1896 年 12 月 15 日	第 14 期	英文报译	《天下四病人》	第 12—13 页	张坤德译	译自上海《字林西报》
1897 年 3 月 3 日	第 19 期	—	《温水疗病》	第 29 页	青浦朱开第第米稿	译自纽约《讲学报》
1897 年 3 月 23 日	第 21 期	英文报译	《审断咯律致死事》	第 16—18 页	张坤德译	译自上海《字林日报》
1897 年 3 月 13 日	第 20 期	英文报译	《审断咯律致死事》	第 16—19 页	张坤德译	同上
1897 年 5 月 12 日	第 26 期	东文报译	《论黑死病症》	第 24—25 页	［日］古城贞吉	译自《东京日日报》
1897 年 9 月 7 日	第 38 期	—	《医学善会序》	第 1—3 页	新会梁启超	—
1897 年 9 月 7 日	第 38 期	英文报译	《剖脑疗疮》	第 17—18 页	孙翀、王史同译，李维格勘定	译自《横滨日日报》

（续表）

日期	卷期号	栏目	题名	页码	译作者	其他信息
1897 年 9 月 26 日	第 40 期	英文报译	《试验潮湿》	第 15 页	孙超、王史同译，李维格勘定	译自美国《格致报》
1897 年 10 月 16 日	第 42 期	英文报译	《日本创设医船》	第 16 页	孙超、王史同译，李维格勘定	译自《横滨日日西报》
1897 年 10 月 16 日	第 42 期	英文报译	《死畜致瘟》	第 18—19 页	孙超、王史同译，李维格勘定	译自美国《格致报》
1897 年 10 月 16 日	第 42 期	—	《中国际害议（一）》	第 1—3 页	三水徐勤	—
1897 年 12 月 14 日	第 48 期	西文译编中外杂志	《印度大疫》	第 21 页	曾广铨译	译自《日本每日报》
1897 年 12 月 24 日	第 49 期	西文译编中外杂志	《血液治病》	第 21 页	曾广铨译	译自《伦敦东方报》
1898 年 3 月 3 日	第 53 期	—	《杀蚊妙法》	第 4—7 页	谭培森辑译	时务报馆译编续集
1898 年 4 月 11 日	第 57 期	东文译编	《奥国大学教官查出胎孕新法》	第 25—26 页	[日]古城贞吉	译自《国民新报》

（续表）

日期	卷期号	栏目	题名	页码	译作者	其他信息
1898 年 5 月 30 日	第 62 期	学堂章程	《佐治庸大学医学书院章程》	第 3—16 页	曾广铨译	—
1898 年 6 月 9 日	第 63 期	学堂章程	《佐治庸大学医学书院章程》	第 9—14 页	曾广铨译	—
1898 年 6 月 19 日	第 64 期	学堂章程	《佐治庸大学医学书院章程》	第 8—10 页	曾广铨译	—
1898 年 6 月 19 日	第 64 期	附编	《长生术》	第 13—15 页	［英］解佳撰，曾广铨译	—
1898 年 6 月 29 日	第 65 期	附编	《长生术（续）》	第 16—18 页	［英］解佳撰，曾广铨译	—
1898 年 7 月 9 日	第 66 期	附编	《长生术（续）》	第 19—21 页	［英］解佳撰，曾广铨译	—
1898 年 7 月 19 日	第 67 期	附编	《长生术（续）》	第 22—24 页	［英］解佳撰，曾广铨译	—
1898 年 7 月 29 日	第 68 期	法文译编	《法国红十字会》	第 20—21 页	潘彦译	译自《海防捷报》
1898 年 7 月 29 日	第 68 期	附编	《长生术（续）》	第 25—28 页	［英］解佳撰，曾广铨译	—

(续表)

日期	卷期号	栏目	题名	页码	译作者	其他信息
1898 年 8 月 8 日	第 69 期	附编	《长生术(续)》	第 28—30 页	[英]解佳撰,曾广铨译	—
报刊名:《湘报》						
1898 年 4 月 20 日	第 39 期	—	《湖南宜开医院说》	第 153 页	郑荣撰	—
1898 年 7 月 6 日	第 104 期	—	《中国病源论》	第 413—414 页	杨子玉撰	—
1898 年 8 月 13 日	第 127 期	—	《论今医》	第 505 页	黄遵宪来稿	—
报刊名:《新民丛报》						
1903 年 1 月 13 日	第 24 期	中国近事	《纪医学堂》	第 103 页	—	—
1903 年 4 月 26 日	第 30 期	华年阁杂录	《霉菌灯》	第 132 页	观云	—
1903 年 5 月 10 日	第 31 期	华年阁杂录	《医理发明之一斑》	第 129 页	观云	—
1903 年 5 月 10 日	第 31 期	华年阁杂录	《光线之疗病》	第 130—131 页	观云	—
1903 年 5 月 10 日	第 31 期	华年阁杂录	《烟草有杀菌之力》	第 131 页	观云	—
1903 年 5 月 25 日	第 32 期	华年阁杂录	《传染之疲劳病》	第 128 页	观云	—
1903 年 6 月 9 日	第 33 期	华年阁杂录	《肺病新疗法》	第 121—122 页	观云	—
1903 年 8 月 6 日	第 35 期	华年阁杂录	《休疲眼法》	第 124 页	观云	—

（续表）

日期	卷期号	栏目	题名	页码	译作者	其他信息
1903 年 8 月 6 日	第 35 期	华年阁杂录	《洽口吃法》	第 124 页	观云	—
1903 年 8 月 6 日	第 35 期	杂俎	《寝时之姿势》	第 124 页	观云	—
1903 年 8 月 21 日	第 36 期	华年阁杂录	《人体之磁气力》	第 125—126 页	观云	—
1903 年 8 月 21 日	第 36 期	华年阁杂录	《瘠之元因》	第 125—126 页	观云	—
1903 年 10 月 4 日	第 38 期	华年阁杂录	《污水之害生命》	第 241 页	观云	—
1903 年 10 月 4 日	第 38 期	华年阁杂录	《小儿贵活动》	第 242 页	观云	—
1903 年 12 月 2 日	第 42 期	华年阁杂录	《酒之害》	第 235—236 页	观云	—
1905 年 1 月 6 日	第 3 卷第 12 期	科学	《论国家医学之性质》	第 67—71 页	我我生	—
1906 年 7 月 6 日	第 4 卷第 10 期	译述	《心理学剖解图说》	第 74—79 页	汤祖武编译	—
1906 年 7 月 21 日	第 4 卷第 11 期	译述	《心理学剖解图说（续）》	第 48—67 页	汤祖武编译	—
1906 年 8 月 4 日	第 4 卷第 12 期	译述	《心理学剖解图说（续）》	第 59—69 页	汤祖武编译	—

（续表）

日期	卷期号	栏目	题名	页码	译作者	其他信息
1906年8月20日	第4卷第13期	译述	《心理学剖解图说（续）》	第79—86页	汤祖武编译	—
报刊名:《浙江潮（东京）》						
1903年3月18日	第2期	杂录	《鼠之性质》	第131页	—	—
报刊名:《江苏（东京）》						
1903年4月27日	第1期	卫生	《说脑上篇》	第57—67页	上海魂	—
1903年4月27日	第1期	杂俎	《世界之死人》	第163页	—	—
1903年5月27日	第2期	卫生	《说脑下篇》	第45—52页	—	—
1903年6月25日	第3期	卫生	《卫生学概论》	第75—86页	普澄	—
1903年6月25日	第4期	卫生	《卫生学概论（续）》	第73—83页	普澄	—
报刊名:《湖北学生界》						
1903年2月27日	第2期	医学	《兴医学通》	第66—77页	傅汝勤	—
1903年5月27日	第5期	医学	《国民卫生学》	第84—89页	—	—
报刊名:《杭州白话报》						

（续表）

日期	卷期号	栏目	题名	页码	译作者	其他信息
1901 年	第 4 期	中外新闻	《出会驱疫》	第 1 页	优钵罗斋主	—
1903 年	第 2 卷第 12 期	中外新闻	《喉症盛行》	第 1 页	—	—
1903 年	第 2 卷第 20 期	中外新闻	《喉疫未了》	第 2 页	—	—
1903 年	第 2 卷第 23 期	论说	《论医》	第 1—2 页	锋郎	—
报刊名：《觉民》						
1904 年	第 1—5 期	卫生	《微生物》	第 1—8 页	伯筹	—
报刊名：《醒狮》						
1905 年 9 月 29 日	第 1 期	医学	《医界刍言》	第 78—92 页	王建善	—
1905 年 10 月 28 日	第 2 期	医学	《医界刍言（续）》	第 74—87 页	王建善	—
1905 年 12 月 1 日	第 3 期	医学	《医界刍言（续）》	第 69—85 页	王建善	—
1906 年 4 月 24 日	第 4 期	医学	《医界刍言（续）》	第 43—60 页	王建善	—
1906 年 6 月 22 日	第 5 期	杂俎	《贫民生肺病之原因》	第 106—107 页	—	—
报刊名：《安徽白话报》						

（续表）

日期	卷期号	栏目	题名	页码	译作者	其他信息
1908年	第 1 期	卫生	《演说卫生大意》	第 1 页	王立才	—
1908年	第 2 期	卫生	《卫生刍言》	第 2 页	病夫	—
1908年	第 6 期	演说	《说冬季的卫生》	第 5—6 页	王立才	—
报刊名：《蒙学报》						
1898年	第 27 期	—	《身理卫生论》	第 52—55 页	长洲王季烈撰	—
报刊名：《绣像小说》						
1903年	第 32 期	—	《卫生进步寿享期颐》	—	[美] 威士原著，行政改良职分部局译	—
报刊名：《农学报》						
1901年	第 184 期	译篇	《妊畜卫生说》	第 8—10 页	—	译自《新农报》
报刊名：《大陆（上海 1902）》						
1903年	第 5 期	谭丛	《生理丛谈》	第 4—5 页	—	—
1904年	第 2 卷第 5 期	卫生	《病毒侵人之门》	第 1—4 页	—	—
1904年	第 2 卷第 5 期	杂录	《德国医士与辩护》	第 13—14 页	—	—

（续表）

日期	卷期号	栏目	题名	页码	译作者	其他信息
1904 年	第 2 卷第 5 期	杂录	《掌中霉菌之数》	第 15 页	—	—
1904 年	第 2 卷第 6 期	卫生	《水与卫生》	第 1 页	—	—
1904 年	第 2 卷第 7 期	卫生	《卫生琐语》	第 1—4 页	—	—
1904 年	第 2 卷第 8 期	卫生	《感冒之疗法》	第 1—4 页	—	—
1904 年	第 2 卷第 11 期	卫生	《食物与野菜》	第 1—3 页	—	—
1904 年	第 2 卷第 12 期	卫生	《人身琐谈》	第 2—5 页	—	—
1905 年	第 3 卷第 3 期	纪事	《疫症传染可畏》	第 19—20 页	—	—
1905 年	第 3 卷第 3 期	世界谭片	《疾病与寿命》	第 5 页	—	—
1905 年	第 3 卷第 4 期	世界谈片	《癌之治疗法》	第 4 页	—	—
1905 年	第 3 卷第 6 期	杂录	《美国大学堂教请日本医学博士》	第 11 页	—	—
1905 年	第 3 卷第 8 期	世界谈片	《世界最大之病院》	第 2 页	—	—
1905 年	第 3 卷第 9 期	学术	《健脑法》	第 9—14 页	—	—
1905 年	第 3 卷第 9 期	世界谈片	《外科手术之进步》	第 2 页	—	—
1905 年	第 3 卷第 15 期	杂录	《人体》	第 10—13 页	—	—

（续表）

日期	卷期号	栏目	题名	页码	译作者	其他信息
1905 年	第 3 卷第 15 期	世界谈片	《日射病之原因》	第 2 页	—	—
1905 年	第 3 卷第 17 期	杂录：博物丛谈	《结核菌之感染》	第 18 页	—	—
1905 年	第 3 卷第 18 期	世界谈片	《治疗术》	第 2 页	—	—
1905 年	第 3 卷第 21 期	杂录	《体格与卫生》	第 3—15 页	—	—

报刊名：《岭南学生界》

日期	卷期号	栏目	题名	页码	译作者	其他信息
1904 年	第 1 卷第 7 期	—	《卫生琐言》	第 37 页	本学堂医生廖德山	—
1904 年	第 1 卷第 8 期	—	《广州博济医学堂》	第 45 页	—	—
1905 年	第 2 卷第 5 期	—	《毒蚊传病说》	第 146 页	岭南学堂林安德著，钟荣光译	—
1905 年	第 2 卷第 5 期	—	《卫生琐言（续）》	第 150 页	岭南学堂医生廖德山	—
1905 年	第 2 卷第 5 期	—	《论支那女医》	第 152 页	富马利女医士撰，敖学润译	—

报刊名：《女子世界（上海 1904）》

（续表）

日期	卷期号	栏目	题名	页码	译作者	其他信息
1904 年	第 11 期	卫生	《说鼻》	第 1—3 页	长生	—
1904 年	第 6 期	卫生	《说齿》	第 1—6 页	长生	译稿
1904 年	第 6 期	专件	《卫生讲习会章程》	第 6—7 页	—	—
1904 年	第 10 期	卫生	《说耳》	第 1—4 页	长生	—
1904 年	第 7 期	卫生	《说脑》	第 1—7 页	长生	译稿
1904 年	第 5 期	卫生	《说食》	第 1—5 页	长生	—
1904 年	第 8 期	卫生	《说心》	第 1—5 页		—
1904 年	第 9 期	卫生	《说心（续）》	第 7—11 页	自立	—
1904 年	第 12 期	卫生	《说眼》	第 1—8 页	长生	—
1905 年	第 2 卷第 1 期	科学	《神经系统之卫生说》	第 1—6 页	长生	—
1905 年	第 2 卷第 3 期	科学	《神经系统之卫生说（续）》	第 7—10 页	长生	—
1915 年	第 5 期	—	《牛乳与卫生》	第 1—8 页	陈绣贞	—

（续表）

日期	卷期号	栏目	题名	页码	译作者	其他信息
1915 年	第 2 期	卫生	《婴儿卫生》	第 3—5 页	香草	—
1915 年	第 6 期	—	《乳儿卫生谈》	第 1—3 页	丁福保	—
1915 年	第 6 期	卫生	《食物之自然卫生》	第 3—6 页	慕瑾	—
报刊名：《大同报（上海）》						
1907 年	第 7 卷第 5 期	卫生学	《卫生论略》	第 21—23 页	[美]马林著 李玉书译	—
1907 年	第 7 卷第 20 期	学界新闻	《伏暑宜以卫生为重》	第 35 页	—	—
1913 年	第 19 卷第 18 期	西报选译	《戴氏演讲卫生进步事宜》	第 13—17 页	任保罗	—
1913 年	第 19 卷第 20 期	西报选译	《戴氏演讲卫生进步事宜（再续）》	第 13—18 页	任保罗	—
1913 年	第 19 卷第 20 期	新闻选译 国外新闻	《工厂卫生之重要》	第 45 页	—	—
1913 年	第 19 卷第 42 期	西报选译	《论中华学校卫生考察事宜》	—	任保罗	—

（续表）

日期	卷期号	栏目	题名	页码	译作者	其他信息
1913 年	第 19 卷第 43 期	西报选译	《论中华学校卫生考察事宜》	第 13—18 页	任保罗	—
1913 年	第 19 卷第 44 期	西报选译	《论中华学校卫生考察事宜》	—	任保罗	—
1914 年	第 20 卷第 9 期	西报选译	《英国公众卫生制度详记》	第 13—18 页		—
报刊名：《教育杂志》						
1909 年	第 1 卷第 7 期	教授资料：小学理科教材	《夏令之卫生》	第 55—59 页	严保诚	—
1910 年	第 2 卷第 6 期	杂纂	《万国学校卫生会》	第 40—42 页	—	—
1910 年	第 2 卷第 7 期	杂纂	《游戏之卫生上价值》	第 46—48 页	—	—
1911 年	第 3 卷第 5 期	实验	《儿童五官卫生法》	第 34—41 页		—
报刊名：《科学》						
1917 年	第 3 卷第 4 期	学科卫生谈	《卫生与习尚》	第 482—484 页		—
1918 年	第 4 卷第 2 期	卫生谈	《学生之卫生》	第 191—195 页	竺可桢	—
1919 年	第 4 卷第 3 期	卫生谈	《多食之害生》	第 295—297 页	杨铨	—

（续表）

日期	卷期号	栏目	题名	页码	译作者	其他信息
1919 年	第 4 卷第 5 期	卫生谈	《地方公园与卫生》	第 489—491 页	李黄恭	—
1919 年	第 4 卷第 7 期	卫生谈	《长寿之秘诀》	第 689—695 页	王鸣鸾	—
报刊名：《环球》						
1916 年	第 1 卷第 1 期	—	《唤醒中国卫生上之觉魂》	第 73—80 页	任夫	—
1917 年	第 2 卷第 2 期	学界要闻	《卫生教育联合会征文纪事》	第 117 页		—
1917 年	第 2 卷第 2 期	—	《论中国卫生之近况及促进改良方法》	第 70—82 页	北京协和医学校学生吴葆光	—
1917 年	第 2 卷第 3 期	—	《饮食之卫生（续）》	第 25—32 页	俞凤宾	—
1917 年	第 2 卷第 2 期	—	《经济的卫生》	第 60—65 页	王立才	—
1917 年	第 2 卷第 2 期	—	《饮食之卫生》	第 43—49 页	俞凤宾	—
1917 年	第 2 卷第 1 期	—	《饮食之卫生（演说）》	第 44—49 页	俞凤宾	—
报刊名：《新青年》						
1917 年	第 3 卷第 5 期	—	《论中国卫生之近况及促进改良方法》	第 82—90 页	吴葆光	—

（续表）

日期	卷期号	栏目	题名	页码	译作者	其他信息
报刊名：《清华周刊》						
1916 年	第 87 期	—	《卫生谈（三则）》	—	—	—
报刊名：《大中华》						
1916 年	第 2 卷第 11 期	—	《论中国卫生事业之建设》	第 1—9 页	伍连德	—
报刊名：《中西医学报》						
1910 年	第 9 期	丛录	《卫生新法撮要》	第 1—6 页	伍廷芳	—
1914 年	第 4 卷第 8 期	论说	《民国宜急设卫生行政专部注意全国公共卫生议》	第 1—4 页	吴宗濂	—
1914 年	第 4 卷第 6 期	论说	《与某君论卫生化学与我民国之关系》	第 1—6 页	徐佩璜	—
1914 年	第 4 卷第 6 期	卫生	《卫生琐谈》	第 7—8 页	丁福保	—
1915 年	第 5 卷第 10 期	论说	《论中国当筹防病之方实行卫生之法》	第 1—11 页	伍连德	—

（续表）

报刊名：《光华卫生报》

日期	卷期号	栏目	题名	页码	译作者	其他信息
1918年	第1期	—	《光华卫生报序文》	第1—2页	伍廷芳	—
1918年	第1期	—	《释卫生》	第15页	叶慧博	—
1918年	第1期	—	《论卫生与国家之关系》	第20页	叶芳圃	—
1918年	第2期	—	《论卫生为去病之根源》	第1页	彭慎三	—
1918年	第2期	—	《论卫生为人生第一要务》	第3页	唐太平	—
1919年	第4期	—	《卫生与政治之关系》	第13页	叶芳圃	—

《北洋官报》上关于卫生的篇目（1903—1911 年）①

期号	篇 名	页码	栏目
1903 年			
第 47 期	卫生局示：卫生总局屈天津……	第 2 页	—
第 63 期	查考卫生	第 13 页	各国新闻
第 78 期	卫生：寝时欲适于卫生其体宜偏向右手足……	第 10 页	科学纪闻
第 89 期	督宪批示：具呈卫生局巡捕赵起泰……	第 2 页	—
第 114 期	卫生学概论（节录《江苏学报》）	第 2—4 页	专件
第 115 期	卫生学概论（续一百十四册）	第 3—5 页	专件
第 116 期	卫生学概论（续第一百十五册）	每 2—3 页	专件
第 118 期	卫生学概论（续一百十六册）	第 2—3 页	专件
第 119 期	卫生学概论（续一百十八册）	第 2—4 页	专件
第 131 期	军医局徐道禀陈应办卫生事宜饬军政司兵备处酌度筹办十二条	第 7—8 页	文牍录要
第 192 期	天津卫生局防疫章程	第 13—14 页	畿辅近事

---

① 参见晚清民国期刊数据库。

（续表）

期号	篇　名	页码	栏目
1904 年			
第 224 期	天津卫生局示：为申明示遵事照得卫民以防疫为先……	第 6 页	畿辅近事
第 242 期	卫生要政：卫生局会……	第 6—7 页	畿辅近事
第 248 期	津海关道详送卫生局遵饬设局验疫妥定章程清折并批	第 5—6 页	文牍录要
第 263 期	卫生要政	第 5 页	畿辅近事
第 312 期	设局卫生	第 5 页	畿辅近事
第 315 期	军队卫生	第 9 页	各国新闻
1905 年			
第 745 期	注重卫生	第 5 页	畿辅近事
第 763 期	分巡处白话卫生告示：为谕禁事查近来各铺户住户……	第 5—6 页	畿辅近事
1906 年			
第 905 期	奉省卫生新章	第 3 页	各省新闻
第 927 期	天津卫生局告示照录	第 5 页	本省近事
第 945 期	卫生局拟添卫兵	第 6 页	京师近事
第 946 期	卫生局清理沟渠	第 7 页	本省近事
第 947 期	创办军队卫生学堂	第 8 页	各省新闻
第 948 期	购地修建卫生局	第 6 页	京师近事
第 951 期	天津卫生局呈送北洋女医学堂试办章程并批（未完）	第 4 页	文牍录要
第 952 期	陆军卫生部下士问题（译东报）	第 10 页	各国新闻
第 952 期	天津卫生局呈送北洋女医学堂试办章程并批（续昨报）	第 4 页	文牍录要

（续表）

期号	篇　名	页码	栏目
第 962 期	卫生局示种牛痘	第 7 页	本省近事
第 981 期	警部拟刊卫生报	第 5—6 页	京师近事
第 1024 期	筹议开办卫生学报	第 6 页	京师近事
第 1041 期	八旗学堂演说卫生	第 6 页	京师近事
第 1078 期	外城卫生局批示：任庆泰禀称……	第 5—6 页	京师近事
第 1080 期	天津卫生局告示：为晓谕事照得清除秽物原以保卫民生……	第 6 页	本省近事
第 1081 期	保定工巡局告示：为出示晓谕事照得卫生之道……	第 7 页	本省近事
第 1091 期	外城卫生局批示：五道庙绅商彭诒孙等禀……	第 6 页	京师近事
第 1092 期	两江督练公所详江督周拟开办卫生学堂兽医学堂文	第 3—4 页	文牍录要
第 1130 期	两江督练公所为开办卫生学堂暨兽医学堂通札各标营遵照文	第 4—5 页	文牍录要
第 1133 期	驻韩统监注意卫生（译朝日新闻）	第 10 页	各国新闻
第 1220 期	警察拟设卫生队	第 7 页	各省近事
第 1231 期	农工商部批示：商人杨鹤年禀　批据禀自制卫生浴桶拟请专利一节……	第 6 页	畿辅近事
1907 年			
第 1298 期	天津卫生局告示：为晓谕事照得卫生之道……	第 5 页	本省近事
第 1301 期	天津卫生局告示：为出示晓谕事照得时当春令暖气上蒸人之毒热……	第 6 页	文告录要
第 1309 期	天津卫生局告示：为晓谕事照得鸦片之害尽人皆知钦奉……	第 5—6 页	文告录要

（续表）

期号	篇 名	页码	栏目
第 1324 期	民事：妇人卫生会纪事	第 8 页	新闻录要
第 1340 期	民事：卫生局派员调查	第 8 页	新闻录要
第 1350 期	奉天新民府卫生局现行章程	第 10—11 页	要件
第 1351 期	奉天新民府卫生局现行章程（续昨报）	第 10—11 页	要件
第 1352 期	奉天新民府卫生局现行章程（再续）	第 10—11 页	要件
第 1363 期	杭州高等卫生除烟会章程	第 12—13 页	要件
第 1385 期	天津卫生总局白话告示：为晓谕事照得饮食中最要紧的是水……	第 7 页	文告录要
第 1404 期	两江督练公所详请江督端开办卫生队学堂办法文	第 5—6 页	公牍录要
第 1406 期	直督袁奏接收营口办理巡警卫生工程三局开办经费及善后用款折	第 3—4 页	奏议录要
第 1414 期	督宪袁据津海关道禀呈税司所拟天津口防护病症章程札饬卫生局照办文附章程	第 3—4 页	公牍录要
第 1417 期	督宪批示录要：津海关道详打扫街道之责请仍归卫生局经管以一事权由……	第 8 页	文告录要
第 1431 期	政治：注意推广卫生办法	第 9 页	新政纪闻
第 1431 期	军政：札发军人卫生规则	第 11 页	新政纪闻
第 1435 期	天津卫生总局示谕：为晓谕事照得清除秽物……	第 8 页	文告录要
第 1448 期	民事：晓谕卫生四事	第 11 页	新政纪闻
第 1469 期	民事：改制盘香聊助卫生	第 11 页	新政纪闻
第 1469 期	督宪批示录要：津海关道禀卫生局屈道现丁外艰请暂留津居丧由……	第 8 页	文告录要
第 1473 期	民事：编制劝戒卫生文	第 11 页	新政纪闻

（续表）

期号	篇　名	页码	栏目
第 1480 期	天津卫生总局告示：为出示晓谕事照得钦奉……	第 8 页	文告录要
第 1577 期	军政：派员调查卫生队办法	第 10 页	新政纪闻
1908 年			
第 1598 期	天津卫生局告示：为晓谕事照得扫除秽物防疫疠……	第 7—8 页	文告录要
第 1612 期	日本陆军卫生材料取扱规则（续昨报）	第 12—13 页	要件
第 1611 期	日本陆军卫生材料取扱规则（明治四十年十二月二日官报公布）（未完）	第 12—13 页	要件
第 1643 期	学务：注重学生卫生事宜	第 46—47 页	新政纪闻
第 1668 期	天津卫生总局示谕：为晓谕事照得时当春令暖气上蒸……	第 8 页	文告录要
第 1743 期	天津卫生总局告示：为出示晓谕事照得城厢……	第 8 页	文告录要
第 1753 期	军政：筹设陆军卫生队	第 10 页	新政纪闻
第 1762 期	京师自来水有限公司招股公启：窃维京师为首善之区饮料酒卫生所……	第 7—8 页	文告录要
第 1799 期	民事：日本注意卫生事宜	第 11 页	新政纪闻
第 1804 期	民事：示禁妨碍风俗卫生	第 10 页	新政纪闻
第 1828 期	政治：传谕卫生警察办法	第 9 页	新政纪闻
第 1862 期	天津卫生局禀唐山防疫民情多阻请派员会同警局弹压开道文并批	第 6 页	公牍录要
第 1862 期	津海关道详卫生局咨唐山现患鼠瘟派员设立医院暨拟呈防疫简章文并批	第 5—6 页	公牍录要
第 1890 期	督宪杨准陆军部咨拟订军队卫生要则应增应改请详核签注送部札饬二四两镇遵照文	第 5 页	公牍录要

（续表）

期 号	篇 名	页 码	栏 目
第 1913 期	民事：札饬注意清道卫生	第 11 页	新政纪闻
1909 年			
第 1981 期	军政：通饬军队慎重卫生	第 10 页	新政纪闻
第 1996 期	天津卫生总局告示：为出示晓谕事时届春令暖气熏蒸……	第 8 页	文告录要
第 2005 期	民事：咨报公共卫生事宜	第 10 页	新政纪闻
第 2021 期	军政：拟饬补注卫生要则	第 10 页	新政纪闻
第 2033 期	学务：通行学校卫生法	第 10 页	新政纪闻
第 2039 期	天津县议事会移工程卫生各局文	第 6—7 页	公牍录要
第 2096 期	民事：编置守卫消防卫生警队	第 11 页	新政纪闻
第 2107 期	民事：通知注重卫生事宜	第 11 页	新政纪闻
第 2150 期	民事：医学研究所宣讲卫生	第 11 页	新政纪闻
第 2162 期	天津县议事会议覆公告：民人张元等说帖为怜恤贫民俯准移请卫生局粪厕让捐免涨事……	第 8—9 页	文告录要
第 2163 期	民事：派医调查卫生事宜	第 11 页	新政纪闻
第 2186 期	政治：法部注意监狱卫生	第 9 页	新政纪闻
第 2254 期	军政：江南陆军卫生协会成立	第 10 页	新政纪闻
1910 年			
第 2301 期	筹款整顿卫生事宜	第 11 页	各国新闻
第 2330 期	民事：注重卫生之文告	第 10 页	各省近事
第 2349 期	学务：卫生兽医学堂毕业	第 10 页	各省近事
第 2351 期	民事：警务公所注重卫生	第 9—10 页	各省近事
第 2427 期	申报筹办卫生政策（录南洋官报）	第 10 页	选报
第 2464 期	贫民习艺所添设卫生员（录吉林官报）	第 10 页	选报

（续表）

期号	篇　名	页码	栏目
第 2493 期	又奏京师设立卫生陈列所片	第 3 页	奏议录要
第 2493 期	民政部奏德国举行万国卫生博览会遴员派充监督前往赴会折	第 2—3 页	奏议录要
第 2619 期	顺直咨议局呈督宪议决裁撤卫生局腾出款项作为全省教育费一案文	第 3 页	公牍录要
第 2527 期	卫生局覆函照录	第 9 页	畿辅近事
第 2583 期	直隶巡警道详赛会卫生物品应由该处直接办理文并批	第 5—6 页	公牍录要
第 2604 期	直隶巡警道等详整顿工程卫生事宜文并批	第 3—4 页	公牍录要
第 2634 期	刊发卫生博览会监督关防	第 8 页	畿辅近事
第 2634 期	奏派卫生博览会翻译书记	第 8 页	畿辅近事
第 2636 期	办理赛会卫生出品（录天铎报）	第 10 页	选报
第 2636 期	办理赛会卫生出品（录天铎报）	第 10 页	选报
第 2650 期	禀请接管卫生事宜	第 9 页	畿辅近事
1911 年			
第 2657 期	催解卫生之赛品（录中外日报）	第 10—11 页	选报
第 2670 期	天津卫生局告示：为晓验事案奉督意札开宣统二年十二月初十日准……	第 6 页	文告录要
第 2694 期	大津卫生局劝种避瘟浆告示：为白话晓谕事照得上年十一月间……	第 7 页	文告录要
第 2697 期	民政部奏请设立卫生会片	第 4—5 页	奏议录要
第 2697 期	法京设立卫生研究会	第 11 页	译电
第 2714 期	天津卫生局防疫报告：本月初四日留验所收南四区送来留验人三十七名……	第 8 页	畿辅近事
第 2715 期	举办地方卫生新政（录安雅报）	第 10—11 页	选报

（续表）

期号	篇　名	页码	栏目
第 2715 期	天津卫生局防疫报告	第 8 页	畿辅近事
第 2716 期	天津卫生局防疫报告	第 9 页	畿辅近事
第 2717 期	天津卫生局防疫报告	第 8 页	畿辅近事
第 2718 期	天津卫生局防疫报告：本月十二日本埠寻常病故者……	第 8 页	畿辅近事
第 2719 期	天津卫生局防疫报告	第 8 页	畿辅近事
第 2720 期	天津卫生局防疫报告	第 8 页	畿辅近事
第 2721 期	天津卫生局防疫报告	第 8 页	畿辅近事
第 2722 期	天津卫生局防疫报告	第 7 页	畿辅近事
第 2723 期	天津卫生局防疫报告：本月十七日本埠寻常病故者二十八人均……	第 7 页	畿辅近事
第 2724 期	天津卫生局防疫报告	第 9 页	畿辅近事
第 2725 期	天津卫生局防疫报告	第 7 页	畿辅近事
第 2726 期	天津卫生局防疫报告	第 6 页	畿辅近事
第 2727 期	天津卫生局防疫报告：本月二十一日本埠寻常病故者三十一人……	第 7 页	畿辅近事
第 2728 期	天津卫生局防疫报告：本月十二日本埠寻常病故者二十九人……	第 9 页	畿辅近事
第 2729 期	天津卫生局防疫报告：本月二十三日本埠寻常病故者三十一八……	第 7—8 页	畿辅近事
第 2731 期	天津卫生局防疫报告：本月二十五日本埠寻常病故者四十人……	第 8 页	畿辅近事
第 2732 期	天津卫生局防疫报告：本月二十六日本埠寻常病故者二十二人……	第 9 页	畿辅近事
第 2733 期	天津卫生局防疫报告：本月二十七日本埠寻常病故者三十四人……	第 8 页	畿辅近事

（续表）

期号	篇　名	页码	栏目
第 2734 期	天津卫生局防疫报告：本月二十八日寻常病故者二十六人……	第 7 页	畿辅近事
第 2735 期	天津卫生局防疫报告	第 7 页	畿辅近事
第 2736 期	天津卫生局防疫报告：三月初一日本埠建党病故者……	第 7 页	畿辅近事
第 2737 期	天津卫生局防疫报告：本月初二日本埠建党病故者三十人……	第 7 页	畿辅近事
第 2738 期	天津卫生局防疫报告：本月初三日本埠寻常病故者二十七人……	第 8 页	畿辅近事
第 2739 期	天津卫生局防疫报告：本月初四日本埠寻常病故者三十二人……	第 8 页	畿辅近事
第 2743 期	天津卫生局防疫报告：本月初四至初七日本埠寻常病故者百三十一人……	第 9 页	畿辅近事
第 2744 期	天津卫生局防疫报告：本月初八日本埠寻常病故者二十七人……	第 8 页	畿辅近事
第 2746 期	天津卫生局防疫报告	第 8 页	畿辅近事
第 2749 期	天津卫生局防疫报告	第 8—9 页	畿辅近事
第 2750 期	天津卫生局防疫报告：直隶疫气一律肃清……	第 8 页	畿辅近事
第 2768 期	中俄合设卫生站	第 11 页	译电
第 2825 期	民政部会奏法义两国举行万国卫生会派员就近与会请拨经费折	第 1—2 页	奏议录要
第 2832 期	详送省城卫生会章程	第 6—7 页	畿辅近事
第 2832 期	章程类（第十二集）：政处从轻批定悬牌……直隶保定省城卫生会章程（未完）	第 0、10—11 页	汇编
第 2833 期	章程类（第十二集）：直隶保定卫生会章程（续）	第 0、10 页	汇编

（续表）

期号	篇　名	页码	栏目
第 2840 期	直隶交涉司卫生局会详核议柏罗格合同第三条似可无庸添著编辑讲义字句请示遵文并批	第 4 页	公牍录要
第 2845 期	督宪陈据交涉司卫生局详请仍将种植园地匀拨建造菌学所札饬劝业道遵照文	第 3—4 页	奏议录要
第 2854 期	督宪陈准外务部函送鼠疫研究会议决条款札饬卫生局查照文	第 3 页	公牍录要
第 2868 期	卫生会开幕有期	第 9 页	畿辅近事
第 2885 期	武邑县禀筹款遵改卫生所情形文并批	第 6—7 页	公牍录要
第 2885 期	保定卫生会开募纪盛	第 8—9 页	畿辅近事
第 2914 期	直隶省城卫生会入会员名公布	第 8 页	畿辅近事
第 2915 期	直隶省城卫生会开会经费公布：自七月初一日开会起至二十一日闭会止……	第 9 页	畿辅近事
第 2918 期	督宪陈据巡警道卫生局详覆武邑县卫生所筹款一案札饬该县遵照文	第 5 页	公牍录要
第 2931 期	督宪陈准陆军部咨送卫生队教练规则暨教科等书札饬军事参议官查照文	第 8 页	公牍
第 2950 期	督宪陈据卫生局详送北洋研究菌学所章程咨呈外务部查照文	第 6 页	公牍
第 2953 期	直隶布政司详保定卫生医院添造工程银两文并批	第 6—7 页	公牍
第 2985 期	督宪陈据卫生局详请饬司拨选代购保定医院药价札饬藩司查核文	第 6—7 页	公牍

参 考 文 献

中文部分

普通图书：

［1］［美］费正清,赖肖尔. 中国：传统与变迁［M］. 张沛,张源,顾思兼,译. 北京：世界知识出版社,2002.

［2］［美］费正清,赖肖尔. 中国：传统与变迁［M］. 陈仲丹,潘光明,庞朝阳,译. 南京：江苏人民出版社,2012.

［3］［美］费正清,刘广京. 剑桥中国晚清史：1800—1911 年［M］. 中国社会科学院历史研究所编译室,译. 北京：中国社会科学出版社,1985.

［4］［美］费正清,罗德里克·麦克法夸尔. 剑桥中华人民共和国史（1949—1965）［M］. 王建朗,等译. 上海：上海人民出版社,1990.

［5］［美］费正清. 伟大的中国革命：1800—1985［M］. 刘尊棋,译. 北京：国际文化出版公司,1989.

［6］［美］周绍明. 书籍的社会史——中华帝国晚期的书籍与士人文化［M］. 何朝晖,译. 北京：北京大学出版社,2009.

［7］［美］罗威廉. 汉口：一个中国城市的冲突和社区：1796—1895［M］. 鲁西奇,罗杜芳,译. 北京：中国人民大学出版社,2008.

［8］［美］张灏. 梁启超与中国思想的过渡：1890—1907［M］. 崔志海,葛夫平,译. 南京：江苏人民出版社,1995.

［9］［美］杰罗姆·B. 格里德尔. 知识分子与现代中国［M］. 单正平,译. 天津：南开大学出版社,2002.

［10］［美］艾尔曼. 从理学到朴学：中华帝国晚期思想与社会变化面面观［M］. 赵刚,译. 南京：江苏人民出版社,2012.

[11] [美]本杰明·艾尔曼. 经学·科举·文化史：艾尔曼自选集[M]. 复旦大学文史研究院,译. 北京：中华书局,2010.

[12] [美]本杰明·艾尔曼. 科学在中国：1550—1900[M]. 原祖杰,等译. 北京：中国人民大学出版社,2016.

[13] [美]戴维·温伯格. 知识的边界[M]. 胡泳,高美,译. 太原：山西人民出版社,2014.

[14] [美]芮哲非. 谷腾堡在上海——中国印刷资本业的发展：1876—1937[M]. 张志强,等译. 北京：商务印书馆,2014.

[15] [美]郭颖颐. 中国现代思想中的唯科学主义：1900—1950[M]. 雷颐,译. 南京：江苏人民出版社,1990.

[16] [美]戴维·林德伯格. 西方科学的起源[M]. 2版. 张卜天,译. 长沙：湖南科学技术出版社,2013.

[17] [美]罗伯特·达恩顿. 启蒙运动的生意：《百科全书》出版史：1775—1800[M]. 叶桐,顾杭,译. 北京：生活·读书·新知三联书店,2005.

[18] [美]托比·胡弗. 近代科学为什么诞生在西方[M]. 2版. 周程,于霞,译. 北京：北京大学出版社,2010.

[19] [美]理查德·德威特. 世界观：科学史与科学哲学导论[M]. 2版. 李跃乾,张新,译. 北京：电子工业出版社,2014.

[20] [美]刘易斯·芒福德. 技术与文明[M]. 陈允明,王克仁,李华山,译. 北京：中国建筑工业出版社,2009.

[21] [美]保罗·莱文森. 新新媒介[M]. 何道宽,译. 上海：复旦大学出版社,2011.

[22] [美]罗芙芸. 卫生的现代性：中国通商口岸卫生与疾病的含义[M]. 向磊,译. 南京：江苏人民出版社,2007.

[23] [美]乔尔·莫基尔. 雅典娜的礼物：知识经济的历史起源[M]. 段异兵,唐乐,译. 北京：科学出版社,2011年.

[24] [美]杜赞奇. 从民族国家拯救历史：民族主义话语与中国现代史研究[M]. 王宪明,高继美,李海燕,等译. 北京：社会科学文献出版社,2003.

[25] [美]帕特丽夏·盖斯特-马丁,艾琳·伯林·雷,芭芭拉·F. 沙夫. 健康传播：个人、文化与政治的综合视角[M]. 龚文庠,李利群,译. 北京：北京大学出版社,2006.

[26] [美]夏伯嘉. 利玛窦：紫禁城里的耶稣会士[M]. 向红艳,李春园,译. 上海：上海古籍出版社,2012.

[27] [美]赫伯特·巴特菲尔德. 近代科学的起源：1300—1800 年[M]. 修订版. 张丽萍,郭贵春,等译. 北京：华夏出版社,1988.

[28] [美]本尼迪克特·安德森. 想象的共同体：民族主义的起源与散布[M]. 吴叡人,译. 上海：上海人民出版社,2005.

[29] [美]伊丽莎白·爱森斯坦. 作为变革动因的印刷机：早期近代欧洲的传播与文化变革[M]. 何道宽,译. 北京：北京大学出版社,2010.

[30] [美]亨利·欧内斯特·西格里斯特. 疾病的文化史[M]. 秦传安,译. 北京：中央编译出版社,2009.

[31] [美]李怀印. 重构近代中国：中国历史写作中的想象与真实[M]. 岁有生,王传奇,译. 北京：中华书局,2013.

[32] [美]约翰·杜翰姆·彼得斯. 对空言说：传播的观念史[M]. 邓建国,译. 上海：上海译文出版社,2017.

[33] [美]汤姆·斯丹迪奇. 从莎草纸到互联网：社交媒体 2000 年[M]. 林华,译. 北京：中信出版社,2015.

[34] [英]彼得·柏克. 知识社会史：从古腾堡到狄德罗[M]. 贾士蘅,译. 台北：麦田出版社,2003.

[35] [英]彼得·伯克. 知识社会史：下卷：从百科全书到维基百科[M]. 汪一帆,赵博囡,译. 杭州：浙江大学出版社,2016.

[36] [英]卡尔·波普尔. 通过知识获得解放：关于哲学历史与艺术的讲演和论文集[M]. 范景中,陆丰川,李本正,译. 北京：中国美术学院出版社,2014.

[37] [英]卡尔·波普尔. 客观的知识：一个进化论的研究[M]. 舒炜光,卓如飞,周柏乔,等译. 上海：上海译文出版社,2005.

[38] [英]卡尔·波普尔. 猜想与反驳——科学知识的增长[M]. 傅季重,纪树

立,周昌忠,等译.上海：上海译文出版社,2005.

[39] [英]蒂摩西·威廉姆森.知识及其限度[M].刘占峰,陈丽,译.北京：人民出版社,2013.

[40] [英]W. C. 丹皮尔.科学史[M].李珩,译.北京：中国人民大学出版社,2010.

[41] [英]李约瑟.中国科学技术史：第一卷　导论[M].袁翰青,等译.北京：科学出版社,上海：上海古籍出版社,2018.

[42] [英]玛丽·道格拉斯.洁净与危险[M].黄剑波,柳博赟,卢忱,译.北京：民族出版社,2008.

[43] [英]马礼逊夫人.马礼逊回忆录[M].顾长声,译.桂林：广西师范大学出版社,2004.

[44] [英]约翰·O. E. 克拉克,迈克尔·阿拉比,阿迈-扬·比尔.世界科学史[M].马小茜,张晓博,张海,译.哈尔滨：黑龙江科学技术出版社,2009.

[45] [法]雷吉斯·德布雷.媒介学引论[M].刘文玲,译.北京：中国传媒大学出版社,2014.

[46] [法]米歇尔·福柯.疯癫与文明：理性时代的疯癫史[M].修订译本.刘北成,杨远婴,译.5 版.北京：生活·读书·新知三联书店,2019.

[47] [法]米歇尔·福柯.临床医学的诞生[M].刘北成,译.南京：译林出版社,2011.

[48] [法]米歇尔·福柯.知识考古学[M].谢强,马月,译.2 版.北京：生活·读书·新知三联书店,2003.

[49] [法]杜赫德.耶稣会士中国书简集——中国回忆录：上卷[M].郑德弟,吕一民,沈坚,译.郑州：大象出版社,2005.

[50] [法]雷吉斯·德布雷.普通媒介学教程[M].陈卫星,王杨,译.北京：清华大学出版社,2014.

[51] [德]卡尔·曼海姆.意识形态和乌托邦：知识社会学导论[M].霍桂恒,译.北京：中国人民大学出版社,2013.

[52] [德]郎宓榭,阿梅龙,顾有信.新词语新概念：西学译介与晚清汉语词汇之

变迁[M]. 赵兴胜,等译. 济南:山东画报出版社,2012.

[53] [美]费约翰. 唤醒中国:国民革命中的政治、文化与阶级[M]. 李恭忠,李里峰,李霞,等译. 北京:生活·读书·新知三联书店,2004.

[54] [澳]约翰·A. 舒斯特. 科学史与科学哲学导论[M]. 安维复,译. 上海:上海科技教育出版社,2013.

[55] [波兰]弗洛里安·兹纳涅茨基. 知识人的社会角色[M]. 郏斌祥,译. 南京:译林出版社,2000.

[56] 朱维铮. 利玛窦中文著译集[M]. 上海:复旦大学出版社,2001.

[57] [加]哈罗德·伊尼斯. 帝国与传播[M]. 何道宽,译. 北京:中国人民大学出版社,2003.

[58] [加]哈罗德·伊尼斯. 传播的偏向[M]. 何道宽,译. 北京:中国人民大学出版社,2003.

[59] [加]哈罗德·伊尼斯. 变化中的时间观念[M]. 何道宽,译. 北京:中国传媒大学出版社,2015.

[60] [加]马歇尔·麦克卢汉. 理解媒介:论人的延伸[M]. 增订评注本. 何道宽,译. 南京:译林出版社,2011.

[61] [加]马歇尔·麦克卢汉. 机器新娘:工业人的民俗[M]. 何道宽,译. 北京:中国人民大学出版社,2004.

[62] [加]马歇尔·麦克卢汉. 谷登堡星汉璀璨:印刷文明的诞生[M]. 杨晨光,译. 北京:北京理工大学出版社,2014.

[63] [加]戴维·克劳利,保罗·海尔. 传播的历史:技术、文化与社会[M]. 5版. 董璐,何道宽,王树国,译. 北京:北京大学出版社,2011.

[64] [日]大木康. 明末江南的出版文化[M]. 周保雄,译. 上海:上海古籍出版社,2014.

[65] [日]佐藤慎一. 近代中国的知识分子与文明[M]. 刘岳兵,译. 南京:江苏人民出版社,2008.

[66] [日]古川安. 科学的社会史:从文艺复兴到20世纪[M]. 杨舰,梁波,译. 北京:科学出版社,2011.

[67] [日]增田涉. 西学东渐与中国事情[M]. 由其民,周启乾,译. 南京:江苏人民出版社,2010.

[68] [新加坡]卓南生. 中国近代报业发展史:1815—1874[M]. 增订版. 北京:中国社会科学出版社,2002.

[69] Lei Hsiang-Lin, *When Chinese Medicine Encountered the State 1910 - 1949*, University of Chicago, 1999.

[70] Selene C. W. Hu, *Uses of News Narratives to Enhance Health Knowledge of the Audience:An Analysis of the 2009 H1N1 Flu Vaccination*, University of Southern California Press, 2010.

[71] Timothy W. Lambert, *Relational Ethics in Public Health Risk Communication*,University of Alberta Press, 1998.

[72] Thomas Kuhn, *The Structure of Scientific Revolutions*, Chicago University of Chicago Press, 1970.

[73] Jan Golinski, *Making Natural Knowledge:Constructivism and the History of Science*, University of Chicago Press, 1998.

[74] Frank Huisman, John Harley Warner eds., *Locating Medical History: The Stories and Their Meanings*, Johns Hopkins University Press, 2004.

[75] Jordanova Ludmilla, *The Social Construction of Medical Knowledge*, California University Press, 2004.

[76] 方汉奇. 中国新闻事业通史:三卷[M]. 北京:中国人民大学出版社, 1992—1999.

[77] 方汉奇. 中国近代报刊史[M]. 太原:山西人民出版社,1981.

[78] 陈昌凤. 中国新闻传播史:传媒社会学的视角[M]. 2 版. 北京:清华大学出版社,2009.

[79] 李金铨. 报人报国:中国新闻史的另一种写法[M]. 香港:香港中文大学出版社,2013.

[80] 陈玉申. 晚清报业史[M]. 济南:山东画报出版,2003.

[81] 戈公振. 中国报学史[M]. 插图整理本. 上海:上海古籍出版社,2003.

［82］葛兆光.中国思想史［M］.上海：复旦大学出版社,2001.

［83］上海书店出版社编.万国公报总目·索引［M］.上海：上海书店出版社,2015.

［84］张秀民.中国印刷史［M］.上海：上海人民出版社,1989.

［85］钱穆.中国文化史导论［M］.修订本.北京：商务印书馆,1994.

［86］陈邦贤.中国医学史［M］.北京：团结出版社,2006.

［87］李经纬,林昭庚.中国医学通史：古代卷［M］.北京：人民卫生出版社,2000.

［88］邓铁涛,程之范.中国医学通史：近代卷［M］.北京：人民卫生出版社,2000.

［89］李剑农.中国近百年政治史［M］.上海：上海人民出版社,2014.

［90］童鹰.世界近代科学技术发展史［M］.上海：上海人民出版社,1990.

［91］史和,姚福申,叶翠娣.中国近代报刊名录［M］.福州：福建人民出版社,1991.

［92］上海图书馆.中国近代期刊篇目汇录：第2卷［M］.上海：上海人民出版社,1981.

［93］刘洪涛.中国古代科技史［M］.天津：南开大学出版社,1991.

［94］元青.中国近代出版史稿［M］.天津：南开大学出版社,2011.

［95］来新夏,等.中国图书事业史［M］.上海：上海人民出版社,2009.

［96］张晓.近代汉译西学书目提要［M］.北京：北京大学出版社,2012.

［97］李仁渊.晚清的新式传播媒体与知识分子：以报刊出版为中心的讨论［M］.台北：稻乡出版社,2005.

［98］罗志田.权势转移：近代中国的思想、社会与学术［M］.武汉：湖北人民出版社,1999.

［99］桑兵.清末新知识界的社团与活动［M］.北京：生活·读书·新知三联书店,1995.

［100］桑兵,等.近代中国的知识与制度转型［M］.北京：经济科学出版社,2013.

[101] 张仲民,章可. 近代中国的知识生产与文化政治——以教科书为中心[M]. 上海：复旦大学出版社,2014.

[102] 吴义雄. 在华英文报刊与近代早期的中西关系[M]. 北京：社会科学文献出版社,2012.

[103] 北京外国语大学中国海外汉学研究中心,中国近现代新闻出版博物馆. 西学东渐与东亚近代知识的形成和交流[M]. 上海：上海人民出版社,2012.

[104] 毕苑. 建造常识：教科书与近代中国文化转型[M]. 福州：福建教育出版社,2010.

[105] [美]林文刚. 媒介环境学：思想沿革与多维视野[M]. 何道宽,译. 北京：北京大学出版社,2007.

[106] 范行准. 明季西洋传入之医学[M]. 上海：上海人民出版社,2012.

[107] 梁其姿. 麻风：一种疾病的医疗社会史[M]. 北京：商务印书馆,2013.

[108] 梁其姿. 面对疾病——传统中国社会的医疗观念与组织[M]. 北京：中国人民大学出版社,2012.

[109] 余新忠. 清代卫生防疫机制及其近代演变[M]. 北京：北京师范大学出版社,2016.

[110] 余新忠. 清以来的疾病、医疗和卫生：以社会文化史为视角的探索[M]. 北京：生活·读书·新知三联书店,2009.

[111] 余新忠,杜丽红. 医疗、社会与文化读本[M]. 北京：北京大学出版社,2013.

[112] 杨念群. 再造"病人"——中西医冲突下的空间政治：1832—1985[M]. 2版. 北京：中国人民大学出版社,2013.

[113] 杜丽红. 制度与日常生活：近代北京的公共卫生[M]. 北京：中国社会科学出版社,2015.

[114] 陈方之. 卫生学与卫生行政[M]. 上海：商务印书馆,1934.

[115] 张大庆. 中国近代疾病社会史：1912—1937[M]. 济南：山东教育出版社,2006.

[116] 赵曙光,李霈,倪燕. 中国健康传播研究：2009—2010[M]. 长春：吉林大学出版社,2010.

[117] 北京医科大学. 健康传播学[M]. 北京：人民卫生出版社,1993.

[118] 米光明,王官仁. 健康传播学原理与实践[M]. 长沙：湖南科技出版社出版,1996.

[119] 张自力. 健康传播与社会——百年中国疫病防治话语的变迁[M]. 北京：北京大学医学出版社,2008.

[120] 张自力. 健康传播学——身与心的交融[M]. 北京：北京大学出版社,2009.

[121] 顾长声. 传教士与近代中国[M]. 3 版. 上海：上海人民出版社,2004.

[122] 顾长声. 从马礼逊到司徒雷登——来华新教传教士评传[M]. 上海：上海书店出版社,2005.

[123] 胡道静. 胡道静文集·沈括研究　科技史论[M]. 上海：上海人民出版社,2011.

[124] 李圭. 环游地球新录[M]. 长沙：湖南人民出版社,1980.

[125] [美]何凯立. 基督教在华出版事业：1912—1949[M]. 陈建明,王再兴,译. 成都：四川人民出版社,2004.

[126] 邹振环. 晚清汉文西学经典：编译、诠释、流传与影响[M]. 上海：复旦大学出版社,2011.

[127] 邹振环. 影响中国近代社会的一百种译作[M]. 南京：江苏教育出版社,2008.

[128] 邹振环. 西方传教士与晚清西史东渐——以 1815 至 1900 年西方历史译者的传播与影响为中心[M]. 上海：上海古籍出版社,2007.

[129] 爱汉者,等. 东西洋考每月统记传[M]. 北京：中华书局,1997.

[130] 商务印书馆. 商务印书馆九十五年——我和商务印书馆：1897—1992[M]. 北京：商务印书馆,1992.

[131] 邱若宏. 传播与启蒙：中国近代科学思潮研究[M]. 长沙：湖南人民出版社,2004.

[132] 周宪,陈蕴茜. 观念的生产与知识重构[M]. 北京：生活·读书·新知三联书店,2013.

[133] 张剑. 科学社团在近代中国的命运：以中国科学社为中心[M]. 济南：山东教育出版社,2005.

[134] 张剑. 中国近代科学与科学体制化[M]. 成都：四川人民出版社,2008.

[135] 王立新. 美国传教士与晚清中国现代化——近代基督教传教士在华社会文化和教育活动研究[M]. 天津：天津人民出版社,1997.

[136] 张友鸾,等.《世界日报》兴衰史[M]. 重庆：重庆出版社,1982.

[137] 中华书局编辑部. 中华书局图书总目：1912—1949[M]. 北京：中华书局,1987.

[138] 杨扬. 商务印书馆：民间出版业的兴衰[M]. 上海：上海教育出版社,2000.

[139] 王学哲,方鹏程. 商务印书馆百年经营史：1897—2007[M]. 武汉：华中师范大学出版社,2010.

[140] 商务印书馆. 商务印书馆图书目录：1897—1949[M]. 北京：商务印书馆,1981.

[141] 徐宗泽. 明清间耶稣会士译著提要[M]. 北京：中华书局,1989.

[142] 赵洪钧. 近代中西医论争史[M]. 北京：学苑出版社,2012.

[143] 汪晖. 现代中国思想的兴起[M]. 3 版. 北京：生活·读书·新知三联书店,2015.

[144] 李尚仁. 帝国与现代医学[M]. 北京：中华书局,2012.

[145] 郭廷以. 近代中国的变局[M]. 北京：九州出版社,2012.

[146] 范铁权. 近代科学社团与中国的公共卫生事业[M]. 北京：人民出版社,2013.

[147] 皮国立. 近代中医的身体观与思想转型：唐宗海与中西医汇通时代. 北京：生活·读书·新知三联书店,2008.

[148] 马金生. 发现医病纠纷：民国医讼凸显的社会文化史研究[M]. 北京：社会科学文献出版社,2016.

[149] 熊月之.西学东渐与晚清社会[M].修订版.北京：中国人民大学出版社,2011.

[150] 许纪霖.家国天下——现代中国的个人、国家与世界认同[M].上海：上海人民出版社,2017.

中文期刊：

[1] 葛兆光.知识史与思想史　思想史的写法之二[J].读书,1998(2).

[2] 席文.科学史和医学史正发生着怎样的变化[J].北京大学学报(哲学社会科学版),2010(1).

[3] 桑兵.晚清民国的知识与制度体系转型[J].中山大学学报(社会科学版),2004(6).

[4] 高哲一.为普通读者群体创造"知识世界"——商务印书馆与中国学术精英的合作[J].史林,2014(3).

[5] 邹振环.近百年间上海基督教文字出版及其影响[J].复旦学报(社会科学版),2002(3).

[6] 何道宽.媒介环境学：从边缘到庙堂[J].新闻与传播研究,2015(3).

[7] 陈卫星.传播与媒介域：另一种历史阐释[J].全球传媒学刊,2015(1).

[8] 陈卫星,雷吉斯·德布雷.媒介学：观念与命题——关于媒介学的学术对谈[J].南京社会科学,2015(4).

[9] 汪幼海.《字林西报》与近代上海新闻事业[J].史林,2006(1).

[10] 仲伟民.从知识史的视角看明清之际的"西学东渐"[J].文史哲,2003(4).

[11] 吴琦.近世知识群体的专业化与社会变迁——以史家、儒医、讼师为中心的考察[J].学习与探索,2012(7).

[12] 沈俊平.晚清同文书局的兴衰起落与经营方略[J].汉学研究,2015(1).

[13] 孙健,陈钢.媒介新技术与晚清出版新格局[J].中国出版,2014(18).

[14] 潘晟.知识史：一个简短的回顾与展望[J].史志学刊,2015(2).

[15] 彭继红.知识史观：一种新的社会历史方法论[J].湖南师范大学社会科学学报,2000(4).

[16] 王润泽.官方与民间：晚清报刊舆论的首次抗争[J].社会科学战

线,2017(3).

[17] 赵少峰. 广学会与晚清西史东渐[J]. 史学史研究,2014(2).

[18] 吴海清,张建珍. 晚清学会与传媒公共领域的建构[J]. 船山学刊,2011(1).

[19] 蒋建国. 晚清阅报组织与公共读报活动的发展[J]. 社会科学战线,2016(2).

[20] 蒋建国. 清末报刊的大众化与发行网络的延伸[J]. 新闻大学,2014(4).

[21] 刘增合. 近代组织传媒与晚清公共舆论的扩张——以学堂生群体和功能性社团为中心[J]. 新闻与传播研究,1999(1).

[22] 刘增合. 媒介形态与晚清公共领域研究的拓展[J]. 近代史研究,2000(2).

[23] 张运君. 京师大学堂和近代西方教科书的引进[J]. 北京大学学报(哲学社会科学版),2003(3).

[24] 雷雁林. 清末民初科技期刊的传播渠道及其信息流动模式探讨——以《地学杂志》为例[J]. 编辑学报,2012(1).

[25] 吴丹彤. 我国近代第一所新型中医学堂兴衰原因初探[J]. 自然辩证法研究,2011(11).

[26] 林矗. 通商口岸、新式教育与近代经济发展:一个历史计量学的考察[J]. 中国经济史研究,2017(1).

[27] 谢丰. 从书院到学堂的三重变化[J]. 湖南大学学报(社会科学版),2011(6).

[28] 毕苑. 经学教育的淡出与近代知识体系的转移:以修身和国语教科书为中心的分析[J]. 人文杂志,2007(2).

[29] 李滨,李玉婷. 精英型的社会舆论机关——戊戌后梁启超对报刊政治角色的设想[J]. 国际新闻界,2012(8).

[30] 周振鹤. 官绅新一轮默契的成立——论清末的废科举兴学堂的社会文化背景[J]. 复旦学报(社会科学版),1998(4).

[31] 程文标. 近代史学研究公共领域的形成及其影响——以近代史学期刊为视角的考察[J]. 清华大学学报(哲学社会科学版),2012(6).

[32] 刘兴豪. 论中国近代报刊舆论的社会动员力[J]. 山东社会科学,2011(4).

［33］方平. 清末上海民办报刊的兴起与公共领域的体制建构［J］. 华东师范大学
　　　学报（哲学社会科学版），2001(2).

［34］杨海平. 试论政论性报刊的繁荣与中国近代公共领域的形成［J］. 新闻界，
　　　2007(6).

［35］赵云泽，刘珍. 晚清在华外报：作为新知与意识形态的桥梁［J］. 现代传播
　　　（中国传媒大学学报），2016(8).

［36］董丽敏，周敏. 危机语境中的知识、媒介与文化转型——对晚清中国知识
　　　生产的一种考察［J］. 上海大学学报（社会科学版），2013(4).

［37］董丽敏.“现代”知识生产的另类途径——论早期商务印书馆的古籍整理
　　　［J］. 中国现代文学研究丛刊，2014(5).

［38］米列娜，张丽华. 一部近代中国的百科全书：未完成的中西文化之桥［J］.
　　　北京大学学报（哲学社会科学版），2007(2).

［39］黄宝忠. 中国近代民营出版业成长的社会生态分析［J］. 浙江大学学报（人
　　　文社会科学版），2013(5).

［40］岳亮. 传媒、知识分子与五四白话文运动——以《晨报副刊》为例［J］. 现代
　　　传播（中国传媒大学学报），2016(11).

［41］崔波. 在政治与知识之间——晚清翻译出版的内在逻辑［J］. 山西师大学报
　　　（社会科学版），2008(5).

［42］贾鹤鹏，闫隽. 科学传播的溯源、变革与中国机遇［J］. 新闻与传播研究，
　　　2017(2).

［43］周亭. 寻找解读麦克卢汉的钥匙——再读《理解媒介——论人的延伸》［J］.
　　　现代传播（中国传媒大学学报），2010(8).

［44］何小莲. 冲突与合作：1927—1930 年上海公共卫生［J］. 史林，2007(3).

［45］王立民. 上海租界的现代公共卫生立法探研［J］. 历史教学问题，2014(2).

［46］吴琪琼.《传染病和欧洲国家，1830—1930》评介［J］. 国外社会科
　　　学，2007(6).

［47］张大庆. 理解当下医学的悖论：思想史的路径［J］. 历史研究. 2015(2).

［48］杜志章. 论晚清民国时期“卫生”涵义的演变［J］. 史学月刊，2008(10).

[49] 冯志阳. 媒体、瘟疫与清末的健康卫生观念——以《大公报》对 1902 年瘟疫的报道为中心[J]. 史林,2006(6).

[50] 高晞. 卫生之道与卫生政治化——20 世纪中国西医体系的确立与演变(1900—1949)[J]. 史林,2014(5).

[51] 皮国立. 所谓"国医"的内涵——略论中国医学之近代转型与再造[J]. 中山大学学报(社会科学版),2009(1).

[52] 余新忠. 真实与建构：20 世纪中国的疫病与公共卫生鸟瞰[J]. 安徽大学学报(哲学社会科学版),2015(5).

[53] 齐君. 赵元益与近代中西医学交流[J]. 史学月刊,2016(2).

[54] 刘岸冰. 近代上海城市环境卫生管理初探[J]. 史林,2006(2).

[55] 张仲民. 近代上海的名人医药广告——以文人谀药为中心[J]. 学术月刊,2015(7).

[56] 张仲民. 近代中国"东亚病夫"形象的商业建构与再现政治——以医药广告为中心[J]. 史林,2015(4).

[57] 张仲民,潘光哲. 卫生、种族与晚清的消费文化——以报刊广告为中心的讨论[J]. 学术月刊,2008(4).

[58] 张仲民. 晚清出版的生理卫生书籍及其读者[J]. 史林,2008(4).

[59] 潘荣华,杨芳. 晚清医学传教的空间转换与现代传播工具的崛起[J]. 自然辩证法研究,2011(10).

[60] 胡成. 何以心系中国——基督教医疗传教士与地方社会(1835—1911)[J]. 近代史研究,2010(4).

[61] 王申,吕凌峰. 汇而不通：晚清中西医汇通派对西医的取舍[J]. 科学技术哲学研究,2015(6).

[62] 李秉奎. 民国医界"国医科学化"论争[J]. 历史研究,2017(2).

[63] 李晶. "新史学"视域下的美国公共卫生史研究述评[J]. 史学月刊,2015(1).

[64] 李忠萍. "新史学"视野中的近代中国城市公共卫生研究述评[J]. 史林,2009(2).

［65］刘娟.从《大公报·医学周刊》看民国时期现代卫生观念的传播［J］.新闻与传播研究,2014(5).

［66］杜丽红.近代北京公共卫生制度变迁过程探析(1905—1937)［J］.社会学研究,2014(6).

［67］蒋竹山.“全球转向”:全球视野下的医疗史研究初探［J］.人文杂志,2013(10).

［68］王小军.中国史学界疾病史研究的回顾与反思［J］.史学月刊,2011(8).

［69］杨念群.如何从“医疗史”的视角理解现代政治［J］.中国社会历史评论,2007(8).

［70］韩纲.传播学者的缺席:中国大陆健康传播研究十二年——一种历史视角［J］.新闻与传播研究,2004(1).

［71］张自力.论我国古代的健康传播［J］.新闻与传播研究,2011(2).

［72］陈勇.西方医疗社会史的由来与前沿问题刍议［J］.经济社会史评论,2015(3).

学位论文:

［1］何江丽.1900—1937年北京城市“卫生化”研究:从空间、时间到市民［D］.南开大学博士学位论文,2012.

［2］薛维华.边缘风景:《教务杂志》与传教士汉学知识传播［D］.北京外国语大学博士学位论文,2015.

［3］王红霞.傅兰雅的西书中译事业［D］.复旦大学博士学位论文,2006.

［4］李传斌.基督教在华医疗事业与近代中国社会(1835—1937)［D］.苏州大学博士学位论文,2001.

［5］赵广军.西教知识的传播与晚清士流［D］.华中师范大学博士学位论文,2007.

［6］周岩厦.早期新教教士以教育、知识传播与医务活动促进传教事业述论——以《中国丛报》为中心［D］.浙江大学博士学位论文,2006.

［7］赵中亚.《格致汇编》与中国近代科学的启蒙［D］.复旦大学博士学位论文,2009.

[8] 彭善民.公共卫生与上海都市文明(1898—1949)[D].上海师范大学博士
　　　学位论文,2005.

[9] 王儒年.《申报》广告与上海市民的消费主义意识形态——1920—1930 年
　　　代《申报》广告研究[D].上海师范大学博士学位论文,2004.

[10] 尹倩.民国时期的医师群体研究(1912—1937)——以上海为中心[D].华
　　　中师范大学博士学位论文,2008.

[11] 樊波.民国卫生法制研究[D].中国中医科学院博士学位论文,2012.

[12] 刘祺.西方医学在近代中国(1840—1911)——医术、文化与制度的变迁
　　　[D].南开大学博士学位论文,2012.

[13] 王其林.中国近代公共卫生法制研究(1905—1937)[D].西南政法大学博
　　　士学位论文,2014.

[14] 张仲民.阅读、表达与集体心态——以清末出版的"卫生"书籍为中心[D].
　　　复旦大学博士学位论文,2007.

[15] 郑峰.多歧之路:商务印书馆编译所知识分子研究(1902—1932)[D].复旦
　　　大学博士学位论文,2008.

后　记

本书是在我的博士毕业论文基础上修改而成的,关注的是近代中国媒介环境的变化与西方卫生知识生产流通之间的关系。书中以不同的媒介环境为分期,探寻了每个社会阶段的媒介对西方卫生知识传播产生的影响,进而探究媒介与知识、社会的关系。

我对近代卫生知识与制度转型的关注,源于求学时期与导师唐海江教授的一次聊天,他为我指明了研究方向。自此,卫生知识传播便引起了我的兴趣。

卫生史现有的研究成果多关注作为本体的"卫生",集中在关于它政治性的讨论。先行研究者(如高晞、余新忠、张大庆、张仲民等)的学术资源彰显了这一研究脉络。近年来,与卫生相关的研究呈现出新的路径,增加了全球、空间转向及健康传播话语等领域的话题。例如,梁其姿强调,社会文化史的视角能够再现西方医学知识的建构过程;杨念群则关注西方卫生知识的传播,他认为这是当地社会文化碰撞后达到平衡的结果;等等。这些研究成果极大地丰富了卫生史研究。

葛兆光先生在《知识史与社会史》一文中提到,技术可能成为思想史的关键背景,与知识、思想存在密切的关系。从这个角度来看,熟悉并认同陌生的知识实则是有关传播的问题。西方卫生知识与其他知识不同,近代社会的变革使它上升至关乎社会文明、国家兴盛、种族存亡的层面。于是,它经过何种媒介传入中国落地生根并演变为常识准则,对我而言,尤具魅力。

　　哈罗德·伊尼斯、马歇尔·麦克卢汉、刘易斯·芒福德、保罗·莱文森、雷吉斯·德布雷、伊丽莎白·爱森斯坦、汤姆·斯丹迪奇、彼得·柏克等学者的研究成果为我提供了看待西方卫生知识传入中国的新视野。通过媒介,此处与彼处相连,形成社会;将过往与当下相连,形成延续。当媒介史、知识史与社会变革等时空背景融合在一起时,媒介形态的演变与叠加所带来的变化使西方卫生知识在近代中国的演变更为清晰。

　　感谢导师唐海江教授为本书作序,从博士论文写作到后续研究方向,唐老师自始至终给予我耐心的指导与点拨;感谢南昌大学新闻与传播学院对本书出版的大力支持,让我有机会以拙作献礼南昌大学百年校庆;感谢复旦大学出版社责编刘畅老师的精心编辑和校对,解决了本书编辑出版中的各种问题。由于水平有限,加之史料庞杂,难免存在瑕疵,期待读者不吝赐教。

陈佳丽

2021 年 3 月于赣江之滨

图书在版编目(CIP)数据

构建"常识":传播史视野下西方卫生观念在近代中国的流变/陈佳丽著. —上海:复旦大学出版社,2021.5
ISBN 978-7-309-15630-0

Ⅰ.①构… Ⅱ.①陈… Ⅲ.①卫生知识-传播-研究-中国 ②医药学-文化交流-研究-中国-西方国家 Ⅳ.①R1-092

中国版本图书馆 CIP 数据核字(2021)第 099640 号

构建"常识":传播史视野下西方卫生观念在近代中国的流变
GOUJIAN "CHANGSHI":CHUANBO SHI SHIYE XIA XIFANG WEISHENG GUANNIAN ZAI JINDAI ZHONGGUO DE LIUBIAN
陈佳丽　著
责任编辑/刘　畅

复旦大学出版社有限公司出版发行
上海市国权路 579 号　邮编:200433
网址:fupnet@fudanpress.com　http://www.fudanpress.com
门市零售:86-21-65102580　团体订购:86-21-65104505
出版部电话:86-21-65642845
江苏凤凰数码印务有限公司

开本 890×1240　1/32　印张 9.625　字数 232 千
2021 年 5 月第 1 版第 1 次印刷

ISBN 978-7-309-15630-0/R · 1877
定价:49.00 元